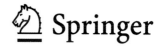
Springer

PNF in Practice (Fifth Edition)
An Illustrated Guide

实用 PNF 治疗（第五版）
本体感觉神经肌肉促进技术 图解指南

［比利时］多米尼克·贝克斯（Dominiek Beckers）
［荷　兰］马斯·巴克（Math Buck）著

刘钦刚 译

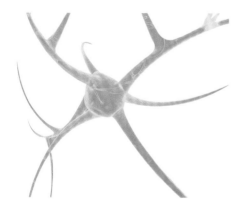

U0278239

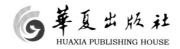

华夏出版社
HUAXIA PUBLISHING HOUSE

译者序

《实用 PNF 治疗》(PNF in Practice) 是关于康复治疗方法的经典著作之一，实际上已经成为康复工具书。这本书的英文第一版于 1993 年出版，以后分别于 2000 年出版第二版，2008 出版第三版，2014 年出版第四版。现在已经是第五版了。本书不断再版和更新，正说明了其具有的活力和巨大的实用价值。本书第二版的中文版于 2003 年在大陆出版，第三版的中文版于 2010 年在台湾出版。第四版的中文版于 2018 年出版。现在中文版的第五版面世，希望能对广大康复工作者，尤其是康复治疗师学习、使用 PNF 技术有所帮助。

PNF 技术早期常用于治疗脊髓灰质炎后遗症和脑瘫患者，后来证明可以帮助有肌力、运动控制、平衡和耐力问题的患者。现在，PNF 技术的应用范围日益广泛，除了用于治疗偏瘫、脑瘫、截瘫、帕金森病、骨关节病等疾病造成的功能障碍之外，甚至可以用于健康人、运动员的训练。正如我的老师——贝维斯（Sheila Purves，香港复康会项目主任）在本书第二版序中所说："每位治疗师都应该学会使用本体感觉神经肌肉促进技术，因为不论是用于运动员、骨折的年轻人，还是脑卒中后的老年人，它都是一个非常有效的治疗方法。"

第五版中增加和更新了部分内容，少量内容做了修正。

为便于读者理解，现将翻译中的一些译法在此进行说明。

书中治疗师常用"你"代替，"他"或"她"常指患者。"肩胛"和"肩胛骨"同义。"关节活动范围"和"关节活动度"同义，本书采用"关节活动范围"。用"受累侧"取代"患侧"。"flexion"一般译为屈，"extension"译为"伸"，而不用"伸展"的译法。在解剖书中，描述人体运动动作的用词为"屈、伸、内收、外展、内旋、外旋、旋前、旋后、内翻、外翻"。故用"伸"取代"伸展"的译法。"upright reaction"本书译为"直立反应"，而在某些书中译为"翻正反应"。"mass movement"译为"整体运动"。英语中，常用"踝背屈"（ankle dorsiflex），严格地讲应该是"踝背伸"。书中"手指"（fingers）通常代表除拇指之外的其余四个手指，而用"thumb"单指大拇指，偶尔也用"手指"代表全部手指，这是英语习惯。书中常用"你的体重（your weight）"，有时也用"重心"（center of gravity 或 center of mass），所以我们尊重原文用"体重"和"重心"。"stretch"译为"牵拉"，而不译为"拉伸"，因为根据书中对此词的定义，stretch 是对肌肉的拉长，可以是对伸肌的拉长，也可以是对屈肌的拉长，还可能应用牵引（traction）同时对屈、伸肌拉长。而"伸"是关节的动作。

在翻译本书的过程中，为求更加准确地把书中意思表达出来，多次请教了贝维斯老师，得到了她及时的指点。在此向她表示衷心感谢。最后要感谢华夏出版社为此书的出版所做的努力和付出。

虽然我们为此书的翻译和校对付出了很多时间和精力，但仍难免有疏漏和错误之处，希望广大读者能提出宝贵意见，以便在再版时更正。译者邮箱 liuqingang005@sina.com。谢谢。

刘钦刚

2021 年 10 月 12 日于大连

前　言

本体感觉神经肌肉促进法（Proprioceptive neuromuscular facilitation, PNF）是一种治疗理念和观念。PNF 理念经久不衰，其观念仍在不断的发展过程中。

自 20 世纪 40 年代以来，PNF 已经成为物理治疗中得到最多公认的治疗观念之一。Kabat 博士和 Margaret (Maggie) Knott 在 1947 年搬到加利福尼亚的瓦列霍（Vallejo，California）后，创立并不断充实和发展了该治疗技术和程序。在 Dorothy Voss 于 1953 年加入该团队之后，Maggie 和 Dorothy 撰写了第一部 PNF 著作，并于 1956 年出版。

最初，用 PNF 方法治疗的大部分患者为多发性硬化和脊髓灰质炎患者。随着实践的积累，清楚地表明这种治疗方法对许多疾病都有效。今天，神经科患者、创伤患者以及骨科患者和儿童患者都在用此观念进行治疗。PNF 观念已经在物理疗法中发展成一种被普遍接受的观念。

20 世纪 50 年代在瓦列霍开始举办 3 个月和 6 个月的 PNF 课程班。来自世界各地的物理治疗师来到瓦列霍学习 PNF 观念的理论和实践。另外，Knott 和 Voss 还到美国各地和世界其他地方讲授 PNF 课程的观念。

1978 年 Maggie 逝世，她在瓦列霍的工作由 Carolyn Oei Hvistendahl 接替。Hink Mangold 接替了 Carolyn 的 PNF 项目主任工作。现在的项目主任是 Tim Josten。Sue Adler，Gregg Johnson 及 Vicky Saliba 作为 PNF 观念的教师继续从事 Maggie 的工作。Sue Adler 设计了国际 PNF 协会（IPNFA）教师课程项目。PNF 观念的发展得到了全世界的密切关注。现在，在许多国家接受由有资格的教师开设的 PNF 课程的认证培训已成为可能。

我们衷心地感谢 Sue Adler 对这本书所做的巨大贡献，尤其是英文第一版。关于 PNF 方法，还有另外一些很好的书，但是我们觉得需要一本图文并茂、全面囊括实用技术的书。这本书可以看作一本实用指南，并应与现存的教科书结合使用。

本书包含了 PNF 的程序、技术和模式，并充分讨论了这些程序、技术和模式在患者治疗方面的应用，特别是垫上活动、步态和自理方面。本书的重点由两部分组成：一是建立对 PNF 原理的理解，二是更多地通过图示而不是文字来展示如何完成 PNF 模式和活动。

总之，作者的目的是：

1. 清晰地展示 PNF 观念，指导 PNF 技术的应用，并为物理治疗学的学生以及执业治疗师的 PNF 实践提供支持；
2. 在实际治疗中达到统一；
3. 用文字和图示再现 PNF 的最新进展。

应用 PNF 的原理和手法来治疗患者的技能不可能仅从一本书中学习。因此，我们推荐学习者阅读与课堂练习相结合，以及在技术熟练的 PNF 从业者的指导下进行患者的治疗。

运动是我们与环境互动的方式。这种互动是以运动学习的机理为导向的。运动学习原理的整合包括从"上手治疗"（hand-on）到"离手治疗"（hand-off）的过程；它包括以目标为导向的功能性活动和独立。根据所有患者都存在未被开发的潜能这一理论，治疗师将始终把注意力放在调动这些残留的功能上，以达到最高的功能水平。尤其是在运动控制的初期和认知阶段，治疗师的手法促进将是达到此目标的有效手段。这包括在身体结构水平的目标，以及在活动水平的目标和参与水平的目标（ICF）。

这本重新修订的第五版《实用 PNF 治疗》包括国际功能，残疾和健康分类（ICF）原理的描述，以及运动学习和运动控制方面（从上手治疗到离手治疗的管理）如何应用于现代 PNF 的评估和治疗。

本版书对一些章节进行了扩展，使用了新的指征和推理，并辅以新的、最近的科学文献的支持。书的设计和布局，以及彩色插图清晰地突出了 PNF 的理念、基本程序和治疗模式的结构路径。因此，这本书提供了一个系统化的和易于理解的指南，以便于学习和理解 PNF 作为临床实用工具，并用它来充分有效地治疗。

作者要感谢很多人。我们要感谢我们的所有同事、PNF 教师和国际 PNF 协会会员，感谢他们的协作、他们对知识的分享、他们的经验和继续发展 PNF 观念的努力。特别感谢来自波兰的 Agnieszka Stepien，感谢她对儿科和脊柱侧弯方面治疗的贡献。我们非常感谢 Fred Smedes 对第五版所做的贡献。作为 IPNFA 研究委员会的"主席"，他非常活跃，并在所有有关的 PNF 科学文献中为我们提供了强有力的帮助。我们还要感谢 Carsten Schäfer 和 Frits Westerholt 对本书的补充。

我们还要感谢我们在荷兰 Hoensbroek 康复中心从事物理治疗的同事 Adelante。我们特别感谢 Lisan Scheepers 担任模特，Ben Eisermann 编辑插图。

我们要感谢我们的同事、在瑞士的 PNF 教师 Laurie Boston，感谢她对此书稿的英语翻译和内容进行校对的所有支持。

最重要的是我们要专门感谢我们的那些患者：没有他们，也就不会有这本著作。

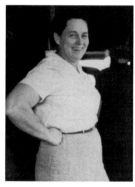

Maggie Knott

致敬 Maggie Knott, 我们的老师和朋友。
专心于她的患者，
奉献于她的学生，
职业的先锋

Dominiek Beckers

Math Buck

2020 年 8 月

致　谢

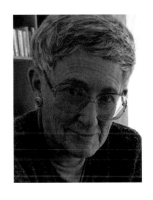

通过第五版的 PNF 新书，我们要特别感谢 Sue Adler 的帮助，不仅因为她是这本书前几版的共同作者，还因为她对 PNF 观念在全世界范围内的传播起着巨大的作用。

Sue Adler 长期参与发展 PNF 观念方面的工作。Sue Adler 是伊利诺伊州芝加哥西北大学认证物理治疗师，洛杉矶南加州大学物理治疗科学硕士。她于 1962 年在加利福尼亚的瓦列霍凯撒基金会康复中心开始从事 PNF 教育，在那里，她与 Maggie Knott 一起工作和教学。

除了她对本书的第一版（1993）和第二版（1999）做出贡献之外，Sue Adler 还设计了 20 世纪 80 年代和 90 年代的国际 PNF 高级课程项目和教师课程项目。她勤于耕耘并见证了国际 PNF 协会在"青葱岁月"的成长和质量的提高。

我们还要以个人名义衷心感谢这位杰出的人。首先 Sue 对 PNF 教育具有重要的影响。她于 1984 年在瑞士的 Bad Ragaz 领导了我们的教师课程以及国际 PNF 教师的课程及认证。

我们的第一版 PNF 德文书诞生于 1988 年，当我们于 1992 年请求 Sue 作为共同作者加入我们行列，参加新版 PNF 的英文翻译工作时，她爽快地接受了。作为共同作者，她对 20 世纪 90 年代的英文版做出巨大贡献并丰富了此书的内容。同时这本书在超过 15 个国家并用 15 种语言编辑出版。

作为国际 PNF 协会的先锋人物和这本书第一版的共同作者，Sue Adler 对 PNF 观念在世界范围内的传播具有直接和间接的巨大影响。

Dominiek Beckers

Math Buck

作者简介

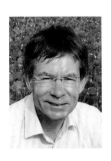

多米尼克·贝克斯（Dominiek Beckers）（比利时）
- 1975 年比利时鲁汶大学物理治疗学、运动科学与康复硕士
- 在荷兰亨斯布鲁克康复中心从事物理治疗师工作 40 年
- 国际 PNF 协会的高级国际 PNF 教师
- 脊髓损伤康复教师
- 许多书籍和文章的共同作者

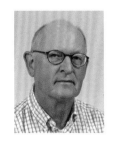

马斯·巴克（Math Buck）（荷兰）
- 1972 年，荷兰海尔伦霍格学校认证物理治疗师
- 1973 年起，荷兰亨斯布鲁克康复中心物理治疗师
- 1984 年起，国际 PNF 协会国际 PNF 教师及德国 PNF "学科教师"
  从 2002 年起，国际 PNF 协会高级教师，2004 年国际 PNF 协会荣誉会员
- 超过 37 年在康复中心主要治疗脊神经疾病患者的实践。在他的课程中
  使用了许多研究生教育内容
- 一些治疗脊髓患者的书籍和不同课题文章的共同作者

目　录

第八章　下　肢

第一章
概　论

1.1　PNF 观念在现代整体治疗中的位置（Positioning of the PNF Concept in the Modern Holistic Treatment）

在这一章里，我们将阐述 PNF 观念在现代整体治疗领域中的位置。此外，我们还要说明 PNF 观念如何在患者的评价和治疗中发挥作用。

一方面，对临床测定结果的详细评价，以及治疗师的经验和专业技能是其做出临床决策的必要条件。另一方面，有关运动学习和运动控制的科学知识在确定治疗目标方面起着十分重要的作用。患者的治疗计划是根据评价结果制定的，并遵守循证医学的标准。（Sacket 等 1996，1998，2000）。

另外，社会准则和文化模式也影响治疗。我们将简明描述决定选择治疗方法及把这些治疗方法整合到 PNF 观念中的影响因素（图 1.1）。

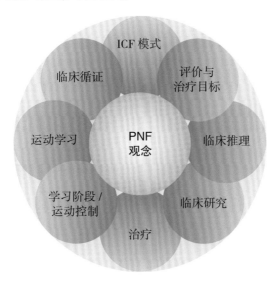

图 1.1　选择治疗的决定性因素并整合到 PNF 观念中

1.1.1　ICF 模式（The ICF Model）

评价与评估

在能够开始治疗之前，治疗师必须对患者进行详细的评估。由世界卫生组织（WHO 2007，见第四章）制定的 ICF 模式（International Classification of Functioning, Disability and Health，国际功能、残疾和健康分类，2007）被推荐作为组织和指导患者治疗的框架。目的是在医疗部门内不同的专业之间建立一个国际通用的、简明的标准交流语言。

ICF 是一种包括以下五个方面的认识模式（Suppé 2007）（图 1.2）：

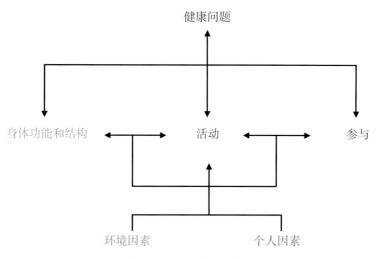

图 1.2　ICF 模式的五个方面

- 身体结构和身体功能
- 活动
- 参与
- 个人因素
- 环境因素

患者的评估文件包括解剖结构（关节、肌肉、张力、感觉等）和涉及的功能，以及患者能做的运动技能（积极的方法）（Smedes 等 2016；Horst 2008）；文件还要列出任何存在的障碍。这项检查提供了患者可能或不可能完成的具体活动的概况。PNF 理念作为一种**积极的方法**（positive approach），首先需要评价患者那些仍能完成的活动，其次是那些完成有困难的活动。

其后，我们检查哪些身体结构和身体功能受限（源于损伤）与患者的活动（活动受限）和参与（参与受限）受限有关。

最后，患者在参与水平（工作、爱好）存留的能力以及问题可能要记录在他或她的社会生活方面。个人因素（年龄、文化）和环境因素（楼梯、可达性）也必须加以考虑。

治疗目标

在记录存留的能力和问题之后，开始与患者讨论（Cott 2004），以确定治疗目标。并不是单独由医疗团队和治疗师团队（**供给驱动**），或只由患者（**需求驱动**）来确定治疗目标。通过磋商，医疗团队和治疗师团队和患者共同在确定目标上取得一致看法（**对话驱动**）。最终，目标要达到**参与的最高水平**，这个水平是患者所希望的，并且是在现实中能够达到的。除了这些因素之外，环境（社会环境）因素和个人因素（个人背景）也起着一定的作用。

患者实例：B 先生

B 先生，60 岁，男，一直在跨国公司担任监理工程师，患有严重的吉兰—巴雷综合征（Guillain-Barré）（第二期）。在长时间重症监护室（ICU）插管治疗之后，我们能看到他在身体功能和结构方面，具有良好的关节活动、肌力（徒手肌力检查 4 级）和稳定的躯干。他有很好的主动性。其下肢近端肌力有 4 级，远端肌力有 3 级。没有营养失调（我们把这归类为自主神经障碍）。没有自主神经障碍。在心理上，他乐观向上，但他担心他的未来。在损伤方面，我们注意到严重的问题：他全身包括面部的肌力普遍下降，严重的上肢关节运动受限，感觉障碍（主要在双手），疼痛，双手大面积水肿，以及呼吸问题。在活动方面，他能用双腿推动轮椅，能独立从轮椅上转移到床上。

活动水平的限制是：初期，丧失步行功能；在日常生活活动方面，他几乎完全依赖帮助。他的发音难以理解，因为他的双侧面肌瘫痪。进食和饮水困难。不能驾驶汽车和进行园艺活动。

在**参与水平**方面，B 先生在周末能够回到自己的家里，这样他的子女和孙辈孩子们可以来探望他。参与水平的限制是：他不能工作，不能去探望他的子孙们，因为需要长途驾驶，并且以他现在的经济状况，他要避免到餐馆进餐。

以下的**个人因素**妨碍他实现其目标：他的社会状态和性格、年龄，以及他处于该疾病的第二期这个事实。外部因素，比如他的社会状态、工作，及他的爱好决定了需要恢复他的哪些身体功能能力。

与患者共同制定的目标在治疗过程中要不断地调整和重新界定。因此，患者将变成团队中一位**主动的成员**和成熟的讨论伙伴，这个团队由康复医师、物理治疗师、言语治疗师、作业治疗师、护士、心理学家、社会工作者，以及其他成员组成。

在共同确定的治疗目标明确之后，应该为每个目标制定一个客观的 SMART 分析。

SMART（Oosterhuis-Geers 2004；Scager 2004）代表：

- S =具体的（specific）目标直接针对患者个人的具体靶向。
- M =可测量的（measurable）：能通过活动的改善以及临床测定记录进步。
- A =可接受的（acceptable）：目标应该被患者以及治疗团队接受。
- R =可实现的（realistic）：目标应该始终是能够达到的结果。
- T =有时限的（time-related）：目标应该在现实的时间框架内达到。

B 先生的 SMART 分析

对于 B 先生来说，其治疗目标是要达到完全独立。

S：B 先生确定的目标是在他的日常生活活动中能够完全独立。

M：B 先生应该自己独立地洗脸、穿脱衣服。

A：B 先生和治疗团队希望 B 先生最终能做所有的日常生活活动。

R：现实是尽管失去了运动功能和感觉，B 先生将能够在全部日常生活活动中完全独立。

T：达到中期目标和最终目标的时间需要讨论。B 先生应该在 4 个月后完全独立。

确定可实现的治疗目标应该是一个以临床推理为基础的逻辑化的和结构化的过程。

临床推理

这是一个为了达到最佳治疗结果而运用治疗性知识、技能、和同情心的**临床过程**。

　　治疗师提出那些在身体结构和身体功能水平受限的一个**假设**，这些受限可能是引起活动水平受限的原因。为提出假设，治疗师需要具备丰富的专业知识和临床实践。同时，治疗师应该对于那些对该假设存在异议的观点持开放的态度，事前不应该忽视其他人的意见（不持偏见）。在治疗中应该定期地审查该假设并在必要时做出修正。

　　治疗师应该能够在适当的时间完成后续治疗步骤，以便最优化地使用全部治疗时间。

　　兼顾不同的步骤，确定一个物理治疗诊断，制定一个治疗计划，并执行这个计划，如果需要，就调整这个计划，这是一个循环过程。

临床测定

　　临床测定常用于测量和客观看待治疗结果。在使用测试时，治疗师应该清楚这些测试确实能测出他们想要测试出的东西（效度、可靠性、灵敏度和特异性）。通过对治疗结果的测试，治疗结果的变化将清晰可见。这对证明治疗效果是必需的。

　　下面列出的是测量和测试方法的例子。

治疗的客观结果	活动水平的测试
身体结构和功能水平的测量：	─ FIM（功能性独立量表）
─ 肌力（徒手肌力测试和等速测试仪）	─ Barthel 指数（测试日常生活活动技能的指数）
─ 关节活动性（即，角度计）	─ 计时起立行走测试（Timed-Up-and-Go test）
─ 感觉敏感性（即，两点辨别觉，皮节）	─ 10 米步行试验（10 — meter walk test）
─ 痉挛（改良 Ashworth 量表）	─ COPM（加拿大作业操作测量，（Canadian Occupational Performance Measure），作业治疗对象的定向测试（client-orientated test in occupational therapy）
─ 疼痛（视觉模拟评分）	─ Berg 平衡量表（测试客观的平衡）
─ 肺活量	─ Jebsen 测试，或 Van Lieshout 测试，两者都是测试手功能

1.1.2　治疗和 PNF 观念：基本原理和技术（Treatment and PNF Concept：Basic Principles and Techniques）

身体结构和身体功能

　　在损伤水平，PNF 观念给我们提供了治疗遗留限制的良好机会。PNF 还能很容易地与其他治疗观念相结合。PNF 方法的基本原理和技术还有很多应用，我们可以在下面的例子中看到。

例 1. 不充分的协调

　　a. 如果缺陷在损伤水平，就可以使用下列基本原理：

　　　─ 引导抗阻

　　　─ 视觉和听觉（反馈）输入

　　　─ 挤压

　　　─ 患者的身体位置

　　b. 改善或指导协调的**技术**是：

　　　─ 节律性起始

　　　─ 等张组合

　　　─ 复制

2. 肌无力

　　a. 为改善肌无力，可以使用下列**基本原理**：

　　　─ 最佳阻力

　　　─ 挤压

　　　─ 牵拉

　　　─ 视觉刺激

　　　─ PNF 模式

　　b. 有用的**技术**是：

　　　─ 动态反转

　　　─ 等张组合

活动

活动受限的治疗涉及**改善日常生活活动**（ADLs），比如站起、坐下、步行、上楼梯、如厕、刷牙、剃须、穿衣和脱衣。改善说话和训练必要的活动，以及业余爱好的实际训练也是在活动水平的例子。

治疗师的任务是分析功能性限制及**合理地选择**那些可以有效地治疗这些问题的 PNF 原理和技术。PNF 观念提供了许多可能性。治疗师可以不用照搬标准的 PNF 模式。如果功能性活动与本书中描述的常规 PNF 模式不符，活动应该根据患者的需要进行练习。治疗师可以使用这些基本原理，比如阻力、语言和视觉输入、时序、挤压、牵拉等等，以便达到期望的目标（Horst 2008）。

❷ **重要的是**

在训练患者把玻璃杯送到嘴边时，下面的 PNF 模式

━ 屈—内收—外旋伴屈肘

━ 屈—外展—外旋伴屈肘并没有充分地以问题为导向。

桡侧推的反转（见图 7.18 a，b）可能是最佳匹配此活动的模式。任何人都不大可能促进肩完全屈—外展—外旋。在此模式中前臂旋前和掌屈（向心—离心收缩交替）与这些功能性活动是一致的。

治疗时根据治疗目标和患者的能力决定患者体位的选择。在选择开始的体位时，不用总是遵循正常的运动发育规律。如果患者已经能够步行，但还不能完成侧卧、坐起，或从坐到站立位时（这些都是我们在神经科患者中常见的），那么我们应该在需要改善的体位上训练患者。例如，治疗仍需在侧卧（为了翻身）、站立（为了步行）、坐、站起等体位进行。

参与

对于患者来说，治疗的目的是要达到参与水平的最佳功能能力。身体功能和结构问题要尽量地解决，对于患者至关重要的功能要抓紧训练。最终，患者应该能完成在他的日常环境中必需的所有活动，而不需要治疗师在场。为准备如此，要创造日常境况，这对刺激相关的活动是必需的。这种练习既可以在医疗机构内进行，也可以在机构外进行。在此水平（参与）用 PNF 观念促进的选择与其在活动水平的治疗相同。在医院内步行与在医院外或在家里步行存在很大差异，因为在外面或家里患者同时还要完成其他活动（双重任务）。治疗师应该把患者带到类似于他将来所处的环境中或带到他自己的社会环境中练习。

1.1.3 学习的阶段（Learning Phases）

Fitts 和 Posner（1967）描述了学习的三个阶段（图 1.3）：

1. 认知阶段（Cognitive phase）：患者必须考虑每个动作，而且不能同时做别的活动。

2. 联想阶段（Associative phase）：患者尝试找到一个解决问题的办法。治疗师应该允许患者犯错，这样患者就能从错误中学习。然而，他可能要帮助患者找到正确的解决方法。

3. 自主阶段或自动阶段（Autonomic phase or automatic phase）：患者不再需要思考如何解决问题，甚至能同时完成其他任务（双重任务）。

1

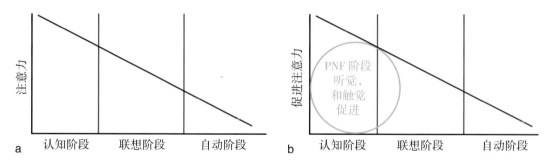

图 1.3　a. 运动学习的阶段（Fitts 和 Posner 1967）。b. 运动学习阶段中的促进和 PNF

患某种疾病或遭受到严重事故的患者常常必须反复多次地经历这些学习阶段。确定患者处于哪个学习阶段是治疗师的任务，并据此安排治疗，以便最有效地治疗患者。因此，PNF 的基本原理和技术是合适的选项。

再学习一种活动有几种选择。

陈述性学习（Declarative Learning）

每个动作都被准确地分析，然后进行练习。例如在体育活动中，一个人要完全学会一种特殊运动模式常用这种学习形式。这需要重复大约 3000 次。我们要教给患者的新活动需要更高的强度和大量的重复（无重复的重复，Bernstein 1967）。

程序性学习（Procedural Learning）

这种学习是不需要有意识地思考的。你需要通过不断地改变环境进行练习来学习活动（比如跳跃，骑自行车等）。

1.1.4　运动控制和运动学习（Motor Control and Motor Learning）

应用运动控制和运动学习的原理对于治疗团队而言是个挑战，他们要以解决问题为导向地思考患者的个人限制。这些原则有助于后续的治疗步骤、整合临床推理过程，以及改进多学科团队工作。

运动控制

运动控制是受中枢命令和脊髓反射控制的姿势和运动的学习，包括控制姿势和运动的思维和身体功能（Brooks 1986）。运动控制能组织患者已经存在的活动或已经学习过的活动。而且在运动发育中，运动控制的发展是个渐进的过程或计划好的步骤。运动控制有四个发展阶段，每一个阶段都有具体的特点（见下面的概述）。治疗师应该在这些阶段中调整患者的目标和锻炼。这样一来，如果患者在进行一个特定活动时缺乏必要的活动性或稳定性，那么在进行特定活动之前就要先训练这些活动（患者 B 先生的实例）。

患者 B 先生的实例

在接受了许多治疗之后，B 先生肩的主动和被动运动增加。他可以主动上举他的右肩，但只能短暂保持这个姿势。因此，戴上和摘下眼镜、进食和饮水活动仍不能完成。核心躯干的稳定性是充分的。

治疗的顺序

第二阶段应该先治疗：肩在想要的位置上的稳定。应用的**原理**是挤压、阻力、语言指令和手法接触。能应用的**技术**是稳定性反转、等张组合和节律性稳定。

第三阶段：通过控制近端关节的稳定性，然后运动远端关节，可能得到受控的关节活动性。

第四阶段：最后，可以练习技能。在康复结束时，该患者能够站在梯子上修剪树枝。

治疗师可以使用下面的几个方面来确定患者的问题并安排治疗：

1. **活动性**：能够采取一个姿势并开始一个运动
2. **稳定性**：稳定一个新的体位并控制重心
3. **受控制的活动性和稳定基础上的活动性**：运动可以在稳定体位的每一个点上得到控制。
4. **技能**：所有的运动都成为可能，身体的所有部分都能运动并在所有的方向上都得到控制。

在治疗期间，治疗师要不断适应患者的能力和需求。

根据对患者能力水平的高低和问题的分析，治疗师选择一个以问题为导向的锻炼和患者的体位。运动控制的阶段被纳入考虑范围中，在一个特定体位选择一个特定的锻炼，这个锻炼是患者还不能做到的或自己不能单独完成的。可以使用前馈（Mulder 1991, Mulder 和 Hochstenbach 2004）。治疗师给予患者活动的目标，这样患者可以考虑一个运动计划以便高质量地完成该活动。该活动的完成由下面几个方面决定：

－ 目标或目的
－ 该活动的任务
－ 患者本身
－ 活动发生的场所

通过使用 PNF 原理和技术促进运动：

－ 为了改善**稳定性**，我们可能使用阻力、挤压和语言指令以及节律性稳定和稳定性反转技术。
－ 为了改善**运动的完成**，我们可以使用阻力、语言指令，视觉输入、手法接触、牵引和时序。技术方面，我们可以用节律性起始，等张组合和复制。

决定使用哪种促进技术不仅取决于对患者的实际评价结果（在治疗开始之前），而且还取决于治疗期间患者的反应，这一点十分重要。

练习之后，治疗师可以给予患者关于活动结果的反馈（了解结果）。另外，在完成活动的过程中，触觉和语言反馈可用来促进患者提高完成质量。

运动学习

运动学习不是一种治疗方法，如 PNF 观念，而是治疗师如何计划他的治疗方法的一种模式。运动学习是一系列与实践或经验相联系的过程，这些实践和经验引起相对持久的反应能力的改变（Schmidt 和 Wrisberg 2004）。这个过程包括：知觉—认知—活动（Shumway-Cook 和 Woollacott 1995）（图 1.4 和 1.5）。

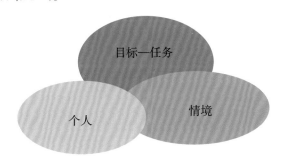

图 1.4 运动学习的过程：在个人、目标或任务及情境之间的相互作用。

1

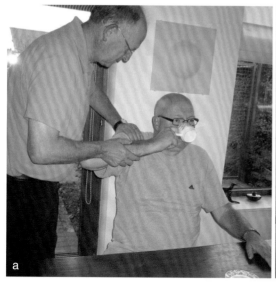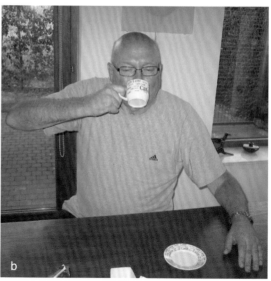

图 1.5　a，b. *活动：把杯子送到嘴边*

患者实例：B 先生

　　B 先生仍然不能在没有帮助的情况下喝水或进食。他所需要的上肢活动只有在躯干稳定的时候才能实现。他不能足够长时间地把他的肩稳定在一定的位置上以便把叉子送到嘴边。

　　治疗顺序：为训练肩能保持在需要的位置上（稳定），可以有效地实施挤压、阻力、和语言指令这些基本原理。在 B 先生经过训练能保持该体位足够长的时间之后，他能够把叉子送到嘴边了（技能）。阻力、语言指令、视觉输入，以及等张组合和复制可以用来促进该技能（图 1.5）。

　　给予患者的每一项任务都应该有一个具体的目标和具体的功能。完成该任务取决于患者的能力和限制，以及完成任务的指定场所。完成一项任务的方式，这样做的能力，取决于生物力学、心理学和神经心理学的因素。为了取得治疗的积极结果，患者自己必须练习这些活动（Weinstein 1991），并且活动对于患者来说是有意义的（效果律）。只有这样，患者才能保持他的主动性。这些活动应该在不断变化的环境中重复许多遍（Bernstein 1967，无重复的重复），最终应该在日常生活活动中完成（参与）（图 1.6）。

　　如果治疗师允许患者出错，则**学习过程**更有效，这样患者就能从错误中学习。这种学习方法给予患者最小量的输入和指导，这样能帮助患者最好地完成活动。

　　使用 PNF 观念的治疗师通常使用触觉和语言输入，但不应该总是如此。最终，患者应该学习自己完成该任务。在**身体结构和功能水平**上的治疗，"上手"（hand on）治疗可

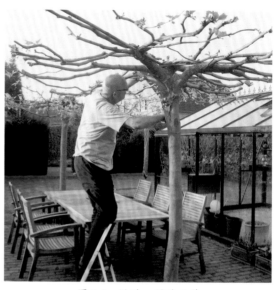

图 1.6　*活动：园艺工作*

能很有效。如果患者仍然难以完成这些活动，"上手"治疗在认知阶段和联想阶段可能仍然有效。"上手"治疗能帮助患者更容易地完成这些活动。基本原理，比如（引导）阻力、语言指导、挤压、运动模式（传统模式以及功能性活动）和技术都可以使用。对于患者来说，最终的目标是不用促进（离手治疗）（hand off）就能够完成活动。

本体感觉信息和通过手或其他触觉途径输入的感觉输入，当它们与**运动性活动**相结合时更合适（Horst 2005）。

手法引导：

- 使学习过程能更容易地、充分地完成运动性策略
- 给予患者安全感
- 增加患者的自信
- 提供感觉反馈

儿童也学习新的运动性活动，比如行走、骑自行车或游泳，至少在开始的时候，他们的父母用手给予帮助。Hache 和 Kahlert 在 2007 年做的一个关于"上手"与"离手"治疗的研究，结果显示，治疗师发现在**身体结构和功能水平**的治疗中，以及在活动的认知阶段用手促进有效（Hache 和 Kahlert 2007）。然而，在参与水平或在自主阶段，通常不需要感觉信息输入。

除了在学习方面，在另外一些地方，手法促进对患者也有用：

- 完成一个任务时出现问题
- 有认知、交流、或感觉性问题
- 痉挛的治疗
- 治疗平衡问题
- 无安全感

患者实例：B 先生

B 先生如厕后很难把衬衫后面塞入裤腰里，而如厕对他来说是一个很重要的活动（**目标**）。这个问题在**损伤（impairment）水平**非常普遍：不仅是因为肩的活动性降低，更多的是因为精细运动功能不足，以及手上的感觉下降。在此活动中，他还缺失视觉控制（**个人因素**），这也十分重要。考虑到这一点，治疗的初期应放在损伤水平上。

治疗的顺序

当生物力学的先决条件得到满足时，训练把衬衫塞进裤子就可以开始了（图 1.7 a，b）。引导阻力、手法接触、语言指导、节律性起始、等张组合和复制可作为学习这些技能的可选择的技术。最终，B 先生将自己学习这个活动，并且不仅要用健身裤练习，还要用他上班穿的正装裤练习（环境因素）。训练环境要适应于日常生活环境。

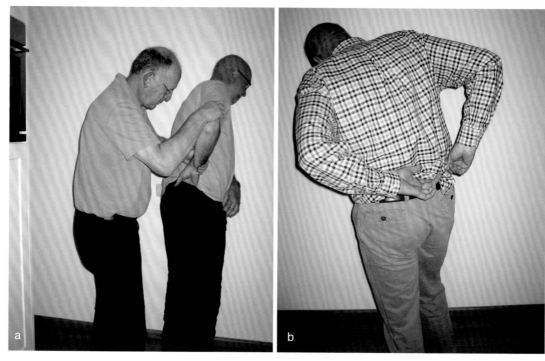

图 1.7　活动：把衬衫塞到裤子里

循证医学

在现代社会，我们提供给患者的治疗应该满足循证医学（evidenced-based medicine，EBM）的要求，并且应该用循证实践（evidenced-based practice，EBP）来解释。这意味着必须拿出治疗有效的证据。对于 EBP，Sackett 和同事（1996，1998，2000）描述了一个五级顺序的递减结论（证据值）。

研究分为基础研究或实验研究。

－在基础研究中，评价的是普通项目，如解剖，生理等。

－在临床实验研究中，评估的是干预的效果。

在物理治疗中，许多研究集中于记录肌力、活动性、协调性等效果方面，以及活动水平，如起立、步行等。遗憾的是只有少数研究描述了对典型问题有效的确切治疗形式（Smedes 2009）。而且，只有在极少的研究中，患者的治疗是单独使用 PNF 观念的。

Smedes 等人发表了一篇扩展的文献研究 [Smedes 等 2006（IPNFA）；Smedes 2016] 以及文献列表（Smedes 等 2007；2008 ~ 2018）。该文献列表将持续更新。

正如前面提到的，只有少数实际治疗研究单纯使用 PNF 观念。大部分情况下，都是使用一种 PNF 方法（部分观念）而不是 PNF 的全部观念。这使治疗结果的相互对比变得相当困难（Smedes 等 2016）。

推动科学研究是 IPNFA（国际 PNF 协会）（International PNF Association，www.IPNFA.org；IPNFA2005，2006，2007a，b，c，d，2008）的目标之一，伴随而来的是现在越来越多的研究得以发表。

1.2 PNF：定义，理念，神经生理学基础（PNF：Definition，Philosophy，Neurophysiolgical Basics）

1.2.1 定义

本体感觉神经肌肉促进法（Proprioceptive neuromuscular facilitation PNF）：是一种治疗观念。其基本理念是：包括残疾人在内的所有人类，都存在尚未被开发的潜能（Kabat 1950）。

本体感觉——提供身体运动和体位信息的感觉

神经肌肉——涉及的神经和肌肉

促进——使之变得更容易发挥功能

1.2.2 PNF 理念

与此定义相对应的，有一些基本的 PNF 理念：

PNF 是一种整合的方法：每一种治疗都是直接针对整个人，而不只是针对某一个特殊问题或身体的某一部分。

发掘潜能：基于所有患者都有尚未被开发的潜能，治疗师将始终把注意力放在发掘患者的潜能上。

积极的方法：治疗方法总是积极的，加强并使用那些患者在躯体上、心理水平上能做到的活动。

最高的功能水平：所有治疗的主要目标是帮助患者达到他们功能的最高水平。

运动学习和运动控制：为达到最高的功能水平，治疗师把运动控制和运动学习的原理加以整合。这包括在身体结构水平的治疗、活动水平的治疗，以及参与水平的治疗（ICF，国际功能分类，WHO1997）。

PNF 理念包含了某些基本思想，它们植根于下面的治疗观念中。

概述

PNF 治疗观念

— **积极的方法**：无痛，可完成的任务，为成功做充分准备，直接和间接治疗，从强壮处开始。

— **最高的功能水平**：功能性方法并使用 ICF，包括损伤和活动水平的治疗。

— **发掘潜能**，通过强化的主动训练：主动参与，运动学习和自我训练。

— **考虑整体的人**：整个人和他（她）的环境，个人的、身体的和情绪因素。

— 使用**运动控制和运动学习**的原理：在不同的背景中重复，注重运动控制的阶段、练习的多样性。

运动是我们与环境互动的方式。所有的感觉和认知过程都可以被视作信息输入，这种输入决定了运动输出。运动控制和学习的某些方面对于康复是非常重要的（Mulder 和 Hochstenbach 2004）。任何互动状态的关键成分都是信息的交换。这也适用于治疗的所有类型。没有信息交换，患者在掌握新技能时就会严重受限。当患者因为损伤而不能再依赖其内部信息时，信息的输入在运动学习的第一阶段（图 1.3）以及在康复过程中就显得尤其重要。在这种情况下，治疗师使用 PNF 进行促进，为患者提供了一个重要的外部信息来源。

根据这些作者的研究，这种积极的、正面的功能性方法是促进患者获得优良治疗效果的最佳途径。

1

1.2.3 基本神经生理学原理（Basic Neurophysiological Principles）

Charles Sherrington 先生的著作对 PNF 程序和技术的发展起着十分重要的作用。下面是从他的著作中摘录的十分有用的概念（Sherrington 1947）：

- 后效应（Afterdischarge）：一个刺激的作用持续到该刺激停止之后。如果刺激的强度和时程增加，后效应也增加。在维持静止收缩之后，会感到力量增加，这就是后效应的结果。
- 时间总和（Temporal summation）：一个连续的弱刺激（阈下）的发生（总和）引起兴奋。
- 空间总和（Spatial summation）：同时作用于身体不同区域的弱刺激互相加强（总和）引起兴奋。时间总和和空间总和可以结合起来应用以获得更大的活动。
- 扩散（Irradiation）：这是一种反应的传播和强度的增加。产生于刺激的数量或强度增加时。该反应既可以是兴奋性的也可以是抑制性的。
- 继发诱导（Successive induction）：主动肌兴奋性的增加发生于拮抗肌的刺激（收缩）之后。涉及主动肌反转的技术使用这种特性（诱导：刺激，增加兴奋性）。
- 交互支配（交互抑制）[Reciprocal innervation（reciprocal inhibition）]：肌肉收缩的同时伴随着对拮抗肌的抑制。交互支配是协调运动的必要成分。放松技术使用这种特性。

❯ 神经系统是一个连续的、完整的系统—不存在独立的部分（Sherrington 1947）。

1.3 知识测试：问题

- PNF 理念对你的治疗有重要的影响。PNF 理念的五个重要原则是什么？

参考文献

Bernstein N (1967) The coordination and regulation of movement. Pergamon, London

Brooks VB (1986) The neural basis of motor control. Oxford University Press, New York

Cott CA (2004) Client-centered rehabilitation: client perspectives. Disabil Rehabil 26(24):1411–1422

Damasio A (1999) The feeling of what happens. Harcourt Brace & Co, New York

Fitts PM, Posner MI (1967) Human performance. Brooks/Cole, Belmont

Harste U, Handrock A (2008) Das Patientengespräch. Buchner & Partner, Schwentinental

Hedin-Anden S (2002) PNF-Grundverfahren und funktionelles Training. Urban & Fischer, München

Horst R (2005) Motorisches Strategietraining und PNF. Thieme, Stuttgart

Horst R (2008) Therapiekonzepte in der Physiotherapie: PNF. Thieme, Stuttgart

IPNFA (2005) Results of the meeting. Tokyo

IPNFA (2006) Results of the meeting. Ljubljana

IPNFA (2007a) International PNF association. ▶ http://www.ipnfa.org . Zugegriffen: Dez. 2009

IPNFA (2007b) ▶ http://www.ipnfa.jp . Zugegriffen: Dez. 2009

IPNFA (2007c) ▶ http://www.pnf.or.kr . Zugegriffen: Dez. 2009

IPNFA (2007d) ▶ http://www.ipnfa.de . Zugegriffen: Dez. 2009

IPNFA (2008) Results of the meeting. Hoensbroek

Kabat H (1950) Studies on neuromuscular dysfunction, XIII: new concepts and techniques of neuromuscular reeducation for paralysis. Perm Found Med Bull 8(3):121–143

Knott M, Voss D (1956) Proprioceptive neuromuscular facilitation. Hoeber-Harper, New York

Meyers JB, Lephart SM (2003) The role of the sensimotor system in the athletic shoulder. J Athl Train 3:351–363

Mulder T (1991) A process-oriented model of human motor behaviour: toward a theory-based rehabilitation approach. Phys Ther 2:82–89

Mulder T (2006) Das adaptive Gehirn. Thieme, Stuttgart

Mulder T, Hochstenbach J (2004) Motor control and learning: implications for neurological rehabilitation. In: Greenwood (Hrsg) Handbook for neurological rehabilitation. Erlbaum, Hillsdale

Oosterhuis-Geers J (2004) SMART, google.nl. Universität Twente

Sacket DL, Rosenberg WMC, Gray JAM, Haynes RB, Richardson WS (1996) Evidenced based medicine:

what is it and what isn't? BMJ 312:71–72

Sacket DL, Straus SE, Richardson WS et al (2000) Evidence-based medicine: how to practice and teach EBM, 2. Aufl. Churchill Livingstone, Edinburgh

Sackett DL (1998) Getting research findings into practice. BMJ 317:339–342

Scager M (2004) SMART, google.nl. Hogeschool van Utrecht

Schmidt RA, Wrisberg CA (2004) Motor learning and performance, a problem based learning approach, 3. Aufl. Human Kinetics, Leeds

Sherrington C (1947) The integrated action of the nervous system. Yale University Press, New Haven

Shumway-Cook AW, Woollacott M (1995) Motor control: theory and practical applications. Williams & Wilkins, Baltimore

Smedes F (2006) Is there support for the PNF Concept? A literature search on electronically databases. ▶ www.ipnfa.org . Zugegriffen: Dez. 2009

Suppé B (2007) FBL Klein-Vogelbach Functional Kinetics: Die Grundlagen. Bewegungsanalyse, Untersuchung, Behandlung. Springer, Heidelberg

Umphred D (2001) Neurological rehabilitation, 4. Aufl. Mosby, Missouri

Voss DE, Ionta M, Meyers B (1985) Proprioceptive neuromuscular facilitation: patterns and techniques, 3. Aufl. Harper & Row, New York

WHO (1997) ICIDH-2-The international classification of impairments, activities and participation: a manual of dimensions of disablement and functioning (Beta-1 draft for field trials). World Health Organization, Geneva

WHO (2007) International classification of functioning, disability and health (ICF). ▶ www.who.int/classifications/icf/. Zugegriffen: Dez. 2009

Winstein CJ (1991) Knowledge of results and motor learning: Implications for physical therapy. Phys Ther 71:140–149

深入阅读

Further Reading – Treating the total human being

Clark NC, Treleaven J, Röijezon U (2015) Proprioception in musculoskeletal rehabilitation. Part 2 Basic science and principles of assessment and clinical Interventions. Manuel Ther 20(3):378–387

Röijezon U, Clark NC, Treleaven J (2015) Proprioception in musculoskeletal rehabilitation. Part 1 Basic science and principles of assessment and clinical interventions. Manuel Ther 20(3):368–377

Smedes F (2001) PNF beter (be)grijpen. FysioPraxis 2001(12):42–46 (Better understanding of PNF)

Smedes F (2002) Functioneel oefenen, de betekenis van het functioneel oefenen binnen het PNF concept. FysioPraxis 11(11):9–11 (functional exercise, the meaning for PNF)

Smedes F, Heidmann M, Schäfer C, Fischer N, Stepien A (2016) The proprioceptive neuromuscular facilitation-concept; the state of the evidence, a narrative review. Phys Ther Rev 21(1):17–31. https://doi.org/10.1080/10833196.1216764

Westwater-Wood S, Adams N, Kerry R (2010) The use of proprioceptive neuromuscular facilitation in physiotherapy practice. Phys Ther Rev 15(1):23–28

Further Reading – Use of motor learning and motor control principles

Bach-y-Rita P, Balliet R (1987) Recovery from stroke. In: Duncan PW, Badke MB (Hrsg) Stroke rehabilitation: the recovery of motor control. Year book medical publishers, S 79–107

Cauraugh JH, Kim SB (2003) Stroke motor recovery: active neuromuscular stimulation and repetitive practice schedules. J Neurol Neurosurg Psychiatry 74:1562–1566

Celnik P, Stefan K et al (2006) Encoding a motor memory in the older adult by action observation. Neuroimage 29:677–684

Charlton JL (1994) Motor control issues and clinical applications. Physiother Theory Pract 10:185–190

Corcos DM (1991) Strategies underlying the control of disordered movement. Phys Ther 71:25–38

Ertelt D et al (2007) Action observation has a positive impact on rehabiltation of motor deficits after stroke. Neuroimage 36(Suppl 2):164–173

Filimon F, Nelson JD, Hagler DJ, Sereno MI (2007) Human cortical representations for reaching: mirror neurons for execution, observation, and imagery. Neuroimage 37(4):1315–1328

Fitts PM, Posner MI (1967) Human performance. Brooks-Cole, Belmont

Frank JS, Earl M (1990) Coördination of posture and movement. Phys Ther 12:109–117

Frey SH, Fogassi L, Grafton S, Picard N, Rothwell JC, Schweighofer N, Corbetta M, Fitzpatrick SM (2011) Neurological principles and rehabilitation of action disorders: computation, anatomy, and physiology (CAP) model. Neurorehabil Neural Repair 25:6–20

Grafton ST, Salidis J, Willingham DB (2001) Motor learning of compatible and incompatible visuomotor maps. J Cogn Neurosci 13(2):217–231

Grezes J, Decety J (2001) Functional anatomy and execution, mental stimulation, observation, and verb generation of actions: a meta-analysis. Hum Brain Mapp 12(1):1–19

Halsband U, Lange RK (2006) Motor learning in man: A review of functional and clinical studies. J Physiol 99:414–424

Hecht H, Prinz W, Vogt S (2001) Motor Learning enhances perceptual judgment. a case for action-perception transfer. Psychol Res 65:3–14

Krakauer JW (2006) Motor learning: its relevance to stroke recovery and neurorehabilitation. Curr Opin

Neurol 19:84–90

Latash ML, Levin MF, Scholz JP, Schöner G (2010) Motor control theories and their applications. Medicina (Kaunas) 46(6):382–392

Lee TD, Swanson LR, Hall AL (1991) What is repeated in a repetition? Effects of practice conditions on motor skill acquisition. Phys Ther 71:150–156

Luft CDB (2014) Learning from FB. The neural mechanisms of fb processing facilitating beter performance. Behav Brain Res 261:356–368

Malouin F, Jackson PL, Richards CL (2013) Towards the integration of mental practice in rehab programs. a critical review. Front Hum Neurosci 9:1–20

Marks R (1997) Peripheral mechanisms underlying the signaling of joint position. Nz J Physiother 25:7–13

Mulder T (1991) A process-orientated model of human motor behaviour: toward a theoty-based rehabilitation approach. Phys Ther 2:82–89

Newell KM, Vaillancourt DE (2001) Dimensional change in motor learning. Hum Mov Sci 20:695–715

Rokni U et al (2007) Motor Learning with Unstable Neural Representations. Neuron 54:653–666

Roy S, Park NW (2010) Dissociation the memory systems mediating complex tool knowlege and skill. Neuropsychologica 48

Sanes JN, Donoghue JP (2000) Plasticity and primary motor cortex. annu Rev Neurosci 23:393–415

Schmidt, Lee T (2011) Motor Control ans Learning: A Behavioral Emphasis, 5. Aufl. Human Kinetics, ition (see PNF text book)

Shumway-Cook and Woollacott (2012) see PNF text books

Stanley J, Krakauer JW (2013) Motor skill depends on knowledge of facts. Front Hum Neurosci 8:1–11

Stefan K, Classen J, Celnik P, Cohen LG (2008) Concurrent action observation modulates practice-induces motor memory formation. Eur J Neurosci 27:730–738

Taub E et al (1994) An operant approach to rehab medicine, overcoming learned nonuse by shaping. J Exp Analysis Behav 61(2):281–293

Taylor JA, Ivry RB (2012) The role of strategies in motor learning. ann Ny Acad Sci. https://doi.org/10.1111/j.1749-6632.06430.x

Thaut MH et al (2007) Rhytmic auditory stimulation improves gait more than NDT/Bobath Training in near-ambulatory patients early poststroke: a single-blind , randomized trial, Neurorehabil Neural Reair 21(5):455–459

Vereijken B, Whiting HTA, Newell KM (1992) Free(z)

ing degrees of freedom in skill acquisition. J Mot Behav 24(1):133–142

Vereijken B, Van Emmerik REA, Bongaardt R, Beek WJ, Newell KM (1997) Changing coordinative structures in complex skill Acquisition. Hum Mov Sci 16(6):823–844

van Vliet PM, Wulf G (2006) Extrinsic feedback for motor learning after stroke what is the evidence. Disabil Rehabil 28(13–14):831–840

Whitall J et al (2000) Bilateral arm training with rytmic auditory cueing improves motor function in chronic hemiparetic stroke. Stroke 31:2390–2395

Winstein CJ (1991) Knowledge of results and motor learning – Implications for physical therapy. Phys Ther 71(2):140–149

Wittwer JE et al (2013) Rhytmic auditory cueing to improve walking in patients with neurological conditions other than Parkinson's disease—what is the evidence? DisabilRehabil 35(2):164–167

Wulf G, Lewthwaite R (2016) Optimizing performance through intrinsic motivation and attention for learning: the OPTIMAL theory of motor learning. Psychon Bull Rev 23:1382–1414

Wulf G, Höss M, Prinz W (1998) Instructions for motor learning differential effect for internal versus external focus of attention. J Mot Behav 30(2):169–179

Wulf G, Shea C, Lewthwaite R (2010) Motor learning and performance: a review of influential factors. Med Educ 44:75–84

Zwicker JG, Harris SR (2009) A reflection on motor learning theory in pediatric occupational therapy practice. Can J Occup Ther 76(1):29–37

Further Reading – Summation

Mahoney JR, Li CPC, Park MO, Verghese J, Holtzer R (2011) Multisensory integration across the senses in young and old adults. Brain Research 1426: 43–53

Silva et al (2013) Verbal and visual stimulation effects on rectus femoris and biceps femoris muscles during isometric and concentric. Int Arch Med 6:38

Da Silva LG, Lummertz CA, Lopes Pedralli M, Rigon F (2011) Visual and verh summation enhance muscle output in young female subjects. Cep Ulbra 436H

Urbenjaphol P, Jitpanya C, Khaoropthum S (2009) Effects of the sensory stimulation program on recovery in unconscious patients with traumatic brain injury. J Neurosci Nurs 41(3):10–16

第二章

PNF 促进技术的基本原理和程序

> 促进技术的基本原理和程序，如果正确使用，能为治疗师提供帮助患者获得充分的运动功能和运动控制的工具。

治疗目标

促进的基本程序可用于：
— 增强患者的运动能力
— 增强患者保持稳定的能力
— 通过正确的抓握和适当的阻力，引导运动
— 帮助患者通过运动时序达到协调运动
— 增强患者的耐力并避免疲劳

通常不孤立地应用单个促进程序，基本程序在效果上相互重叠和相互补充。例如，为了做出**牵拉反射**的效果，必须使用**阻力**（Gellhorn 1949）。阻力的作用随治疗师身体的位置和手法接触的方向而改变。这些程序的时序对获得患者最大的反应至为重要。例如，在做牵拉反射之前给予一个预备的语言指令。手法接触应该适时变化以提示患者改变运动方向。

我们可以用这些基本程序治疗患者的**任何疾病或状况**，尽管患者的情况可能排斥某些程序的使用。治疗师应该避免引起或加重疼痛。疼痛是肌肉功能和完成协调运动的抑制因素，并且可能是一个有潜在损害的信号（Hislop 1960；Fisher 1967）。其他禁忌证主要是一些普通常识，例如，不能在骨折未愈的肢体上应用挤压。在关节不稳定的情况下，治疗师在使用牵引或牵拉反射时应特别小心和慎重。

IPNFA 在"基本原理"和"基本程序"之间做出了区别（IPNFA 教师日，东京 2005 和卢布尔雅那 2006）。

基本原理是：

外感刺激：

— 触觉刺激（Tactile stimulation）（见 2.3 节）
— 语言刺激（Verbal stimulation）（见 2.4 节）
— 视觉刺激（Visual stimulation）（见 2.6 节）

本体感觉刺激：

— 阻力（Resistance）（见 2.1 节）

— 牵引（Traction）（见 2.7 节）

— 挤压（Approximation）（见 2.7 节）

— 牵拉（Stretch）（见 2.8 节）

基本程序是：

— 强化／总和

— 模式（Patterns）（见第五章）

— 时序（Timing）（见 2.9 节）

— 身体力学和身体位置（Body mechanics and body position）（见 2.4 节）

— 扩散（Irradiation）（见 2.2 节）

促进的**基本原理**和**基本程序**是：

— **阻力**（Resistance）：

用于帮助肌肉收缩。

用于增加运动控制和运动学习。

用于增加肌力。

— **扩散和强化**（Irradiation and reinforcement）：用于传播对刺激的反应。

— **手法接触**（Manual contact）：用于增加力量和引导运动，或用于在正确抓握和压力下的运动。

— **身体位置和身体力学**（Body position and body mechanics）：通过治疗师正确的身体力学和正确的体位摆放，提供特殊的、目标正确的引导，以便更好地控制动作、运动或稳定。

— **听觉刺激（指令）**[Auditory stimulation（commands）]：使用语言及适当的音量指导患者。

— **视觉刺激**（Visual stimulation）：使用视觉引导运动和增加力量。视觉反馈简化了动作。这是因为患者用其眼睛追踪和控制运动和姿势。通过目光的接触，治疗师和患者得到了所完成运动的反馈。

— **牵引或挤压**（Traction or approximation）：沿四肢和躯干长轴的拉长或加压以促进运动和稳定。

— **牵拉**（Stretch）：用于肌肉的拉长和牵拉反射，以促进肌肉收缩和降低肌肉疲劳。

— **时序**（Timing）：促进正常运动顺序及通过"加强时序"增加肌肉收缩。

— **模式**（Patterns）：协同的整体运动（mass movement），是正常功能性运动的组成部分。

表2.1　促进的基本原理		
治疗	定义	主要目标,应用
最佳阻力	阻力的强度取决于患者的能力和治疗目标	促进肌肉收缩。改善运动学习。改善运动知觉和控制。增强肌力
扩散强化	受刺激的神经冲动反应的传播。通过一个新的额外刺激增强刺激反应。	促进肌肉收缩(包括在对侧肌肉的作用)
触觉刺激(手法接触)	对敏感皮肤感受器和其他压力感受器的刺激。	改善肌肉活动。当用于躯干时,促进躯干稳定。提供信心和安全感。促进触觉和运动知觉。
身体位置和身体力学	治疗师:位于运动方向上。患者:正确的开始体位。	能使患者以经济的和以目标为导向的方式运动,而不妨碍运动。允许治疗师最佳地使用其身体重量以避免疲劳。
语言刺激	告诉患者要做什么及何时做。	指导运动的开始。影响肌肉收缩的力量或放松。提高患者的注意力。帮助患者学习功能性活动。
视觉刺激	患者通过目光接触追踪和控制其运动。	在协调、肌力、和稳定性方面刺激肌肉活动。给予治疗师所应用的刺激是否适当的信息;刺激是否太强或引起疼痛。给予治疗师关于疼痛强度和所用刺激的相容性信息。提供一个交流途径并有助于达到协调的互动。
牵引	治疗师对患者躯干或四肢的拉长。	促进运动,尤其是拉和抗重力运动。当使用牵拉反射时,帮助拉长肌肉组织。有助于准备牵拉反射和牵拉刺激。解除关节疼痛。
挤压	对躯干或四肢的压缩。	促进稳定。促进负重和抗重力肌的收缩。促进直立反应。用于抗阻运动的某些成分。
牵拉刺激	当肌肉在最佳张力下被拉长时发生。	促进肌肉收缩。促进相关协同肌的收缩。
时序	运动的顺序。	
正常时序	正常时序提供连续的、协调的运动,从远端到近端。	改善正常运动的协调。
加强时序	改变正常的运动顺序以加强一块特定肌肉或一个希望的活动。	重新将强肌的能量导入弱肌。
PNF模式	三维肌肉收缩的协同组合。	促进和增强肌肉的反应。

　　治疗师可以组合应用这些基本程序以便从患者身上获得最大反应。下面将详细解释每一个基本程序,并概括他们的定义、应用、和治疗目标。

2

2.1 最佳阻力（Optimal Resistance）

治疗目标

阻力在治疗中用于：

— 促进肌肉收缩的能力。

— 增强运动控制并改善运动学习。

— 帮助患者获得运动知觉和运动方向觉。

— 增加肌力。

— 帮助患者放松肌肉（交互抑制）。

大部分 PNF 技术是从阻力作用的知识发展而来。

> 活动中给予的阻力大小必须根据患者的能力和活动目标而定。我们称之为**最佳阻力**。

例

— 阻力用于学习功能性活动时，比如从坐位站起或下楼梯，通常都会用阻力引导训练患者控制这些活动。

— 阻力用于肌力强化的扩散和加强。

Gellhorn 指出，当肌肉收缩遇到阻力时，肌肉对皮层刺激的反应增加。因阻力而产生的主动肌肉张力是**最有效**的本体感觉促进。促进的程度直接与阻力大小有关（Gellhorn 1949；Loofbourrow 和 Gellhorn 1948a ）。来自收缩肌肉产生的本体感觉反射能增强同一关节及相邻关节协同肌[1]的反应。这种促进能从近端传播到远端以及从远端传播到近端。被促进肌肉的拮抗肌通常被抑制。如果原动肌的活动变得强烈，拮抗肌群可能也存在活动（协同收缩）（Gellhorn 1947；Loofbourrow 和 Gellhorn 1948a ）。

如何给予阻力取决于抗阻力收缩的肌肉类型（图 2.1）。

> 我们定义肌肉的收缩类型如下（国际 PNF 协会，未发表的讲义；Hedin-Andèn 2002）：
>
> — **等张收缩**（动态）：患者的意向是要产生动作。
>
> — 向心性收缩：主动肌缩短产生运动。
>
> — 离心性收缩：一个外力、重力或阻力，引起该运动。该运动受主动肌有控制地延长的制约。
>
> — 稳定性等张收缩：患者的意向是要产生动作；但运动被外力阻碍（通常是阻力）。
>
> — **等长收缩**（静态）：患者和治疗师的意向都是不使动作发生。

给予向心或离心收缩肌肉的阻力应调整到使运动能以平顺和协调的方式产生。被促进肌肉的拮抗肌允许协调地活动，因此它们被充分地抑制，以便主动肌活动。给予稳定收缩的阻力必须受到控制以保持稳定的姿势。当抗阻一个等长收缩时，阻力应逐渐增加和降低，这样就无动作产生。

---

1 协同肌是那些与其他肌肉一起活动以产生协调动作的肌肉。

2

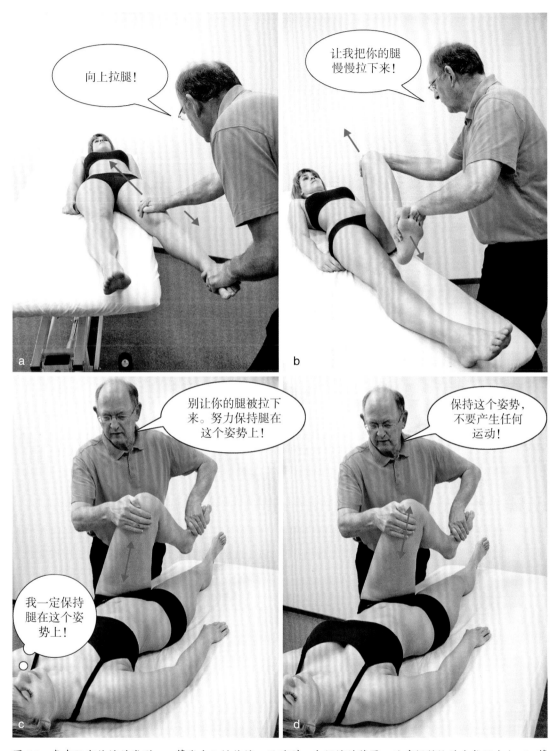

图 2.1　患者肌肉收缩的类型。a. 等张向心性收缩：运动到一个短缩的范围，治疗师所给的力或阻力小。b. 等张离心性收缩：治疗师所给的力或阻力大。c. 稳定的等张收缩：患者试图运动，但被治疗师或其他外力所抗阻；两个力相等。d. 等长（静态）运动：患者和治疗师都试图运动，但没有运动产生；双方的力量相等（接后页）

2

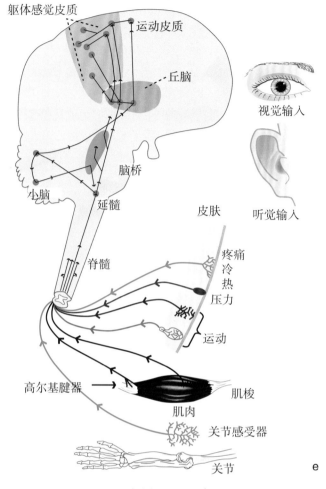

图 2.1（续）　e.PNF 感受器

重要的是阻力不能引起疼痛和不必要的疲劳，或在错误的方向或不希望的身体部分上产生不需要的扩散。治疗师和患者都应避免屏气。定时的和有控制的吸气和呼气能增加患者的力量和主动活动范围。

2.2　扩散与强化（Irradiation and Reinforcement）

正确地使用阻力能引起扩散和强化。

> **扩散**的定义为被刺激的神经产生冲动反应的传播。

这种反应在增加促进（收缩）或抑制（放松）时，可以在协同肌和运动模式上看到。该反应随刺激强度和时程的增加而增加（Sherrington 1947）。Kabat（1961）写到，抗阻运动产生扩散，肌肉活动的扩散将产生特殊模式。这些模式在患者与患者之间可能不同。

> **强化**　强化在 Webster 第九版《新大学辞典》（*Webster's Ninth New Collegiate Dictionary*）里的定义是："使进一步加强，使更强壮。"治疗师通过给予强肌阻力的大小控制对弱肌的强化。

增加阻力将增加肌肉反应的强度和范围。改变运动的阻力或患者的体位也将改变结果。治疗师调节阻力大小和肌肉收缩类型以适应：①患者的状况，比如肌力、协调性、肌张力、疼痛、体格差异；②治疗的目标。为增加扩散和强化效果，不限于只使用阻力一种方法。治疗师还可以使用其他刺激，比如挤压、语言刺激、牵拉，以及手法接触。通过使用这些刺激，可以增加时间和空间总和作用。

因为每个患者的反应不同，不可能提出给出用多大的阻力或抗阻哪个运动的具体指导。通过评价治疗效果，治疗师能够确定阻力、扩散和强化的最佳应用。

例 应用阻力治疗患者的例子：
- 抗阻健侧肢体肌肉收缩使制动的对侧肢体肌肉产生收缩。
- 抗阻屈髋以引起躯干屈肌收缩（图2.2）。
- 抗阻前臂旋后，促进肩外旋肌收缩。
- 抗阻髋屈并内收外旋，促进同侧足背屈肌收缩并内翻（图2.3）。
- 抗阻颈屈以刺激躯干和髋屈。抗阻颈伸以刺激躯干和髋伸。

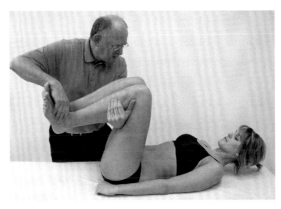

图2.2 当做双侧腿模式时，扩散到躯干的屈肌

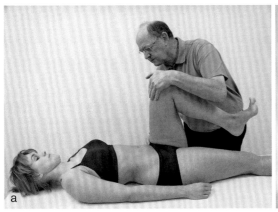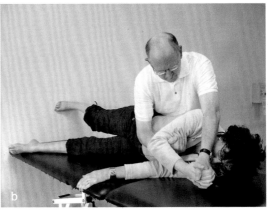

图2.3 a.做腿屈—内收—外旋模式时扩散到足背屈和内翻；b.做臂屈—内收—外旋模式时，扩散至支撑中期支撑同侧腿。

2.3 触觉刺激（手法接触）[Tactile Stimulus（Manual Contact）]

治疗目标
- 加在肌肉上的压力可帮助该肌肉增加收缩的能力。
- 给予患者安全感和信心。
- 促进触觉—运动知觉。
- 在肢体运动相反方向上任何一点施加的压力都将刺激协同肌强化该运动。
- 接触患者的躯干，通过促进躯干的稳定，间接地帮助肢体运动。

治疗师的抓握刺激患者的**皮肤感受器**和其他压力感受器。这种接触给患者有关运动正确方向的信息。治疗师的手应置于与运动方向相对面给以压力。上臂或腿的侧面可以认为是中立面并应握住。

治疗师用手做精准的触觉刺激对于被刺激的结构有下列作用：

- 当用压力作用于肌肉时，肌肉的收缩能力增加。
- 当肌肉抗阻运动时，协同肌被促进。这引起相关肌肉控制的加强。
- 触觉刺激促进了运动中的触觉—运动知觉。

为控制运动及抵抗旋转，治疗师使用**蚓状肌抓握**（图 2.4）。该抓握的压力来自掌指关节的屈，使治疗师的手指握住患者肢体的一部分。蚓状肌抓握能使治疗师很好地控制三维运动而不会因挤压或给予身体部分骨骼的压力太大而引起患者疼痛（图 2.5）。使用蚓状肌抓握使治疗师能应用牵引，这使运动更容易。牵引也是在应用牵拉时使用的一种手段。

如果患者对离心肌肉活动没有控制或控制降低，例如，从站立到坐位，治疗师可以通过向下向后的压力压在患者的髂嵴上面，给予他运动目标方向的运动觉信息 。如果

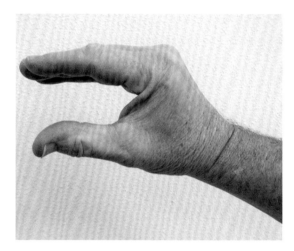

图 2.4　蚓状肌抓握

某些肌肉表现的协同活动太少，我们可以通过触觉刺激促进需要的肌肉活动。治疗师应该在患者需要的时候和地方给予触觉刺激，但仅限于患者需要触觉刺激以增加其独立性并促进运动学习时。对于患者来说，其目标是能自己控制活动。正常情况下，在训练患者肢体活动时，治疗师一只手在远端，另一只手可以在远端也可以在近端。如果需要以其他方式解决患者的问题，治疗师可以改变正常的抓握方式。

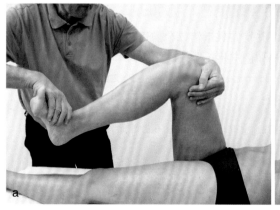
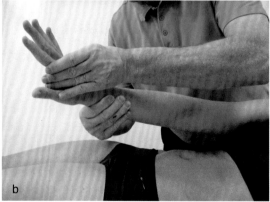

图 2.5　a，b.蚓状肌抓握。a.用于腿屈—内收—外旋模式；b.用于臂屈—外展—外旋模式

2.4　身体位置和身体力学（Body Position and Body Mechanics）

❥ 治疗师正确的身体力学：
- 能使治疗师有效地控制患者的运动。
- 促进在阻力方向的运动控制。
- 使治疗师能给予患者阻力而不引起疼痛。
- 保证治疗师的运动符合人体工程学，并且目标正确。

Johnson 和 Saliba 首先提出了本书所描述的身体位置的概念。他们发现当治疗师与想要做的运动方向在一条直线上时，如这里描述的那样，能更有效地控制患者的运动。当治疗师移动位置时，阻力的方向也改变，患者的运动也随之改变。根据这种认识，他们提出了关于身体位置的这些准则（G. Johnson 和 V. Saliba，未发表的讲义 1985）：

- 治疗师的身体应与想要做的运动或力**在一条直线上**。为正确地排成一条直线，治疗师的肩和骨盆应面对运动方向。手臂也与运动成一条直线。如果治疗师难以保持正确的身体位置，则手臂也要与运动保持成一条直线（图 2.6）。
- 阻力来自治疗师的**身体**，而手臂相对放松。治疗师通过使用身体重量能较长时间地给予阻力而不疲劳。放松的手使治疗师能感受到患者的反应。

不仅是治疗师的身体位置和身体力学重要，患者接受治疗时的体位也很重要。治疗目的以及其他因素也影响患者的体位。在为患者选择治疗体位时，患者需要的功能性活动、肌张力、肌力、疼痛、患者和治疗师的稳定性都是需要考虑的因素。患者应该舒适地坐或卧，并且要靠近治疗台的边缘。治疗师站在患者的侧面，在这里治疗师能给患者提供充分的安全感和稳定感（图 2.6）。

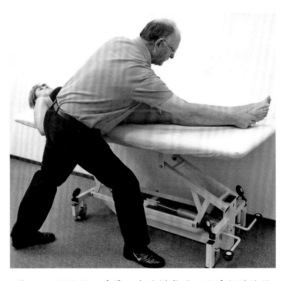

图 2.6　做腿屈—外展—内旋模式时，治疗师的体位

记忆要点
- 来自治疗师的最佳身体位置和身体力学能促进患者平顺地、符合人体工学地运动，而患者不会给予更多的阻力。通过尽可能大幅度的对角方向的移动，治疗师给予患者关于期望运动的非语言信息。
- 良好的治疗师体位和运动能够给予患者安全的感觉。
- 良好的体位能使治疗师最大限度地使用其身体的重量，以提供阻力并避免疲劳。

2

2.5　语言刺激（指令）[Verbal Stimulation（Commands）]

治疗目标

- 引导运动的开始或肌肉收缩。
- 影响肌肉收缩的力量或影响放松。
- 给予患者纠正的指令。纠正的指令促进患者的注意力集中。一个清晰明确的指令，没有不必要的赘言，将有助于患者学习新的功能性活动。

> 语言指令告诉患者做什么，以及何时做。

治疗师必须始终牢记指令是给患者的，而不是给被治疗的那一部分身体的。预备的指令必须简明扼要，没有赘言。指令可以和患者的被动运动及视觉控制相结合，以训练出期望的运动。

指令的**时机**对患者的反应与治疗师的手及阻力之间的协调是非常重要的。指令时机引导运动和肌肉收缩的开始。指令时机帮助患者校正运动或维持稳定。

在使用**牵拉反射**时，指令的时机也很重要。在牵拉肌肉链之前应立即给予开始的命令，以协调患者的意识作用与**反射反应**（Evarts 和 Tannji 1974）。应该反复给予运动指令以鼓励患者用更大的力或改变运动方向。

在我们应用反转技术中，当改变阻力的方向时，语言指令的正确时机对于肌肉活动是非常重要的。治疗师换手时要给予预备指令，治疗师在新的方向上应用阻力时要给予运动指令。

指令的**音量**能影响肌肉收缩的力量（Johansson 等 1983）。当需要加强肌肉收缩时，治疗师应给予大声的指令，当目的是放松或解除疼痛时，要用较柔和及较平静的声调。

指令分为三部分：

1. **预备**：患者准备好活动
2. **活动**：告诉患者开始活动
3. **校正**：告诉患者如何校正和调整活动

重复、指令的类型，以及运动的校正都有助于患者集中注意力。而且，患者受到指令的鼓励能更加努力地用力或校正其运动。例如，做下肢屈—内收—外旋伴屈膝运动模式的指令可能是 [预备]"准备好，和 [活动] 现在向上向内提腿"；[校正]"保持脚趾向上"（校正足背屈不足）。

记忆要点

- 对于老年患者，视觉输入比语言输入更重要（Gentile 1987；Lee 和 Lishman 1975）！

2.6　视觉刺激（Visual Stimulus）

> 视觉反馈有助于增加协调、肌力和稳定，从而能促进肌肉的活动。

2

治疗目标

- 治疗师接收视觉信息以判断所用的刺激是否适合于任务，或刺激是否过强，甚至引起疼痛。
- 视觉输入促进更强有力的肌肉收缩。
- 视觉反馈帮助患者控制和校正体位和动作。
- 视觉刺激同时影响头部和躯体的运动。
- 视觉刺激提供了一个交流途径并有助于确保协调的互动。

反馈（和前馈）系统能促进更有力的肌肉活动（Schmidt 和 Lee 1999）。例如，当患者训练时注视其手臂或腿时，能产生更强的收缩。患者使用视觉有助于控制和校正其体位和运动。

眼睛的运动将影响**头部**和**身体**的运动。例如，当患者朝向其要运动的方向看时，头也随着眼睛运动。而头的运动将促进更大、更强的躯干运动（图 2.7）。

患者与治疗师之间的目光接触也提供了另一个交流途径，并有助于协调地互动。

❯ 患者与治疗师之间的视觉接触提供了一条重要的非语言交流途径，它能够改善患者的主动性和协调性。

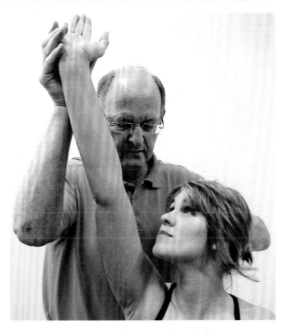

图 2.7　视觉控制促进运动学习

2.7　牵引和挤压（Traction and Approximation）

2.7.1　牵引

> **牵引**是治疗师对患者躯干或四肢的拉长。

Knott，Voss 及其同事的理论认为牵引的治疗作用是由于刺激了关节的感受器（Knott 和 Voss 1968；Voss 等 1985）。牵引的作用还在于肌肉被拉长形成牵拉刺激。

使用的牵引力应逐渐增加，直至达到需要的效果。牵引应保持于运动的始终并与适当的阻力结合应用。

治疗目标

牵引用于：

- 促进运动，尤其是拉的动作和抗重力运动。
- 当使用牵拉反射时，帮助拉长肌肉组织。
- 抗阻运动的某些部分。例如，在屈肩开始时使用牵引，以对抗或促进肩胛上提。

2

牵引患部有助于治疗关节疼痛的患者。

2.7.2 挤压

挤压是对躯干或四肢的压缩。

挤压后的肌肉收缩同样也被认为是由于刺激了关节感受器的缘故（Knott 和 Voss 1968；Voss 等 1985）。肌肉反应增加的另一个可能原因是肌肉收缩以抵抗因挤压而引起的体位和姿势改变。逐渐地及柔和地给予挤压能帮助治疗疼痛的和不稳定的关节。

治疗目标

挤压用于：
- 促进稳定。
- 促进负重和抗重力肌的收缩。
- 促进直立反应。
- 抗阻运动的某些成分。例如，在肩屈的末端使用挤压以抗阻肩胛上提并增加扩散作用或加强身体的其他部分。

有三种应用挤压的方式：
- **快速**挤压：快速用力以引出反射式反应。
- **慢速**挤压：逐渐增加用力，直至患者能够耐受的水平。
- **持续性**挤压：在快速或慢速挤压之后，继续保持必要的压力，以便使肌肉产生合适的张力。

不管是做快速挤压还是慢速挤压，治疗师必须始终保持挤压的力。治疗师保持压力并给予阻力以引起肌肉反应。适当的指令应该和挤压协同应用，例如"保持住"或"站直"。在开始挤压之前，患者的关节应该被正确地对线，并且处于负重体位。

当治疗师感觉主动肌收缩降低时，重复挤压并给予阻力。

❯ 由于牵引通常促进运动，挤压促进等张收缩或稳定活动，治疗师应该使用二者中最有效的一个。还可以在一个运动中使用持续的挤压。

例如，在直立位使用 PNF 的活动，结合挤压与向心性收缩和离心肌肉收缩活动可能是最有效的治疗。当促进一个更好的功能时，使用手臂活动抵抗重力可以结合使用挤压来取代牵引。

2.8 牵拉（Stretch）

肌肉链对治疗师牵拉的反应能引起牵拉反射或只对这些肌肉引起刺激。只有在治疗师希望促进主动的肌肉活动时，才做肌肉的牵拉。当肌肉、肌腱、骨骼，或关节受伤时，有时禁忌做牵拉活动。

■■ 牵拉刺激

治疗目标

—促进肌肉收缩。

—促进相关的协同肌收缩。

当肌肉在最佳张力下被**拉长**时发生**牵拉刺激**。

牵拉刺激被用于正常活动，作为促进肌肉收缩的准备活动。该刺激促进被拉长的肌肉和同一关节的协同肌，和其他相关的协同肌（Loofbourrow 和 Gellhorn 1948b）。更大的促进作用来自拉长一个肢体或躯干所有的**协同肌肉**。例如，胫前肌的拉长，除了促进胫前肌外，还促进髋屈肌—内收肌—外旋肌群。如果只拉长髋屈肌—内收肌—外旋肌群，则髋肌和胫前肌将分享增加的促进作用。如果髋和踝的全部肌肉都同时被拉长，这些肢体肌肉的兴奋性就进一步增加，并蔓延到躯干的协同屈肌上。

■■ 牵拉反射（技术）

牵拉刺激是一种基本原理；应用牵拉反射是一种技术。作者在这里描述并解释它们之间的不同。

治疗目标

如何、为什么及何时使用牵拉反射将在第 3 章中描述。（见 3.5 节）。

> **牵拉反射**是由于肌肉被拉长或收缩致肌张力增加而引出的。

该反射有**两部分**。**第一部分**是短潜伏时脊髓反射，它几乎不产生力，可能没有什么功能意义。**第二部分**，称为功能性牵拉反应，有一个长潜伏时，但产生更有力的和功能性的收缩（Conrad 和 Meyer–Lohmann 1980；Chan 1984）。作为一种治疗要使之有效，必须对牵拉后的肌肉收缩予以抗阻。

牵拉后肌肉产生的收缩力受患者的意向影响，因此，也受前面给予的指令影响。当训练猴子抵抗牵拉时，猴子出现运动皮质的改变和更强的反应。当让人抵抗肌肉牵拉时，同样也表现出反应增强（Hammond 1956；Evarts 和 Tannji 1974；Chan 1984）。

记忆要点

在张力增加的患者，比如脊髓痉挛的患者，很容易引起反射并可用于发起一个运动。而且，通过诱发痉挛模式相反方向的运动，牵拉还可用于抑制痉挛。

2.9　时序（Timing）

治疗目标

—正常时序提供连续的、协调的运动，直到活动完成。

—加强时序能使强收缩的能量转向弱肌。

> **时序**是指动作发生的顺序。

正常运动需要一个流畅的活动顺序，协调运动需要运动关系的精确时间顺序。功能运动需要连续的、协调的运动，直到完成活动。然而，在远端开始活动之前首先必须保持近端的稳定。

> 在成人，最协调和有效的运动的**正常时序**是从远端到近端。

在成长过程中，控制和协调的发育过程是从头到脚，从近端到远端的（Jacobs 1967）。在婴儿期臂决定手移向什么地方，但到抓握发育成熟之后，手将引导臂的运动过程（Halvorson 1931）。成人用于保持站立平衡的微小运动从远端（足）开始到近端（髋和躯干）（Nasher 1977）。恢复运动的正常时序可能成为治疗的目标之一。

正常情况下，活动的时序是从远端到近端。运动一个肢体是以身体的中心部分的稳定为前提的。在步行时腿向前运动需要躯干和对侧髋和腿保持足够的稳定，以使这一侧的腿向前迈步。运动肢体需要中心稳定。然而，研究表明，运动时序可能因任务不同而改变（Dudel 等 1996）。

> **加强时序**涉及正常运动顺序的改变，以加强个别肌肉或一个期望的活动。

Kabat（1947）写到，阻止一个强协同肌的运动将使其收缩的能量转移到较弱的肌肉上。这种时序刺激的变化通过阻力和牵拉，刺激了肌肉的本体感觉反射。当强肌肌力至少在"良好"水平时（徒手肌力检查4级；Partridge 1954），才能得到最佳结果。

为了达到治疗目的，治疗师有两种改变正常时序的方式（图2.8和2.9）：

- 通过阻止一种模式中的所有运动，除外要加强的运动。
- 通过抗阻一种模式中的等长收缩或在保持强肌运动同时，锻炼较弱的肌肉。这种对静态收缩的阻力锁住该节段，所以抗阻收缩被称为"锁住它"（locking it in）（表2.1）。

例 加强时序促进足背屈—内翻—内收：治疗师通过给予髋关节屈—内收—外旋和膝关节屈曲的适当阻力，阻止髋和膝关节的运动。同时，为刺激足背屈—内翻—内收成分，治疗师使用反复收缩技术或等张组合。

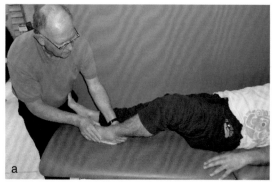 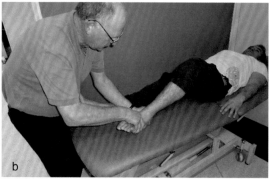

图2.8 通过阻止运动进行加强时序。a，b.腿屈—外展—内旋模式伴屈膝。髋和膝的强大运动被锁住，踝背屈—外翻通过反复牵拉得到锻炼（接后页）

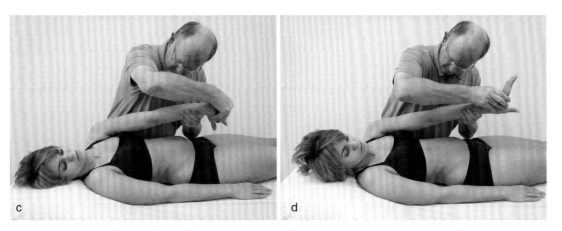

图2.8（续） c，d. 臂屈—外展—外旋模式。更强的肩部运动被锁住，同时锻炼腕桡侧伸

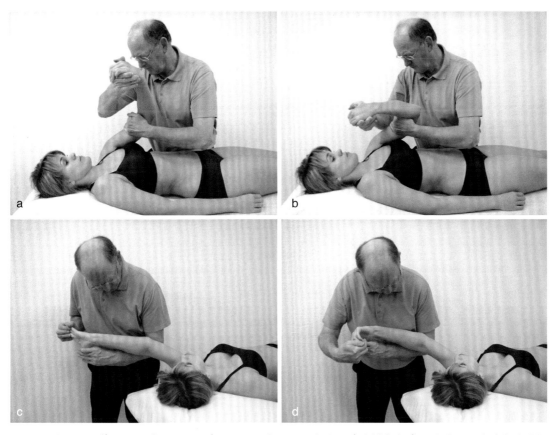

图2.9 应用强肌等长收缩进行加强时序。 a，b. 应用屈—内收—外旋模式与肩和腕的强肌的稳定收缩锻炼肘屈；c，d. 应用伸—内收—内旋模式与肩强肌的稳定收缩锻炼指屈

2.10　模式（Patterns）

促进的模式可以认为是 PNF 基本程序之一。为了更明确地描述，我们将在第 5 章里一块讨论并图示这些内容。

2.11　知识测试：问题

使用 PNF 程序或原理能使治疗师激活患者的残留运动功能并有助于运动学习。

- 说出至少十个不同的基本原理或基本程序以及它们的主要目标或目的。
- 为什么使用基本原理的组合那么重要？

参考文献

Brooks VB (1986) The neural basis of motor control. Oxford University Press, New York

Chan CWY (1984) Neurophysiological basis underlying the use of resistance to facilitate movement. Physiother Can 36(6):335–341

Conrad B, Meyer-Lohmann J (1980) The long-loop transcortical load compensating reflex. Trends Neurosci 3:269–272

Dudel JR, Menzel R, Schmidt RF (1996) Neurowissenschaft. Springer, Berlin

Evarts EV, Tannji J (1974) Gating of motor cortex reflexes by prior instruction. Brain Res 71:479–494

Fischer E (1967) Factors affecting motor learning. Am J Phys Med 46(1):511–519

Frank JS, Earl M (1990) Coordination of posture and movement. Phys Ther 70(12):109–117

Gellhorn E (1947) Patterns of muscular activity in man. Arch Phys Med 28:568–574

Gellhorn E (1949) Proprioception and the motor cortex. Brain 72:35–62

Gentile AM (1987) Skill Acquisition: action, movement and neuromotor processes. In: Carr JH, Sheperd RB (Hrsg) Movement science. Foundations for physical therapy in rehabilitation. Aspen Publications, Rockville

Grzebellus M, Schäfer C (1998) Irradiation aus biomechanischer Sicht. Krankengymnast Zeitschrift Für Physiother 9:1489–1494

Halvorson HM (1931) An experimental study of prehension in infants by means of systematic cinema records. Genet Psychol Monogr 10:279–289 (Reprinted in: Jacobs MJ (1967) Development of normal motor behavior. Am J Phys Med 46 (1): 41–51)

Hammond PH (1956) The influences of prior instruction to the subject on an apparently involuntary neuromuscular response. J Physiol 132:17–18

Hedin-Andèn S (2002) PNF-Grundverfahren und funktionelles Training. Urban & Fischer, Stuttgart

Hislop HH (1960) Pain and exercise. Phys Ther Rev 40(2):98–106 (Reprinted in: Jacobs MJ (1967) Development of normal motor behavior. Am J Phys Med 46 (1): 41–51)

Jacobs MJ (1967) Development of normal motor behavior. Am J Phys Rehabil 46(1):41–51

Johansson CA, Kent BE, Shepard KF (1983) Relationship between verbal command volume and magnitude of muscle contraction. Phys Ther 63(8):1260–1265

Johnson G, Saliba V (1985), nicht publiziert

Kabat H (1947) Studies on neuromuscular dysfunction, XI: New principles of neuromuscular reeducation. Perm Found Med Bull 5(3):111–123

Kabat H (1961) Proprioceptive facilitation in therapeutic exercise. In: Licht S, Johnson EW (Hrsg) Therapeutic exercise, 2. Aufl. Waverly, Baltimore

Klein-Vogelbach S (2000) Funktionelle Bewegungslehre. Bewegung lehren und lernen, 5. Aufl. Rehabilitation und Prävention. Springer, Berlin

Knott M, Voss DE (1968) Proprioceptive neuromuscular facilitation: patterns and techniques, 2nd edn. Harper and Row, New York

Kofotolis N, Vrabas IS, Vamvakoudis E, Papanikolaou A, Mandroukas K (2005) Proprioceptive neuromuscular facilitation training induced alterations in muscle fiber type and cross sectional area. Br J Sports Med 39(3):e11

Lee DN, Lishman JR (1975) Visual proprioceptive control of stance. J Hum Mov Stud 1:87–95

Lee DN, Young DS (1985) Visual timing in interceptive actions. In: Ingle DJ et al (Hrsg) Brain mechanisms and spatial vision. Martinus Nijhoff, Dordrecht

Loofbourrow GN, Gellhorn E (1948a) Proprioceptive modification of reflex patterns. J Neurophysiol 12:435–446

Loofbourrow GN, Gellhorn E (1948b) Proprioceptively induced reflex patterns. Am J Physiol 154:433–438

Nashner LM (1977) Fixed patterns of rapid postural responses among leg muscles during stance. Exp Brain Res 30:13–24

Partridge MJ (1954) Electromyographic demonstration of facilitation. Phys Ther Rev 34(5):227–233

Schmidt RA, Lee TD (1999) Motor control and learning. A behavioral emphasis, Human Kinetics

Sherrington C (1947) The integrative action of the nervous system, 2nd edn. Yale University Press, New Haven

Umphred DA (1995) Neurological rehabilitation. Mosby, St. Louis

Voss DE, Ionta M, Meyers B (1985) Proprioceptive neuromuscular facilitation: patterns and techniques, 3rd edn. Harper and Row, New York

Merriam-Webster, (1984) Webster's ninth new collegiate dictionary. Merriam-Webster, Springfield

2

深入阅读

Further Reading – General

Dietz V, Noth J (1978) Pre-innervation and stretch responses of triceps brachii in man falling with and without visual control. Brain Res 142:576–579

Griffin JW (1974) Use of proprioceptive stimuli in therapeutic exercise. Phys Ther 54(10):1072–1079

Hoessly M (1991) Use of eccentric contractions of muscle to increase range of movement in the upper neuron syndrome. Physiother Theory Pract 7:91–101

Hummelbein H (2000) Repetitives Üben in der Rehabilitation zentraler Paresen. Zeitschrift Für Physiother 6

Hummelsheim H (1998) Neurologische Rehabilitation. Springer, Berlin

Kandel ER, Schwartz JH, Jessell TM (1995) Neurowissenschaften – Eine Einführung. Spektrum Akademischer Verlag, Heidelberg

Kandel ER, Schwartz JH, Jessell TM (2000) Principles of neural science, 4th edn. McGraw-Hill, New York, St. Louis, San Fransisco

Lance JW (1980) The control of muscle tone, reflexes and movement: M. Robert Wartenburg Lecture. Baillieres Clin Neurol 30:1303

Lee TD, Swanson LR, Hall AL (1991) What is repeated in a repetition? Effects of practice, conditions on motor skill acquisition. Phys Ther 2:150–156

Payton OD, Hirt S, Newton RA (eds) (1977) Scientific basis for neuro-physiologic approaches to therapeutic exercise, an anthology. FA Davis, Philadelphia

Rosenbaum DA (1991) Human motor control. Academic Press, San Diego

Schmidt R (1998) Motor and action perspectives on motor behaviour: the motor action controversy. Elsevier, Amsterdam

Taub E, Miller NE, Novack TA, Cook EW, Friening WC, Nepomuceno CS, Connell JS, Crago JE (1993) Technique to improve chronic motor deficit after stroke. Arch Phys Med Rehab 74(4):347–354

Umphred DA (2000) Neurologische Rehabilitation. Springer, Berlin

Umphred DA (2001) Neurological rehabilitation. Mosby, St. Louis

Wilmore JH, Costill DL (1994) Physiotherapy of sport and exercise. Human Kinetics, Champaign

Further Reading – Stretch

Burg D, Szumski AJ, Struppler A, Velho F (1974) Assessment of fusimotor contribution to reflex reinforcement in humans. J Neuro Neurosurg Psychiatr 37:1012–1021

Cavagna GA, Dusman B, Margaria R (1968) Positive work done by a previously stretched muscle. J Appl Phys 24(1):21–32

Chan CWY, Kearney RE (1982) Is the functional stretch response servo controlled or preprogrammed. Electroen Clin Neuro 53:310–324

Chez C, Shinoda Y (1978) Spinal mechanisms of the functional stretch reflex. Exp Brain Res 32:55–68

Further Reading – Resistance, Irradiation and Reinforcement

Hellebrandt FA (1958) Application of the overload principle to muscle training in man. Arch Phys Med Rehab 37:278–283

Hellebrandt FA, Houtz SJ (1956) Mechanisms of muscle training in man: experimental demonstration of the overload principle. Phys Ther 36(6):371–383

Hellebrandt FA, Houtz SJ (1958) Methods of muscle training: the influence of pacing. Phys Ther 38:319–322

Hellebrandt FA, Waterland JC (1962) Expansion of motor patterning under exercise stress. Am J Phys Med 41:56–66

Moore JC (1975) Excitation overflow: an electromyographic investigation. Arch Phys Med Rehab 56:115–120

Further Reading – Tactile Stimulus

Fallon JB et al (2005) Evidence for strong synaptic coupling between single tactile afferents from the sole of the foot and motoneurons supplying leg muscles. J Neurophysiol 94:3795–3804

Jeka JJ (1994) Lackner JR (1994) Fingertip contact influences human postural control. Exp Brain Res 100:495–502

Further Reading – Verbal Stimulus

Sadowski J, Mastalerz A, Niznikowski WW, Biegajlo M, Kulik M (2011) The effects of different types of verbal feedback on learning a complex movement task. Pol J Sports Tour 18:308–310

Further Reading – Visual Stimulus

Mohapatra S, Krishnan V, Aruin AS (2012) The effect of decreased visual acuity on control of posture. Clin Neurophysiol 123(1):173–182

Park SE, Oh DS, Moon SH (2016) Effects of oculo-motor exercise, functional electric stimulation and proprioceptive neuromuscular stimulation on visual perception of spatial neglect patients. J Phys Ther Sci 28:1111–1115

Prodoehl J, Vaillancourt DE (2010) Effects of visual gain on force control at the elbow and ankle. Exp Brain Res 200(1):67–79

Ramachandran VS, Altschuler EL (2009) The use of visual feedback, in particular mirror visual feedback, in restoring brain function. Brain 132:1693–1710

Further Reading – Resistance

Gabriel DA, Kamen G, Frost G (2006) Neural adaptations to resistive exercise, mechanisms and recommendations for training practices. Sports Med 36(2):183–189

Further Reading – Approximation

Fitts RH, Riley DR, Widrick JJ (2001) Functional and structural adaptations of skeletal muscle to microgravity. J Exp Biol 204(Pt 18):3201–3208

Horstmann GA, Dietz V (1990) A basic posture control mechanism: the stabilization of the centre of gravity. Electroencephalogr Clin Neurophysiol 76(2):165–176

Mahani MK, Karimloo M, Amirsalari S (2010) Effects of modified Adeli suit therapy on improvement of gross motor function in children with cerebral palsy. Cereb Palsy Hong Kong J Occup Ther 21(1):9–14

Ratliffe KT, Alba BM, Hallum A, Jewell MJ (1987) Effects of approximation on postural sway in healthy subjects. Phys Ther 67(4):502–506

Shin WS, Lee SW (2014) Effect of gait training with additional weight on balance and gait in stroke patients. Phys Ther Rehab Sci 3(1):55–62

Sylos-Labini F, Lacquaniti F, Ivanenko YP (2014) Human locomotion under reduced gravity conditions: biomechanical and neurophysiological considerations. Biomed Res Int. ▶ https://doi.org/10.1155/2014/547242

Yigiter K, Sener G, Erbahceci F, Bayar K, Ülger ÖG, Akodogan S (2002) A comparison of traditional prosthetic training versus PNF resistive gait training with trans-femoral amputees. Prosthet Orthot Int 26(3):213–217

Further Reading – Irradiation

Abreu R, Lopes AA, Sousa AS, Pereira S, Castro MP (2015) Force irradiation effects during upper limb diagonal exercises on contralateral muscle activation. J Electromyogr Kinesiology 25(2):292–297

Arai M et al (2001) Effects of the use of cross-education to the affected side through various resistive exercises of the sound side and settings of the length of the affected muscles. Hiroshima J Med Sci 3:65–73

Carroll GTJ, Herbert RD, Munn J, Lee M, Gandavia SC (2006) Contralateral effects of unilateral strength training. Evidence and possible mechanisms. J Appl Physiol 101:1514–1522

Chiou SY, Wang RY, Liao KK, Yang YR (2016) Facilitation of the lesioned motor cortex during tonic contraction of the unaffected limb corresponds to motor status after stroke. JNPT 40:15–21

De Oliviera KCR et al (2018) Overflow using proprioceptive neuromuscular facilitation on post-stroke hemiplegics: a preliminary study. J Bodyw Mov Ther. ▶ https://doi.org/10.1016/j.jbmt.2018.02.011

Gontijo LB, Pererla PD, Neves CDC, Santos AP, Castro Dutra Machado D, Vale Bastos VH (2012) Evaluation of strength and irradiated movement pattern resulting from trunk motions of the proprioceptive neuromuscular facilitation. Rehabil Res Pract. ▶ https://doi.org/10.1155/281937

Hendy AM, Spittle M, Kidgell DJ (2012) Cross education and immobilisation: mechanisms and implication for injury rehabilitation. J Sci Med Sport 15(2):94–101

Hwang YI, Park DJ (2017) Comparison of abdominal muscle activity during abdominal drawing-in maneuver combined with irradiation variations. J Exerc Rehabil 13(3):335–339

Kofotolis ND, Kellis E (2007) Cross-training effects of a Proprioceptive neuromuscular facilitation exercise programme on knee musculature. Phys Ther Sport 8:109–116

Lee M, Gandevia SC, Carroll TJ (2009) Unilateral strength training increases voluntary activation of the opposite untrained limb. Neurophysiol Clin 120(4):802–808

Lee M, Caroll TJ (2007) Cross Education Possible Mechanisms for the Contralateral Effects of Unilateral Resistance Training. Sports Med 37(1):1–14

Mastalerz A, Wozniak A, Urbaniak C, Lutoslawska G (2010) Contralateral effects after power training in isolated muscles in women. Acta Bioeng Biomech 12(2):1–7

Munn J, Herbert RD, Gandevia SC (2004) Contralateral effects of unilateral resistance training a meta analysis. Jappl Physiol 96:1861–1866

Reznik JE, Biros E, Bartur G (2015) An electromyographic investigation of the pattern of overflow facilitated by manual resistive proprioceptive neuromuscular facilitation in young healthy individuals: a preliminary study. Physiother Theory Pract 31(8):582–586

Sato H, Maruyama H (2009) The effects of indirect treatment of PNF. J Phys Ther Sci 21:189–193

Shima N et al (2002) Cross education of muscular strength during unilateral resistance training and detraining. Eur Jappl Physiol 86(4):287–294

Shiratani T, Arai M, Kuruma H, Masumoto K (2017) The effects of opposite-directional static contraction of the muscles of the right upper extremity on the ipsilateral right soleus H-reflex. J Bodyw Mov Ther 21(3):528–533

Zhou S (2003) Cross education and neuromuscular adaptations during early stage of strength training. J Exerc Sci Fit 1(1):54–60

第三章
PNF 治疗技术

3.1 导论（Introduction）

PNF 技术由一系列的促进方法组成，其目的是在治疗目标的范围内改善身体的功能或活动。PNF 技术的目标是通过对肌群的促进、抑制、增强肌力、放松技术，以促进功能活动。PNF 技术使用向心性收缩、离心性收缩及静态肌肉收缩的方法。这些肌肉收缩和适当的分级阻力及促进程序相结合并调整，以适应每位患者的需要。

- **为在新获得的关节活动范围中进一步增加关节活动范围并增强肌力。** 使用放松技术，例如收缩—放松，以增加关节活动范围。随后使用促进技术，比如动态反转（缓慢反转）或等张组合，以增加肌力及对新获得的关节活动范围的控制（Surburg 和 Schrader 1997）。
- **在肌力锻炼中减轻肌疲劳。** 在使用增强肌力技术之后，如反复牵拉（反复的牵拉反射），立即进行动态反转（缓慢反转）技术，可减轻锻炼肌肉的疲劳。反复的牵拉反射可使肌肉工作更长时间而无疲劳。在一组肌肉反复锻炼后，其拮抗肌的交替收缩可减轻肌疲劳（Kofotoliis 和 Eleftherios 2006）。

我们已将 PNF 技术分组，以便把功能或作用相似的技术放在一起。这里使用的是新术语，用于描述活动或肌肉收缩的类型。当新术语与 Knott 和 Voss（1968）所用的不同时，将列出两个名称。

例如，拮抗肌反转是技术的总分类，在这类技术中，患者首先收缩主动肌，然后在无间歇或放松的情况下收缩拮抗肌。在这个类别中，拮抗肌的动态反转是一种等张收缩技术，患者先向一个方向运动然后向相反方向运动，中间不停顿。节律性稳定包含拮抗肌群的等长收缩。在这项技术中，患者和治疗师都不想让动作产生。我们应用这两种反转技术来增加肌力和关节活动范围。

节律性稳定也能有效地提高患者保持稳定或保持一种体位的能力[1]。

国际 PNF 协会根据主动的肌肉活动分类，并将其分为主动肌、拮抗肌反转和放松技术。在拮抗肌反转技术中，需要主动肌和拮抗肌（反转）的交替收缩。

---

1   G. Johnson 和 V.Saliba 是首次在物理治疗技术学院（Institute of Physical Art）未发表的课程讲义中使用"拮抗肌稳定性反转""拮抗肌动态反转""等张组合"及"反复牵拉"这些术语的人（1979）。

主动肌技术：

- 节律性起始
- 从活动范围的起始端反复牵拉
- 全范围的反复牵拉
- 等张组合
- 复制

拮抗肌技术

- 动态反转
- 稳定性反转
- 节律性稳定

放松技术

- 保持—放松
- 收缩—放松

综述

本章描述的技术是：

- 节律性起始
- 等张组合（G.Johnson 和 V.Saliba, 1979）（也称为主动肌反转；Sullivan 等 1982）
- 拮抗肌反转
  - ——拮抗肌的动态反转（结合缓慢反转）
  - ——稳定性反转
  - ——节律性稳定
- 反复牵拉（反复收缩）
  - ——从活动范围的起始端反复牵拉
  - ——全范围的反复牵拉
- 收缩—放松
- 保持—放松
- 复制

在介绍每种技术时，我们描述出特点、目的、应用及所有禁忌证。下面是每种技术的详细描述、举例及这些技术可能的变化方式。

3.2　节律性起始（Rhythmic Initiation）

■ 特点

在期望的活动范围内做肢体的节律性单向运动，以被动运动开始，逐步转向主动抗阻运动。

■ 目的

- 帮助运动的起始

- 改善协调和运动感觉
- 使运动速度正常化，或增加或降低
- 训练动作
- 使肌张力正常化以便帮助患者放松

■ 适应证
- 起始运动困难
- 运动过慢或过快
- 不协调或运动缺乏节律性，即共济失调或僵硬
- 调节肌张力或使肌张力正常化
- 全身紧张

■ 描述
- 治疗师开始在关节活动范围内做被动运动，使用语言指令的速度确定节律。运动的预定目标可以通过患者的听觉、视觉和触觉信息输入传递给患者，这样患者就可以在被动运动中有意识地担当主动角色。
- 让患者向期望的方向上开始主动地帮助运动。返回动作由治疗师做。治疗师对主动运动施加阻力，用口头指令保持节律。
- 结束时患者应该能独立做该运动。

例　坐位躯干伸：
- 被动运动患者从躯干屈到伸，然后再回到屈位。"我来运动你的躯干伸直，好！现在让我再来使你往回屈，然后再坐直。"
- 当患者能放松和容易活动以后，让患者主动帮助伸直躯干的运动。"向上直立时自己用些力。现在放松，随着我的手向前屈。"
- 然后开始进行抗阻活动。"用力挺直。随着我的手向前屈。现在再来一次用力挺直。"
- 独立："现在你自己伸直。"

■ 结合其他技术的变化
- 可以应用肌肉的离心性收缩以及向心性收缩（等张组合）来结束本技术。本技术可用两个方向的主动运动结束（拮抗肌的反转）。

记忆要点
- 用指令的速度确定节律。
- 在结束时患者应该能独立做该运动。
- 该技术可以和其他技术结合使用。

3.3 等张组合（Combination of Isotonics）

本技术由 Gregg Johnson 和 Vicky Saliba 记述。

■ 特点

一个肌群（主动肌）的向心性、离心性及稳定性收缩组合而无放松。治疗时，从患者肌力或协调最好的地方开始。

■ 目的
— 运动的主动控制
— 协调
— 增加主动关节活动范围
— 增强肌力
— 用运动的离心控制进行功能性训练

■ 适应证
— 离心运动的控制降低
— 缺乏协调或向期望方向运动的能力不足
— 主动关节活动范围减少
— 在可用的关节活动范围中缺乏主动运动

■ 描述
— 治疗师在期望的关节活动范围内抗阻患者主动运动（向心性收缩）。
— 在关节活动范围末端，治疗师让患者保持在这一位置（稳定性收缩）。
— 当达到稳定后，告诉患者允许治疗师部分地将其向起始位缓慢地运动（离心性收缩）。
— 在不同的肌肉活动类型之间没有放松，并且治疗师的手保持在相同的位置。用躯干的伸肌控制离心性收缩。"现在让我把你向前拉，但是动作要慢。"

❯ 离心性或稳定性肌肉收缩可能在向心性收缩之前出现。

例 坐位躯干伸（图 3.1 a，b）：
— 抗阻患者躯干伸的向心性收缩。"向后用力。"
— 在患者主动运动活动范围的末端，让患者保持在这一位置上。"停，保持在这里，别让我把你拉向前。"
— 患者稳定后，运动患者到起始位，患者同时保持躯干位置。

■ 变化
— 本技术可结合拮抗肌的反转。

例
— 躯干屈结合躯干伸：在反复数次进行上面的锻炼后，告诉患者用向心性收缩的主动运动成躯干屈。
— 然后你可以反复锻炼躯干屈，使用等张组合，或继续用拮抗肌反转进行躯干屈和伸。

■ 变化

— 本技术可开始于关节活动范围的末端，以离心性收缩开始。

例　坐位躯干离心性伸（图 3.1 a，b）

　　— 以患者躯干伸位开始锻炼。

　　— 活动患者从向后伸到躯干屈，同时患者以躯干伸肌的离心收缩保持控制。"现在让我拉你向前，但要缓慢。"

■ 变化

— 在完成全关节活动范围之前，肌肉收缩的一种类型可以转变成另一种类型。

— 可以在不停顿或稳定的情况下，由向心性收缩转换成离心性收缩。

例　坐位躯干屈：

　　— 抗阻患者躯干屈的向心收缩。"向前朝我推。"

　　— 在患者达到期望的躯干屈程度后，向后运动患者到起始位，同时患者以躯干屈肌的离心收缩保持控制。"现在让我推你向后，但要缓慢。"

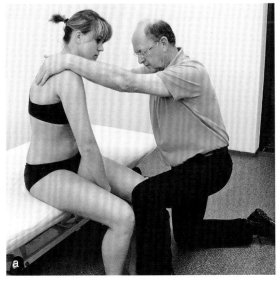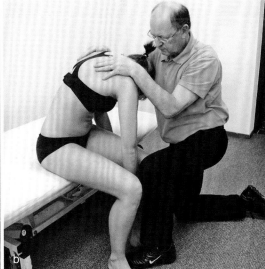

图 3.1　a，b. 等张组合：在躯干伸肌离心收缩的情况下，躯干向前

记忆要点

— 在患者肌力最强或最协调的地方开始。

— 稳定肌或离心肌肉收缩可能首先出现。

— 为加强关节活动范围的末端，从那里以离心收缩开始。

3.4　拮抗肌的反转（Reversal of Antagonists）

这些技术基于 Sherrington 的继发诱导和交互支配的原理（Sherrington 1961）。

3.4.1　动态反转（Dynamic Reversals）（包括缓慢反转）（Incorporates Slow Reversal）

■ 特点

主动抗阻和向心性运动从一个方向（主动肌）转换到其相反的方向（拮抗肌），中间不伴有停顿或放松。在正常生活中我们经常见到这种类型的肌肉活动；扔一个球，骑自行车，步行等。

■ 目的
— 增加主动的关节活动范围
— 增强肌力
— 发展协调（顺畅的运动反转）
— 预防或减轻疲劳
— 增加耐力
— 降低肌张力

■ 适应证
— 主动关节活动范围降低
— 主动肌无力
— 改变运动方向的能力降低
— 锻炼的肌肉开始疲劳
— 高张力肌群的放松

■ 描述
— 治疗师在患者活动的一个方向上施加阻力，通常是更强的或更好的方向（图 3.2 a）。
— 接近期望的活动范围末端时，治疗师反转在运动节段上手的抓握，并发出一个准备改变方向的指令。
— 在期望的活动末端，治疗师给患者一个动作指令，以反转运动方向，不要放松，并在远端给予新开始的运动施加阻力（图 3.2 b）。
— 当患者开始向相反方向运动时，治疗师反转另一只手的抓握，使所有阻力均加在新的方向上。
— 反转运动的次数可按需要进行。

正常情况下，我们以较强的模式开始收缩，以较弱的模式结束收缩，然而，不要把患者的肢体留在"空中"。

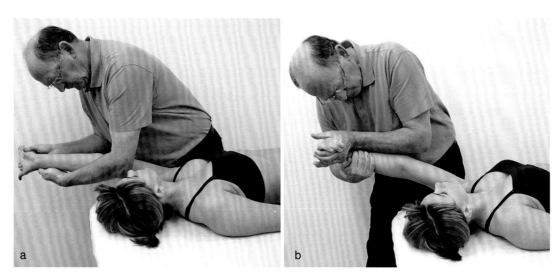

图 3.2　a，b. 手臂对角屈—外展到伸—内收的动态反转。首先近端的抓握手变成远端的手，然后远端的手移到近端抓握。a. 达到屈—外展的末端；b. 在换手之后，对伸—内收的运动施加阻力

例　下肢由屈向伸的反转运动：

　　— 给下肢期望的（较强的）屈模式施加阻力。"足背向上，向上抬腿。"（图 3.3 a）

　　— 当患者的腿达到关节活动范围末端时，给一个语言提示（准备指令）以引起患者注意，同时你的手从抵抗足背屈滑到足跖面（由于从近端抓握而来的扩散，背屈肌仍然活跃）以便在反转运动时给足施加阻力。

　　— 当你已经准备好在新的方向上运动患者时，给予运动指令"现在足向下推，蹬腿向下。"（图 3.3 b）

　　— 当患者在新的方向上开始运动时，治疗师移动放在近端的手，放在新运动方向上施加阻力（图 3.3 c）

■ 变化

— 动态反转技术不一定总是做全范围的活动，运动方向的改变可用于加强某一部分关节活动范围。

— 例如，只在运动活动范围的末端做动态反转，或在任何需要控制的运动范围做动态反转。

— 在一个或两个方向上的运动速度都可以变化。

— 该技术可以在每一个方向上以小范围运动开始，随着患者技能的增加而不断增加关节活动范围。

— 关节活动范围可以在每一个方向上减少，直到患者在两个方向上都稳定。

— 可以指导患者在活动范围的任何一点或活动末端保持体位或稳定。这可以在反转方向之前和之后做。

3

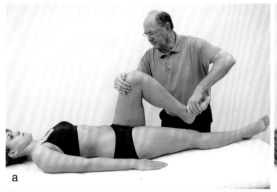
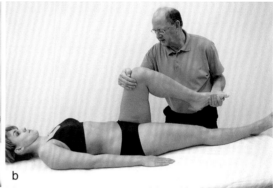
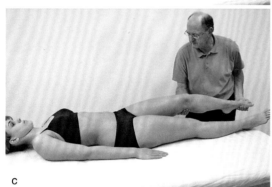

图3.3 a～c.腿对角的动态反转：屈—内收伴膝屈，到伸—外展伴膝伸。a.抗阻屈内收；b.远端抓握的改变及运动成伸—外展的开始；c.抗阻伸和外展

例 下肢从屈到伸的反转，反转之前保持稳定。

— 当患者达到屈运动的末端时，给一个保持稳定的指令（"保持你的腿在这里"）。

— 在腿稳定之后变换你远端的手，并要求患者做下一个动作（"下蹬"）。

例 下肢从屈到伸的反转，反转之后保持稳定。

— 在把远端的手放到足跖面后给一个保持稳定的指令（"保持你的腿在那里，不能让我再推动你的脚"）。

— 当腿稳定后，给一个继续运动的指令（"现在蹬下来"）。

— 本技术可以在较强的方向上开始，以便在反转后获得扩散到弱肌的效果。

— 只要主动肌开始疲劳就应该做反转。

— 如果目标是不断地增加肌力，每个变化的阻力也要增加，指令也要求患者更用力。

记忆要点

— 只使用起始牵拉反射。当改变方向时不要再牵拉，因为拮抗肌还不具备张力。

— 抗阻，当改变运动方向时不要帮助患者。

— 改变方向以加强某一部分关节活动范围。当使用肢体模式时，确保首先启动相反方向的远端。

3.4.2　稳定性反转（Stabilizing Reversals）

■ 特点

交替地等张收缩，给予足够的阻力以阻止动作的发生。指令是动态的指令（"推我的手"，或"不要让我推动你"），治疗师只允许患者出现很小的运动。

■ 目的
- 改善稳定和平衡
- 增强肌力
- 改善主动肌和拮抗肌之间的协调

■ 适应证
- 稳定性降低
- 肌无力
- 患者不能做等长肌肉收缩并且仍需要在单一方向上的阻力

■ 描述
- 治疗师给患者施加阻力，从最强的方向上开始，让患者对抗阻力，几乎不允许有动作发生。挤压或牵引应该用于增加稳定。
- 当患者能充分地抵抗阻力时，治疗师把一只手移到相反方向上施加阻力。
- 当患者对新方向上的阻力有反应之后，治疗师的另一只手也移到新的方向上施加阻力。

例　躯干稳定（图3.4 a）：
- 对患者的躯干屈肌施加牵拉结合阻力。"别让我把你推向后。"
- 当患者的躯干屈肌收缩时，治疗师用一只手保持牵拉和阻力，而用另一只手挤压并对抗躯干的伸直。"现在别让我把你拉向前。"
- 当患者对新的阻力有反应时，治疗师把抵抗躯干屈曲的手放在伸侧抵抗躯干伸。
- 反转方向的次数视需要而定，直到患者能达到期望的稳定。"现在别让我推动你。别让我拉动你。"

■ 变化
- 本技术可以从缓慢反转开始并逐步达到减小活动范围，直到患者稳定。
- 稳定应该从强肌群开始，以促进弱肌。
- 阻力可以围绕患者移动，以便使所有的肌群都得到锻炼（图3.4 b）。

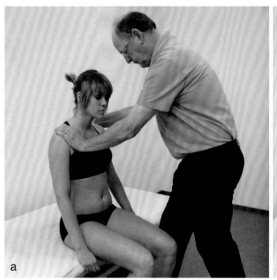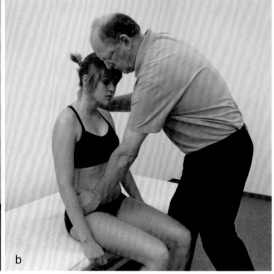

图 3.4　躯干的稳定性反转。a. 稳定上部躯干；b. 治疗师一只手继续抵抗上部躯干，另一只手抵抗骨盆

例　躯干和颈部的稳定：

　　— 在上部躯干稳定后，治疗师可以在骨盆上给予阻力以稳定下部躯干。

　　— 接下来治疗师可以用一只手抵抗颈伸。

❷ 反转的速度可以加快或减慢。

记忆要点

　　— 在最强的方向上开始。

　　— 治疗师可以用缓慢反转开始并减少活动范围，直到患者能保持稳定。

3.4.3　节律性稳定（Rhythmic Stabilization）

■ 特点

交替的等长收缩对抗阻力，无意产生动作。[1]

■ 目的

— 增加主动的和被动的关节活动范围

— 增强肌力

— 改善稳定性和平衡

— 减轻疼痛

1　在本书第一版和第二版中，Knott 和 Voss 描述该技术为交替地抗阻主动肌和拮抗肌模式，不伴有放松。在第三版中（1985），Voss 等描述该技术为抗阻主动肌的远端模式和拮抗肌的近端模式。

■ 适应证和禁忌证

■■ 适应证

— 关节活动范围受限

— 疼痛，尤其是在尝试运动时

— 关节不稳定

— 拮抗肌群无力

— 平衡能力降低

■■ 禁忌证

— 节律性稳定对于小脑疾病的患者来说可能太困难了（Kabat 1950）

— 患者因年龄、语言困难、脑功能障碍等问题而不能听从指令

■ 描述

— 治疗师对主动肌群的等长收缩施加阻力，患者保持在这一位置，不尝试产生运动。

— 当患者产生同样大小的抵抗力时，缓慢增加阻力。

— 当患者充分反应时，治疗师开始改变阻力转而抗阻拮抗肌的运动。当阻力改变时，治疗师和患者都不能放松（图 3.5）。

— 新的阻力慢慢产生。当患者再次有充分反应时，治疗师开始改变阻力以对抗拮抗肌的运动。

— 根据患者的情况，有指征时使用牵引或挤压。

— 反转的重复次数视需要而定。

— 使用静态的指令。"保持在这里。""不要动。"

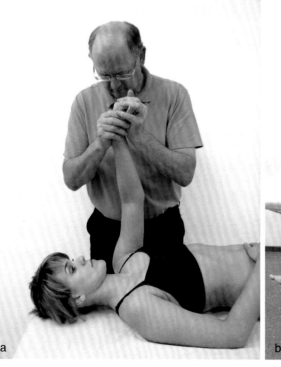
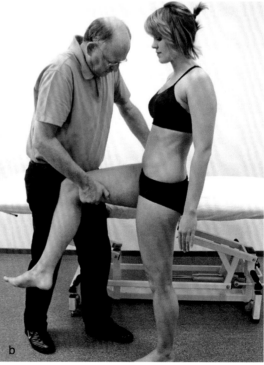

图 3.5　a. 肩的节律性稳定，屈—外展 / 伸—内收的对角运动。b. 站立腿的节律性稳定，改变摆动腿和部分骨盆上的阻力

例　躯干稳定：

- 对患者的躯干屈肌的等长收缩施加阻力。"静止不动，用与阻力相匹配的力向前。"
- 下一步，一只手在前方施加阻力，另一只手抵抗躯干的伸直："现在用同样的力向后抵抗我，保持。"
- 当患者对新的阻力有反应时，治疗师一只手再次改变阻力以对抗躯干屈曲。"静止不动，再次用与阻力相匹配的力向前。"
- 肌收缩的方向的反转可以根据需要而定，以达到既定的目标。"现在再次保持向前，静止不动，现在向后用与我的阻力相匹配的力。"

见表 3.1 稳定性反转和节律性稳定之间的差别概括。

■ 变化

- 本技术应该以强肌群开始，以促进弱肌力的肌群（继发诱导）。
- 稳定活动之后可对弱肌应用肌力增强技术。
- 为增加关节活动范围，稳定活动之后可以让患者向关节活动受限范围之外运动。
- 为了放松，在结束本技术时可让患者放松所有的肌肉。
- 为达到无痛性放松，本技术要在远离疼痛区域的肌肉上完成。

表 3.1　稳定性反转和节律性稳定之间的差别	
稳定性反转	节律性稳定
等张肌肉活动	等长肌肉共同收缩，无运动产生，节律性稳定需要向心性收缩，在闭链肌肉中可能更容易
有意产生运动	无意产生运动
指令："保持在这里，抵抗我"	静态指令："静止不动，不要试图运动"
手的抓握：每次改变都改变方向。允许从身体的一处转到另一处	手的抓握：可能抓握双侧并缓慢改变阻力的方向
肌肉活动：从主动肌到拮抗肌再到主动肌再到拮抗肌	肌肉活动：主动肌和拮抗肌一起活动（可能共同收缩）
患者需要一个方向；要一起控制两个方向太困难	患者仍然能控制两个方向

例　躯干稳定及加强：

- 对躯干交替的屈和伸施加阻力，直到患者达到稳定。
- 当躯干达到稳定时，在更强方向给增加的稳定以阻力（"用相匹配的力向后抵抗"以促进伸）。
- 然后要求在加强的方向上运动（"现在用你最大的力向前推我"以加强屈）。

记忆要点

- 因为不打算产生运动，所以使用静态指令。
- 稳定可以在远离疼痛区的肌肉进行。
- 稳定后可以应用加强技术。

3.5　反复牵拉（反复收缩）[Repeated Stretch（Repeated Contractions）]

3.5.1　起始范围的反复牵拉（Repeated Stretch form Beginning of Range）

■ 特点

反复使用牵拉反射，以便在被拉长而增加张力的肌肉上诱导出主动的肌肉募集。

❯ 只让肌肉处于紧张状态；注意不要牵拉关节结构。

■ 目的
- 促进运动的起始
- 增加主动的关节活动范围
- 增强肌力
- 防止或减轻疲劳
- 在期望的方向上引导运动

■ 适应证和禁忌证
■■ 适应证
- 肌无力
- 由于肌无力或强直而不能起始运动（Carter 等 2000）
- 疲劳
- 运动知觉降低
■■ 禁忌证
- 关节不稳定
- 疼痛
- 因骨折或骨质疏松致骨骼不稳
- 肌肉或肌腱损伤

■ 描述
- 拉长的肌肉张力 = 牵拉刺激
- 拉长的肌肉张力 + 拍打 = 牵拉反射：
- 治疗师给患者一个准备指令，同时在这个模式中充分拉长肌肉。要特别注意旋转。
- 给予一个快速的"拍打"肌肉，以进一步拉长（牵拉）肌肉并诱导出牵拉反射。

— 在牵拉反射的同时，治疗师给患者指令，使患者随着被牵拉肌肉的牵拉反应主动用力收缩。
— 对引起的反射和主动的肌肉收缩施加阻力。

例 屈—外展—内旋模式的牵拉
— 足置于跖屈内翻位，然后使患者下肢外旋，髋完全伸、内收及外旋。
— 当屈—外展—内旋模式的所有肌肉绷紧后，发出准备指令："准备！"同时进一步快速拉长（牵拉）所有的肌肉。
— 牵拉后立即给指令："向上，向外。"
— 当感觉到患者肌肉收缩时，给予整个模式施加阻力。

■ 变化
— 本技术可以反复、无间断地进行，当肌肉收缩变弱或停止时，从运动范围的起始点开始。
— 可调整阻力，只做部分运动（加强时序）。例如，在抗阻踝关节做背屈外翻时，治疗师可以阻止髋关节发生任何活动。

记忆要点
— 牵拉反射与患者的主动用力相结合。
— 等到引起肌肉收缩，再旋加阻力。

3.5.2 全范围的反复牵拉（Repeated Stretch Through Range）

（旧称：反复收缩）

■ 特点
反复使用牵拉反射，以便在肌肉收缩的紧张状态中诱导出主动的肌肉募集（图 3.6）。

■ 目的
— 增加主动关节活动范围
— 增强肌力
— 防止或减轻疲劳
— 在期望的方向上引导运动
— 使肌张力正常化

■ 适应证和禁忌证
■■ 适应证
— 肌无力
— 疲劳
— 需要的运动知觉降低
■■ 禁忌证
— 关节不稳定
— 疼痛

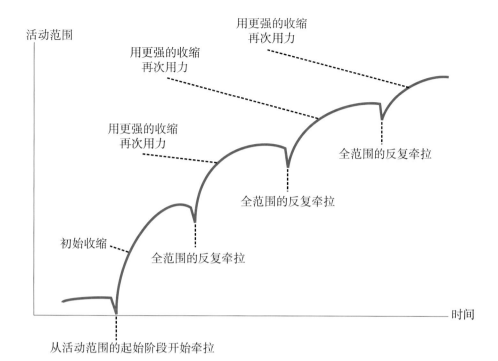

活动范围

用更强的收缩
再次用力

用更强的收缩
再次用力

用更强的收缩
再次用力

全范围的反复牵拉

全范围的反复牵拉

初始收缩

全范围的反复牵拉

时间

从活动范围的起始阶段开始牵拉

图 3.6　通过全范围的反复牵拉：牵拉反射在活动度的起始阶段，通过全范围的反复牵拉反射（由 Eisermann 绘制）

- 因骨折或骨质疏松致骨骼不稳
- 肌肉或肌腱损伤

■ 描述
- 治疗师对一个运动模式施加阻力，使所有的肌肉收缩和紧张。可以从起始牵张反射开始。
- 接下来治疗师发出预备指令，使牵张反射与患者新的、加大的用力相协调。
- 与此同时，治疗师不断增加阻力以轻度拉长（牵拉）肌肉。
- 抗阻这个新的、更强的肌肉收缩。
- 随着患者通过全关节活动范围的运动，反复牵拉以加强收缩，或重定运动方向。
- 在给予下一个牵拉反射之前，必须允许患者运动。
- 牵拉过程中，患者不能放松或反转运动方向。

例　下肢屈—外展—内旋模式的反复牵拉
- 在患者下肢屈—外展—内旋的运动中施加阻力。"抬脚，提腿向上，向外。"
- 给患者一个预备指令："开始！"同时在伸—内收—外旋的方向上，治疗师加大阻力，把患者的腿在伸—内收—外旋的方向上稍稍拉回一定距离。患者必须保持被牵拉肌肉的收缩。
- 牵拉后立即给指令"再提腿，用力"。
- 再牵拉肌肉之后要给予适当的阻力，以增强收缩。
- 如果感觉到患者的力量减低，可重复牵拉和施加阻力。

> ─ 如果感觉患者开始向错误的方向运动，可重复做牵拉反射。
> ─ 在给予另一个再牵拉之前，始终应该让反应发生。根据经验，在一个模式中做 3 ～ 4 次再牵拉。

■ 变化
─ 再次牵拉肌肉之前，治疗师可让患者做稳定收缩模式。"保持你的腿在这，别让我拉下来，现在向上用力提腿。"
─ 治疗师可抗阻一个模式中强肌的稳定性收缩，同时再牵拉和抗阻弱肌（加强时序）（Marek 等 2005）。

例 髋的运动被固定时，踝背屈和外翻的反复收缩。
> ─ 通过抗阻那些肌肉的稳定收缩，"锁住"髋的运动。"保持你的髋关节位置"。
> ─ 再次牵拉踝关节背屈和外翻的运动并全范围抗阻新的收缩。"用力向上向外抬脚"。

记忆要点

─ 每一次再牵拉之后，允许新的、更强的肌内收缩。
─ 在给予下一次牵拉反射之前，必须让患者运动。
─ 根据经验，在一个模式中做 3 ～ 4 次再牵拉。

3.6 收缩—放松（Contract-Relax）

作者把对运动进行牵制或被动收缩的肌肉称为"拮抗肌"，对侧的模式或主动收缩的肌肉称为"主动肌"。

3.6.1 收缩—放松：直接治疗（Contract-Relax:Direct Treatment）

■ 特点
对牵制肌（拮抗肌）进行等张抗阻或静态收缩，随后放松并运动到新增加的活动范围。

■ 目的
─ 增加被动关节活动范围

■ 适应证
─ 被动关节活动范围降低（Schuback 等 2004；Weerapong 等 2004；Wenos 和 Konin 2004）

■ 描述
─ 治疗师或患者使关节或身体某部分活动到被动关节活动范围的末端。能进行主动运动或抗少许阻力更好（为了取得交互神经支配的正面影响）。
─ 治疗师让患者的牵制肌或模式（拮抗肌）进行强收缩（Feland 和 Marin 2004）。作者认为收缩至少应保持 5 ～ 8 秒（Rowlands 等 2003）（图 3.7 a）。

- 肌链在最长位置的最大收缩将引起肌动蛋白—肌球蛋白复合体的结构改变（Rothwell 1994；Bonnar 等 2004；Moore 和 Kulkuka 1991）。
- 允许出现可见的动作（最小的）以便治疗师能够确定所有期望的肌肉都在收缩，特别是旋肌。
- 持续足够长的时间后，治疗师让患者放松。
- 患者和治疗师两者都放松。
- 患者主动或治疗师被动地将患者关节或身体某部分置于新的受限活动范围。最好能进行主动运动，并可以施加阻力。
- 本技术反复使用直到不能再获得更大的活动范围。
- 以主动肌和拮抗肌在新获得的关节活动范围内主动抗阻锻炼结束该活动（Chalmers 2004；Olivo 和 Magee 2006；Ferber 2002a，b）。

例　增加肩关节屈、外展、外旋活动范围。

- 患者运动手臂到屈—外展—外旋活动范围的末端。"张开手，使手臂尽可能地向上抬"。
- 抗阻伸—内收—内旋模式的等张收缩。"攥紧我的手，臂向下向对侧拉。保持转手向下。"
- 允许可见的运动出现，使你或患者都知道在这一模式中所有肌肉均在收缩，特别是旋肌。"保持臂向下拉。"
- 在抗阻力收缩后（经过足够长的时间），治疗师和患者都放松。"放松，全身放松。"
- 现在，在患者新获得的关节活动范围内施加阻力。"张开手，臂向上抬再高一些。"
- 当活动范围不能进一步增加时，在新获得的活动范围或全关节活动范围内锻炼主动肌和拮抗肌。"攥紧我的手，臂向下拉；现在张开手，重新向上抬臂。"

■ 变化
- 可以让患者在不放松的情况下立即向期望的关节活动范围运动。
- 可以做主动肌和拮抗肌的交替收缩（反转）。"保持臂不动，别让我把它拉向上。现在别让我把你的臂推下来。"

3.6.2　收缩—放松：间接治疗（Contract-Relax：Indirect Treatment）

■ 描述
- 该技术用主动肌收缩以取代短缩肌。"别让我把你的臂推下去，保持向上推。"（图 3.7 b）。

■ 适应证
- 当牵制肌收缩时太疼痛或太弱而不能产生有效的收缩时，使用间接方法（Arai 2001）。

记忆要点
- 该技术只用于增加被动关节活动范围。
- 患者能进行主动运动更好。
- 当牵制肌（拮抗肌）的收缩疼痛或太弱时，使用其主动肌。

3

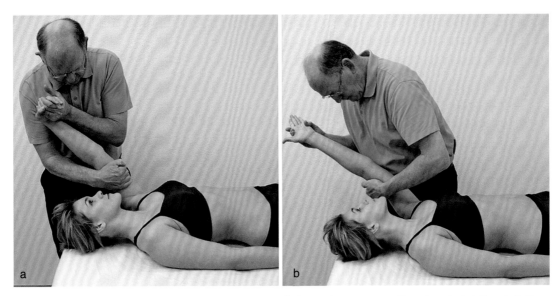

图 3.7　保持—放松或收缩—放松。a. 直接治疗短缩的肩伸肌和内收肌。b. 间接治疗短缩的肩伸肌和内收肌

3.7　保持 – 放松（Hold-Relax）

作者所指的牵制肌或被动收缩的肌肉为"拮抗肌"，对侧模式或肌肉为"主动肌"。

3.7.1　保持 – 放松：直接治疗（Hold-Relax：Direct Treatment）

■ 特点

抗阻拮抗肌（短缩肌）等长收缩随后放松（图 3.7 a）。

■ 目的
— 增加被动关节活动范围
— 减轻疼痛

■ 适应证和禁忌证
■■ 适应证
— 被动关节活动范围降低，疼痛（Cornelius 等 1995；Davis 2005）
— 患者不能忍受治疗师的直接控制（Ferber 2002a，b；Fun 2003）
— 患者等张收缩太强，以致治疗师无法控制
■■ 禁忌证
— 患者不能做等长收缩

■ 描述
用于增加关节活动范围：
— 治疗师或患者将关节或身体节段运动至被动关节活动范围末端，或无痛的关节活动范围的末端。最好能主动运动到那里。如果这样不能引起疼痛，治疗师可给予阻力。

❯ 如果这个位置对患者来说太痛苦了，那么稍微移开这个位置直到患者不再感到痛苦为止。

- 在可能的活动范围末端，治疗师用加强的旋转让患者的牵制肌或模式（拮抗肌）进行等长收缩。（作者认为收缩应至少保持 5 ~ 8 秒钟）
- 缓慢增加阻力。
- 患者或治疗师都无意让动作出现。
- 保持足够的收缩时间后，治疗师让患者放松。
- 治疗师和患者都逐渐放松。
- 把关节或身体某部位主动或被动放置于新的受限范围。如无疼痛主动运动更好。如运动不引起疼痛可施加阻力。
- 在新的活动受限范围，重复上述所有步骤。

为了减轻疼痛
- 患者处于舒适的体位
- 治疗师在能引起疼痛的节段，使患者肌肉进行抗阻的等长收缩

记忆要点
- 患者能主动运动更好。
- 治疗师和患者都必须放松。
- 使用呼吸调节以改善放松

3.7.2　保持—放松：间接治疗（Hold-Relax：Indirect Treatment）

在用保持—放松进行间接治疗时，治疗师施加阻力于短缩肌或疼痛肌肉的协同肌，而不是该疼痛肌或疼痛的运动。如果这样仍引起疼痛，就抗阻相反模式的协同肌肉（图 3.7 b）。

■ 适应证
- 受限的肌肉收缩时非常疼痛。

■ 描述
- 患者处于舒适的体位。
- 治疗师抗阻远离疼痛节段的**协同肌**的等长收缩。
- 阻力逐步增大并保持在不引起疼痛的水平。
- 放松中阻力缓慢减小。

例　减轻右肩疼痛并放松肩内旋肌的间接治疗（Deccicco 和 Fisher 2005）。
- 患者卧位，右臂被支持在一个舒适的位置，右肘屈。
- 握住患者右手，让患者尺侧屈腕肌等长收缩。"保持你的手和腕的位置，以相匹配的力对抗我的阻力。"

> — 抗阻尺侧屈腕肌和前臂旋前肌的等长收缩。增加阻力时要缓慢并保持在无痛水平。"保持住，以相匹配的力对抗我的阻力。"
> — 在保持阻力的同时，注意患者右肩肌肉的活动，特别是内旋。
> — 治疗师和患者都缓慢而完全地放松。"现在慢慢放松，完全放松。"
> — 治疗师和患者都调节呼吸以改善放松。
> — 以同样的位置重复该技术以获得更大的放松，或者通过运动前臂成旋后或旋前位置，以改变对肩部肌肉的影响。

■ 变化

— 该技术可以用**相反模式**（opposite pattern）的协同肌进行收缩，在这种情况下抗阻桡侧伸腕肌和前臂旋后肌的等长收缩。
— 可以交替地做等长收缩，或节律性稳定。
— 如果患者不能做等长收缩，可小心地使用有控制的稳定收缩。治疗师施加的阻力及患者的用力必须保持在无痛水平。

记忆要点

— 抗阻短缩肌或疼痛肌的协同肌。
— 治疗师和患者都保持正常呼吸。
— 所用的力保持在不引起疼痛的水平。

收缩—放松和保持—放松之间的主要不同点见表 3.2

表 3.2 收缩—放松和保持—放松之间的不同

收缩—放松	保持—放松
目的在于增加前后活动范围，牵拉和放松，预防损伤（体育运动）	目的在于增加被动关节活动范围，放松，减轻疼痛，降低痉挛
无疼痛情况，物理治疗能很好地控制	有疼痛情况或患者物理治疗来说太强
收缩类型：等张，更静态，意向要运动，快速。直接优于间接	收缩类型：等张，无意产生运动，缓慢。直接或间接
指令：强，"推""拉"	指令：柔和，缓慢，"不动或保持在这"
快速放松，无疼痛的限制	放松：更慢，物理治疗匹配自己的放松
主动运动到新的关节活动范围	主动运动到无痛的活动范围内。如果疼痛，物理治疗可以帮助达到新的范围
加强新的活动范围	如果疼痛可以接受，加强新的活动范围

3.8　复制（Replication）

■ 特点

一种促进功能性活动的运动学习技术。训练患者运动或活动的结果能发挥功能性作用（如体育运动）和自理活动十分重要（图 3.8）。

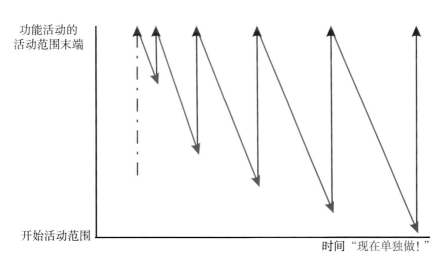

图 3.8　复制：患者逐步地学习完成整个活动。蓝色：由治疗师在相反方向被动地或辅助运动。红色：由患者向功能活动范围末端方向的主动返回（由 Ben Eisermann 绘制）

■ 目的
－ 训练患者运动到末端位置（结果）。
－ 当患者拮抗肌已经短缩受限时，治疗师必须能够评估患者需要什么技能和能力以维持主动肌的收缩。

■ 描述
－ 把患者置于目标位置或活动的"末端"位置，在这里所有主动肌都是缩短的。
－ 患者保持那个位置，同时治疗师抗阻所有的成分。使用所有的基本程序以促进患者的肌肉。
－ 让患者放松。被动地运动患者短距离地回到相反方向，然后让患者返回到'末端'位置。
－ 运动的每一次复制都开始于更靠近运动的起始端，以增加患者的关节活动范围。
－ 在结束时患者应该能单独完成活动或动作，不再需要治疗师促进和手法接触。

> **记忆要点**
> － 锻炼或教授功能性活动
> － 使用所有的基本程序进行促进
> － 复制对于共济失调和协调问题很有效。

3.9　PNF 技术及其目标（PNF Techniques and Their Goals）

推荐的 PNF 技术可用于达到一特定目标，概括如下。

记忆要点	
1. 起始运动 – 节律性起始 – 在活动范围的起点反复牵拉 **2. 学习一个运动** – 节律性起始（Klein-Vogelbach 2000） – 等张组合 – 从活动范围起点反复牵拉 – 全范围的反复牵拉 – 复制 **3. 改变运动速率** – 节律性起始 – 动态反转 – 从关节活动范围起点反复牵拉 – 全范围的反复牵拉 **4. 增强肌力** – 等张组合 – 动态反转 – 节律性稳定 – 稳定性反转 – 从关节活动范围起点反复牵拉 – 全范围的反复牵拉 **5. 增加稳定性** – 等张组合 – 稳定性反转 – 节律性稳定 **6. 增加协调和控制** – 等张组合	– 节律性起始 – 动态反转 – 稳定性反转 – 节律性稳定 – 从关节活动范围起点反复牵拉 – 复制 **7. 增强耐力** – 动态反转 – 稳定性反转 – 节律性稳定 – 从关节活动范围起点反复牵拉 – 全范围的反复牵拉 **8. 增加关节活动范围** – 动态反转 – 稳定性反转 – 节律性稳定 – 从关节活动范围起点反复牵拉 – 收缩—放松 – 保持—放松 **9. 放松** – 节律性起始 – 节律性稳定 – 保持—放松 **10. 减轻疼痛** – 节律性稳定（或稳定性反转） – 保持—放松

3.10 知识测试：问题

— 列出节律性稳定和稳定性反转技术之间的四个不同之处。

— 哪些技术对于提高患者的参与水平十分重要?

参考文献

Arai M et al (2001) Effects of the use of cross-education to the affected side through various resistive exercises of the sound side and settings of the length of the affected muscles. Hiroshima J Med Sci 50(3):65–73

Bonnar BP, Deivert RG, Gould TE (2004) The relationship between isometric contraction durations during hold-relax stretching and improvement of hamstring flexibility. J Sports Med Phys Fitness 44(3):258–261

Carter AM, Kinzey SJ, Chitwood LF, Cole JL (2000) PNF decreases muscle activity during the stretch reflex in selected posterior thigh muscles. J Sport Rehab 9(4):269–278

Chalmers G (2004) Re-examination of the possible role of Golgi tendon organ and muscle spindle reflexes in proprioceptive neuromuscular facilitation muscle stretching. Sports Biomech 3(1):159–183

Cornelius WL, Jensen RL, Odell ME (1995) Effects of PNF stretching phases on acute arterial blood pressure. Can J Appl Physiol 20(2):222–229

Davis DS, Ashby PE, McCale KL, McQuain JA, Wine JM (2005) The effectiveness of 3 stretching techniques on hamstring flexibility using consistent stretching parameters. J Strength Conditioning Res 19(1):27–32

Deccicco PV, Fisher FM (2005) The effects of proprioceptive neuromuscular facilitation stretching on shoulder range of motion in overhand athletes. J Sports Med Phys Fitness 45(2):183–187

Feland JB, Marin HN (2004) Effect of submaximal contraction intensity in contract-relax proprioceptive neuromuscular facilitation stretching. Br J Sports Med 38(4):e18

Ferber R, Gravelle DC, Osternig LR (2002a) Effect of PNF stretch techniques on trained and untrained older adults. J Aging Phys Activity 10(2):132–142

Ferber R, Osternig LR, Gravelle DC (2002b) Effect of PNF stretch techniques on knee flexor muscle EMG-activity in older adults. J Electromyography Kinesiol 12(5):391–397

Funk DC, Swank AM, Mikla BM, Fagan TA, Farr BK (2003) Impact of prior exercise on hamstring flexibility: a comparison of proprioceptive neuromuscular facilitation and static stretching. J Strength Conditioning Res 17(3):489–492

Johnson G, Saliba V (1979) nicht publiziertes Kursskript des Institute of Physical Art

Kabat H (1950) Studies on neuromuscular dysfunction, XII: Rhythmic Stabilization; a new and more effective technique for treatment of paralysis through a cerebellar mechanism. Perm Found Med Bull Viii 8(1):9–19

Klein-Vogelbach S (2000) Funktionelle Bewegungslehre. Lehren und Lernen, 5. Aufl. Rehabilitation und Prävention. Springer, Berlin Heidelberg New York

Knott M, Voss DE (1968) Proprioceptive Neuromuscular Facilitation: patterns and techniques, 2nd ed.

Harper and Row, New York

Knott M, Voss DE (1985) Proprioceptive Neuromuscular Facilitation: patterns and techniques, 3rd ed. Harper and Row, New York

Kofotolis N, Eleftherios K (2006) Effects of two 4-week PNF programs on muscle endurance, flexibility and functional performance in women with CLBP. Phys Ther 86(7):1001–1012

Marek SM et al (2005) Acute effects of static and PNF stretching on muscle strength and power output. J Athl Train 40(2):94–103

Moore MA, Kulkulka CG (1991) Depression of Hoffmann reflexes following voluntary contraction and implications for proprioceptive neuromuscular facilitation therapy. Phys Ther 71(4):321–329 (discussion 329–333)

Olivo SA, Magee DJ (2006) Electromyographic assessment of the activity of the masticatory using the agonist contract – antagonist relax technique (AC) and contract – relax technique (CR). Man Ther 11(2):136–145

Rothwell J (1994) Control of human voluntary movement. Chapman and Hall, Cambridge

Rowlands AV, Marginson VF, Lee J (2003) Chronic flexibility gains: effect of isometric contraction duration during proprioceptive neuromuscular facilitation stretching techniques. Res Quart Exerc Sports 74(1):47–51

Surburg PR, Schrader JW (1997) Proprioceptive neuromuscular facilitation techniques in sports medicine: a reassessment. J Athl Train 32(3):34–39

Schuback B, Hooper J, Salisburg L (2004) A comparison of a self stretch incorporating PNF components and a therapist applied PNF technique on hamstring flexibility. Physiother 90(3):151–157

Sherrington C (1961) The integrative action of the nervous system. Yale University Press, New Haven

Sullivan P, Markos P, Minor M (1982) An integrated approach to therapeutic exercise. Reston Publishing, Virginia

Voss DE, Ionta M, Myers BT (1985) Proprioceptive neuromuscular facilitation, 3rd ed. Lippincott, Philadelphia

Weerapong P, Hume PA, Kolt GS (2004) Stretching: mechanisms and benefits for sport performance and injury prevention. Phys Ther Rev 9(4):189–206

Wenos DL, Konin JG (2004) Controlled warm-up intensity enhances hip range of motion. J Strength Conditioning Res 18(3):529–533

3

深入阅读

Akbulut T, Agopyan A (2015) Effects of an eight-week proprioceptive neuromuscular facilitation stretching program on kicking speed and range of motion in young male soccer players. J Strength Cond Res 29(12):3412–3423

Avela J, Finni T, Liikavainio T, Niemelä E, Komi PV (2004) Neural and mechanical responses of the triceps surae muscle group after 1 h of repeated fast passive stretches. J Appl Physiol 96:2325–2332

Behm DG et al (2016) Acute effects of muscle stretching on physical performance, range of motion, and injury incidence in healthy active individuals: a systematic review. Appl Physiol Nutr Metab 41(1):1–11

Beradelli AM, Hallet JC, Rothwell R, Agostino M, Manfredi PD, Thompson CD, Marsden CD (1996) Single joint rapid arm movements in normal subjects and in patients with motor disorders. Brain 119:661–664

Bradley PS, Olsen PD, Portas MD (2007) The effect of static, ballistic and PNF stretching on vertical jump performance. J Strength Cond Res 21(1):223–226

Chow TPY (2010) Active, passive and proprioceptive neuromuscular facilitation stretching are comparable in improving the knee flexion range in people with total knee replacement: a randomized controlled trial. Clin Rehabil 24:911–918

Godges JJ, Matsen-Bell M, Thorpe D, Shah D (2003) The immediate effects of soft tissue mobilization with proprioceptive neuromuscular facilitation on glenohumeral external rotation and overhead reach.

Sci Sports 19(4):553–560

Markos PD (1979) Ipsilateral and contralateral effects of proprioceptive neuromuscular facilitation techniques on hip motion and electromyographic activity. Phys Ther 59(11):1366–1373

Medeiros DM, Martini TF (2017) Chronic effect of different types of stretching on ankle dorsiflexion range of motion: systematic review and meta-analysis. Foot 34:28–35

Moore M, Kukulka C (1988) Depression of H reflexes following voluntary contraction. Phys Ther 68(5):862

Moyano FR, Valenza MC, Martin LM, Caballero YC, Jimenez EG, Demet G (2012) Effectiveness of different exercises and stretching physiotherapy on pain and movement in patellofemoral pain syndrome: a randomized controlled trial. Clin Rehabil 27(5):409–417

O'Hora J, Cartwright A, Wade CD, Hough AD, Shum G (2011) Efficacy of static stretching and PNF stretch on hamstrings length after a single session. J Strength Cond Res 25(6):1586–1591

Rees SS, Murphy AJ, Watsford ML, McLachlan KA, Coutts A (2007) Effects of PNF stretching on stiffness and force producing characteristics of the ankle in active women. J Strength Cond Res 21(2):572–577

J Orthop Sports Phys Ther 32(12):713–718

Hindle KB, Whitcomb TJ, Briggs WO, Hong J (2012) Proprioceptive neuromuscular facilitation (PNF): its mechanisms and effects on range of motion and muscular function. J Hum Kinet 31(1):105–113

Kamimura T, Yoshkioka K, Ito S, Kusakabe T (2009) Increased rate of force development of elbow flexors by antagonist conditioning contraction. Hum Mov Sci 28(4):407–414

Kandell ER, Schwarte JH, Gesell TM (2000) Principles of neural science. McGraw-Hill, New York

Kay AD, Dods S, Blazevich AJ (2016) Acute effects of contract-relax (CR) stretch versus a modified CR technique. Eur J Appl Physiol 116(3):611–621

Kim JJ, Park SY (2016) Immediate effects of the trunk stabilizing exercise on static balance parameters in double-leg and one-leg stances. J Phys Ther Sci 28:1673–1675

Konrad A, Stafilidis S, Tilp M (2016) Effects of acute static, ballistic, and PNF stretching exercise on the muscle and tendon tissue properties. Scand J Med Sci Sports. ▶ https://doi.org/10.1111/sms.12725

Kwak DH, Ryu Y (2015) Applying proprioceptive neuromuscular facilitation stretching: optimal contraction intensity to attain the maximum increase in range of motion in young males. J Phys Ther Sci 27(7):2129–2132

Mahieu NN, Cools A, De Wilde, Boon M, Witvrouw E (2009) Effect of PNF stretching on the plantar flexor muscle-tendon tissue properties. Scand J Med

Rose-Jacobs R, Gilberti N (1984) Effect of PNF and Rood relaxation techniques on muscle length. Phys Ther 64(5):725

Sady SP, Wortman M, Blanke D (1982) Flexibility training: ballistic, static or proprioceptive neuromuscular facilitation? Arch Phys Med Rehab 63:261–263

Sato A, Schmidt RF (1973) Somatosympathetic reflexes: afferent fibers, central pathways, discharge characteristics. Physiol Rev 53(4):916–947

Sharman MJ, Cresswell AG, Riek S (2006) Prorioceptive neuromuscular facilitation stretching, mechanisms and clinical implications. Sports Med 36(11):929–939

Shimamoto Y, Suzuki M, Mikhailenko SV, Yasuda K, Ishiwata S (2009) Inter-sarcomere coordination in muscle revealed through individual sarcomere response to quick stretch. PNAS 106(29):11954–11959

Tanigawa MC (1972) Comparison of the hold-relax procedure and passive mobilization on increasing muscle length. Phys Ther 52(7):725–735

Youdas JW, Haeflinger KM, Kreun MK, Holloway AM, Kramer CM, Hollman JH (2010) The efficacy of two modified PNF stretching techniques in subjects with reduced hamstring muscle length. Physiother Theory Pract 26(4):240–250

第四章

患者的评价和治疗

4.1 导论（Introduction）

通过精准的评价（评价和再评价）制定个体化的治疗是一个系统过程，目的是为每一位患者构建最合适的治疗（Sullivan 等 1982）。我们的治疗目标是寻求帮助每一位患者获得尽可能高的参与水平。

> PNF 理念基于这样一种观念，即治疗师在强化的功能训练中，用全面的和积极的方法，激活患者残留的和未开发的潜能。

有效的治疗取决于我们做的完整和精确的**评估**，以确定患者的功能和功能障碍范围。根据这个评估结果，我们确定总体目标和具体**目标**，包括当前目标和长期目标。我们还要了解患者的个人目标。治疗师设计一个**治疗计划**用以说明如何达到目标，然后与患者分享这个计划。随着患者的进步，**后续的评价**将指导我们调整治疗。

ICF 模式

为做出一个准确的评估，我们应该使用 ICF 模式（国际功能、活动和参与分类，WHO 2001）（见图 1.2）。

- **身体功能**（Body functions）是指身体系统的生理功能（包括心理功能）。
- **身体结构**（Body structures）是指身体的解剖部分，如器官、肢体，以及它们的成分。
- **损伤**（Impairments）是指身体功能或结构的问题，比如明显的异常和丧失。
- **活动**（activity）是指一个人完成一个任务或行动。
- **参与**（Participation）是指加入一个生活情景中。
- **活动限制**（Activity limitations）是指个体完成活动可能有困难。
- **参与限制**（Participation restrictions）是指个体在参与到一个生活情景中可能经历的问题。
- **环境因素**（Environmental factors）构成了人们在生活中所处的身体环境、社会环境和态度环境。
- **个人因素**（Personal factors）是指一个人所处的背景。

4.2 评价（Assessment）

评价的目的是确定患者的活动能力，评估身体结构和功能，以及它们受到的限制，并确定参与的能力。

应用 PNF 原理治疗，我们首先要看患者的活动能力。我们将利用这些关于患者的能力、功能强壮部分和患者个人目标的信息，创建有效的治疗。治疗师还要了解患者的个人目标。

在治疗师检查现存的活动之后，他要确定和分析患者的身体功能和结构（损伤）问题。然后治疗师要确定它们是否在活动水平造成限制。

实际的身体功能与记录的损伤和活动限制一起成为开始治疗的起点（图 4.1）。

4.2.1 身体功能和身体结构（Body Functions and Body Structure）

- 功能的范围
  - 无疼痛
  - 强壮
  - 能够移动和稳定
  - 运动是受控制的和协调的
- 损伤
  - 一般性（功能性的）丧失
    - 静态的：丧失保持一定体位的能力
    - 动态的：丧失运动能力和控制运动的能力
- 具体的缺陷（功能丧失的原因）
  - 疼痛
  - 关节活动范围减少，由于：
    1. 关节受限
    2. 肌肉拘紧或挛缩
  - 肌肉无力
  - 感觉或本体觉丧失
  - 视力、听力障碍
  - 运动控制不完全
  - 缺乏耐力

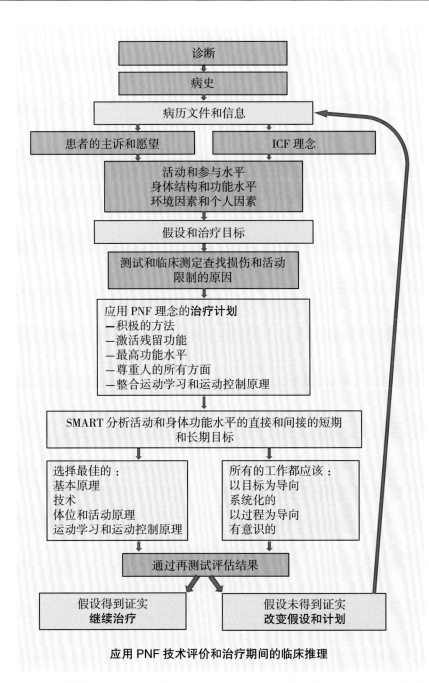

应用 PNF 技术评价和治疗期间的临床推理

图 4.1　本体感觉神经肌肉促进技术（PNF）评价和治疗期间的临床推理。ICF：国际功能、
　　活动和参与分类，SMART：具体的、可测量的、可接受的、可实现的、有时限的。

4.3　假设（Hypothesis）

损伤和活动限制的假设和结论：

— 活动受限的可能原因是什么？哪些损伤可能引起这些限制？

— 关于问题的原因和治疗方法，不同的治疗师可能有不同的假设。治疗师应该公开他们的观点。

- 我们要使用哪些临床测量工具来评价损伤水平和活动受限水平？
- 针对患者的功能障碍选择治疗程序的临床根据是什么？
- 患者的治疗目标是什么？
- 治疗师的治疗目标是什么？

4.4 测试损伤和活动限制的原因以调整治疗（Tests for Causal Impairments and Activity Limitations Adjust to the Treatment）

应该在损伤水平和活动水平进行测试。这些测试应该尽快做，并且应该尽可能简单和可重复。

a. 在结构水平测量：
—肌力测试
—关节活动度测试
— Ashworth 量表（肌张力）
—两点辨别试验（敏感性）

b. 测量活动：
— Barthel 指数（ADL 活动）
— FIM（功能独立量表，功能独立指数）
—运动评价量表（Motor Assessment Scale，MAS，测量运动技能）
— Jebsen 测试（测试手功能）
—计时起立行走测试（Time-up-and-go-test）

4.5 治疗目标（Treatment Goals）

在评价之后，治疗师和患者确定治疗目标。

4.5.1 总体目标

总体目标 体现在功能性活动上。这个目标不是一成不变的。可以改变和补充。当患者的技能改变时，这些目标也改变。

4.5.2 具体目标

具体目标 是为每一个治疗活动和一个治疗节段确定的。

❯ 当出现正面的或负面的改变时，治疗师也应该调整总体治疗目标和具体治疗目标。

三个患者的总体目标和一个具体治疗目标的例子：

1. **静态的功能障碍**：一位脑外伤后不能保持站立平衡的患者。
    —总体目标：患者能站立，同时上肢能做功能性活动而不用支持。
    —具体治疗目标：患者不用手臂帮助能保持稳定的桥式姿势达 30 秒。（以比较稳定、比较安全的体位开始治疗）

2. **动态的功能障碍，由疼痛引起：**一位右膝半月板损伤后疼痛的患者。

　　—总体目标：患者能在 6 分钟内跑完 1.6 千米（1 英里）而无膝疼痛。

　　—具体治疗目标：患者在左腿伸直的情况下，右腿保持单腿桥式运动姿势 30 秒。（从右腿限制性负重开始治疗）。

3. **动态的功能障碍，由于丧失运动能力引起：**一位因中风而引起偏瘫的患者。

　　—总体目标：患者使用手杖和踝—足矫形器能在 2 分钟内步行 8 米（25 英尺）。

　　—具体治疗目标：在无任何支持的坐位下，患者的体重能从右侧坐骨结节转移到左侧坐骨结节（从一个稳定的位置转移体重开始治疗）。

每一个治疗目标都应该是（**SMART** 分析）：

具体的（Specific）：目标对每一个人都是具体的。

可测量的（Measurable）：目标是可测量的，比如步行的距离。

可接受的（Acceptable）：是治疗师和患者都同意的目标。

可实现的（Realistic）：患者的具体问题能得到解决。

有时限的（Time）：应该在合理的时间内达到目标。

在整个治疗期间，要不断地进行评价。每一次治疗后取得的结果都应该记录，某些疾病，比如脊柱裂或脊髓损伤的治疗后也要记录。这样做，治疗的作用和结果更清晰明了。这种评价形式需要客观的检验。这些测试应该在所有水平上进行：身体功能和身体结构，活动和参与水平（见 1.1 和 4.2）。

4.6 治疗计划和治疗设计（Treatment Planning and Treatment Design）

确定治疗计划，治疗测定必须遵从患者的状况和需求及认可的治疗目标。PNF 技术使用肌肉收缩来影响身体。如果肌肉收缩不适合患者的状况或没有达到要求的目标，治疗师就应该使用其他方法。治疗方法，比如热疗和冷疗、关节被动运动和软组织松动术等物理疗法，可能要与 PNF 相结合以取得有效的治疗。

根据患者的肌肉和关节状况，以及存在的医学问题选择最有效的治疗。治疗师组合并调整这些程序和技术以适合每位患者的需要。治疗应该是强化的，能激活患者的潜能而不引起疼痛或疲劳。

▶ 治疗应该是强化的，激活患者的潜能，而不超越患者的极限，引起疼痛或过重的负担。

4.6.1 具体的患者需求（Specific Patient Needs）

治疗师列出患者的需求：

1. 减轻疼痛

2. 增加关节活动范围

3. 增强肌肉力量、协调和运动的控制

4. 在运动和稳定之间建立适当的平衡

5. 增加耐力

4.6.2　设计治疗（Designing the Treatment）

治疗师设计一种满足患者需求的治疗。要考虑的因素包括：

1. 直接或间接治疗
2. 适当的活动
   —运动或稳定
   —肌肉收缩是什么类型
3. 患者的最佳体位。要考虑：
   —患者的舒适和安全
   —重力的作用
   —对双关节肌肉的作用
   —治疗的进程
   —反射性促进
   —视觉的使用
   —闭链或开链肌肉的作用
   —降低痉挛的体位
4. 技术和程序
5. 模式及模式的组合
6. 功能性的和以目标为导向的任务

治疗师的**治疗**应该总是：

以目标为导向：所有的活动都应聚焦于治疗目标。

系统性的：治疗应该建立在逻辑思维的方式上。

以过程为导向：治疗的所有方面都应该相互关联和影响。

有意识的：每个应用都应该在大脑中形成一个具体的治疗目标，如有必要，就调整目标。

> ❯ 治疗目标应该清晰明了、可测量，并在可利用的时间范围内达到目标。

4.6.3　直接治疗和间接治疗（Direct and Indirect Treatment）

作者在直接治疗和间接治疗之间做了区分。治疗师决定使用直接治疗还是间接治疗主要根据患者的具体问题。

■ 直接治疗

在直接治疗中，治疗师治疗患者受累及的身体部分或区域。例如，邻近关节的肌肉或该运动有问题的部分。

直接治疗可能涉及：

1. 治疗技术应用于受累肢体、肌肉、或动作。

例　为了增加肩关节屈、外展和外旋的活动范围，治疗师在拘紧的胸大肌上使用**收缩—放松**技术。

2. 引导患者的注意力以稳定或活动受累及的节段。

例　在患者用受累及的腿站立时，治疗师通过骨盆给予挤压，以促进负重。

4

■ 间接治疗

> 在间接治疗中，选择的促进方法被用于未受累及的或受累及轻的身体部分。间接的治疗方式使用协同肌的原理。

许多研究表明在身体强壮的和无痛的部位开始间接治疗是有效的。

Hellebrandt 等（1947）报告，在一个肢体进行最大强度的锻炼期间和这之后，身体未锻炼的部分肌张力也有提高。其他实验描述了对侧上肢或下肢的主动肌和拮抗肌抗阻等张和等长锻炼时的肌电活动（EMG）（Morre 1975；Devine 等 1981；Pink 1981；Sullivan 等 1982）。躯干肌肉也间接地得到锻炼。例如，当一个人举起上臂时，腹部肌肉也协同地收缩。这种活动在正常人和患有中枢神经系统疾病的患者均有发生（Angel 和 Eppler 1967）。在身体未受累及区域应用**收缩—放松**技术，可以间接增加被动关节活动范围（Markos 1979）。

对强运动或模式抗阻，治疗师可给予患者最有效的间接治疗。当患者的强肢与弱肢联合收缩时，将产生最大的肌力增强作用。当疼痛症状出现时，治疗要集中在身体的无痛区域进行。使用仔细引导的和受控制的扩散，治疗师可以治疗受累肢体或关节，而不会有增加疼痛和损伤的危险。

间接治疗可能包括：

- 在身体未累及或者受累及轻的部位使用该治疗技术。治疗师引导扩散到受累及区域以获得期望的结果。

例　为了获得肩关节屈、外展和外旋的活动范围。
- 治疗师抗阻受累及手臂的尺侧屈腕肌和旋前肌的等长收缩。
- 在对抗收缩后，治疗师和患者都放松。
- 使用这种保持—放松的手法，将产生同侧胸大肌的收缩和放松。被治疗的手臂不必被移动，但可保持在一个舒适的位置。
- 把患者的注意力和用力引向未受累及的身体部分的收缩。

例　为改善下肢负重。
- 在患者坐位两脚放在地板上同时，治疗师抗阻受累及下肢的"抬腿"模式（躯干伸）。
- 这样在下肢产生伸肌收缩并通过同侧坐骨结节和足增加负重。

间接治疗更大的优势是它给予了患者无痛或只有微痛的治疗机会。如果疼痛本来就存在，那么治疗一般应在无痛区域进行。

通过有选择的和仔细的使用间接治疗，治疗师能通过扩散到达治疗受累及身体部分的目的而不引起或增加疼痛。

间接治疗还可能用于治疗目标是加强肌力时。当治疗师把弱模式与强模式结合治疗时，能达到最大的肌力增强。当抗阻强模式时，患者在治疗中能做的更多，并能更快地达到最大的效果。

患者的评估过程和治疗评价是个连续的过程。通过评价每次治疗的结果，治疗师能确定治疗活动和治疗阶段的效果，然后能根据需要调整治疗，以达到既定目标。

治疗的调整可能包括：

1. 改变治疗程序或技术
2. 通过变换使用以下技术，可以增加或降低促进的程度：
   —放松
   —手法接触
   —视觉提示
   —语言提示
   —牵引和挤压
3. 增加或降低给予的阻力
4. 患者在功能位治疗
5. 逐步过渡到更复杂的活动

4.7　再测试损伤的原因和活动限制（Re-Tests for Causal Impairments and Activity Limitations）

在治疗的最后必须像治疗开始时一样，使用同样的测试检查活动水平上的损伤和限制的变化。这些测试将被评估和对比。

4.8　治疗范例（Treatment Examples）

下述例子中治疗患者具体问题的程序、技术和组合不应理解为是一成不变的，而仅作为治疗的大纲。请充分发挥你的想象力，结合患者的状况制定治疗指南。

1. 疼痛
   a. 程序
      — 间接治疗
      —在产生疼痛或压力处的下面抗阻
      —等长肌肉收缩
      —双侧活动
      —牵引
      —摆放舒适的体位
   b. 技术
      —节律性稳定

　　　　—保持—放松

　　　　—稳定性反转

　　c. 组合

　　　　—保持—放松后的等张组合

　　　　—节律性稳定继以缓慢反转（动态反转），先向疼痛范围运动。

2. 肌力降低和主动关节活动范围降低

　　a. 程序

　　　　—适当的抗阻

　　　　—加强顺序

　　　　—牵拉

　　　　—牵引或挤压

　　　　—患者的体位摆放

　　b. 技术

　　　　—起始范围的反复牵拉

　　　　—全范围的反复牵拉（反复收缩）

　　　　—等张组合

　　　　—拮抗肌的动态（缓慢）反转

　　c. 组合

　　　　—拮抗肌动态反转结合通过弱肌模式全范围的反复牵拉（反复收缩）。

　　　　—在活动范围的强点节律性稳定，继以弱肌模式的反复收缩。

3. 被动关节活动范围减少

　　a. 程序

　　　　—加强顺序

　　　　—牵引

　　　　—适当的抗阻

　　b. 技术

　　　　—收缩—放松或保持—放松

　　　　—拮抗肌的稳定性反转

　　　　—节律性稳定

　　c. 组合

　　　　—收缩—放松之后继以在新的活动范围内的等张组合

　　　　—收缩—放松后缓慢反转，开始运动到新的活动范围

　　　　—节律性稳定或稳定性反转，继以拮抗肌的动态反转

4. 协调和控制

　　a. 程序

　　　　—促进的模式

　　　　—手法接触（抓握）

　　　　—视觉

　　　　—适当的语言提示，患者有进步后，减少提示

　　　　—当患者有进步后，减少促进

　　b. 技术

　　　—节律性起始

　　　—等张组合

　　　—拮抗肌的动态反转

　　　—稳定性反转

　　　—复制

　　c. 组合

　　　—节律性起始，进展到等张组合

　　　—以节律性起始开始反转，进展到拮抗肌反转

　　　—等张与稳定的或与拮抗肌的动态反转结合的组合

5. 稳定和平衡

　　a. 程序

　　　—挤压

　　　—视觉

　　　—手法接触（抓握）

　　　—适当的语言指令

　　b. 技术

　　　—稳定性反转

　　　—等张组合

　　　—节律性稳定

　　c. 组合

　　　—拮抗肌的动态反转渐进至稳定性反转

　　　—动态反转（离心）渐进至稳定性反转

6. 耐力

增加患者的全身耐力是整个治疗的一部分。不断变换所做的活动或锻炼，以及不断变换在不同的肌群或身体部分的活动，能使患者锻炼更长时间及更有力。锻炼时注意呼吸，专门的呼吸锻炼也可能增加耐力。

　　a. 程序

　　　—牵拉

　　b. 技术

　　　—拮抗肌反转

　　　—反复牵拉和反复收缩

4.9　适应证和禁忌证（Indications and Contraindications）

　　PNF 技术可以治疗许多患有骨科、神经科、风湿病、肺病癌症的患者以及儿科患者。治疗师能够而且应该将 PNF 观念与其他观念相结合，例如手法治疗、神经发育疗法（Bobath 观念）、脊椎指压疗法、软组织治疗、淋巴引流或肌内效贴胶带等。

绝对禁忌证

直接治疗的绝对禁忌证（见 4.6.3 节）可能是炎症、疼痛、骨折、肌肉和肌腱问题。在这

些情况下，间接治疗可能是一个不错的选择。

我们认为患者的慢性疼痛问题应该用行为疗法来治疗。

相对禁忌证

治疗师在治疗脊柱手术后不稳定或颈椎病患者时，应变换 PNF 原理或程序。

在治疗风湿病或骨质疏松症患者时，请注意阻力的大小、长杠杆和关节的对线情况。不要对有关节不稳定、疼痛、肌肉或肌腱问题的患者进行牵拉。治疗师可以改变手动接触，以缩短杠杆或防止疼痛。

治疗过程中应避免增加疼痛，但因治疗软组织挛缩引起的疼痛在治疗完成后很快就会消失，这种疼痛是允许的。

4.10 知识测试：问题

- 评估已经成为治疗的一部分。治疗师应该在哪三个水平上计划、评估、落实及调整患者的治疗（见 ICF 模式部分）？
- 假设评价一位全髋置换的患者。哪些测试和再测试能用于此患者的三个 ICF 水平？

参考文献

Angel RW, Eppler WG Jr (1967) Synergy of contralateral muscles in normal subjects and patients with neurologic disease. Arch Phys Med 48:233–239

Devine KL, LeVeau BF, Yack J (1981) Electromyographic activity recorded from an unexercised muscle during maximal isometric exercise of the contralateral agonist and antagonist. Phys Ther 61(6):898–903

DIMDI (Deutsches Institut für Medizinische Dokumentation und Information) (2004) ICF, Internationale Klassifikation von Funktionsfähigkeit, Behinderung und Gesundheit (vorläufige Endfassung) (▶ http://www.dimdi.de)

Guymer (1988) The neuromuscular facilitation of movement. Pain, management and control in Physiotherapy, S 55–70

Hellebrandt FA, Parrish AM, Houtz SMJ (1947) Cross education, the influence of unilateral exercise on the contralateral limb. Arch Phys Med 28:76–85

Johnson und Saliba (1979) Nicht publiziertes Kursskript des Institute of Physical Art 1979.

Markos PD (1979) Ipsilateral and contralateral effects of proprioceptive neuromuscular facilitation techniques on hip motion and electromyographic activity. Phys Ther 59(11):1366–1373

Moore JC (1975) Excitation overflow: an electromyographic investigation. Arch Phys Med Rehabil 56:115–120

Pink M (1981) Contralateral effects of upper extremity proprioceptive neuromuscular facilitation patterns. Phys Ther 61(8):1158–1162

Potney et al (1984) Analysis of exercise overflow to preferred and nonpreferred limbs. Physio Ther 64:749

Post MWM, de Witte LP, Schrijvers AJP (1999) Quality of life and the ICIDH: Towards an integrated conceptual model for rehabilitation outcomes research. Clin Reha 13:5–15

Sullivan et al (1985) PNF. Ein Weg zum therapeutischen Üben. Fischer, Stuttgart

Sullivan PE, Markos PD, Minor MAD (1982) An integrated approach to therapeutic exercise, theory and clinical application. Reston Publishing Company, Reston

深入阅读

Further Reading – Exercises

Engle RP, Canner GG (1989) Proprioceptive neuromuscular facilitation (PNF) and modified procedures for anterior cruciate ligament (ACL) instability. J Orthop Sports Phys Ther 11(6):230–236

Hellebrandt FA, Houtz SJ (1950) Influence of bimanual exercise on unilateral work capacity. J Appl Physiol 2:446–452

Hellebrandt FA (1951) Cross education: ipsilateral and contralateral effects of unimanual training. J Appl Physiol 4:135–144

Hellebrandt FA, Houtz SJ, Eubank RN (1951) Influence of alternate and reciprocal exercise on work capacity. Arch Phys Med 32:766–776

Hellebrandt FA, Houtz SJ, Hockman DE, Partridge MJ (1956) Physiological effects of simultaneous static & dynamic ex. Am J Phys Med 35:106–117

Hellebrandt FA, Houtz SJ (1958) Methods of muscle training: the influence of pacing. Phys Ther 38:319–322

Nelson AG, Chambers RS, McGown CM, Penrose KW (1986) Proprioceptive neuromuscular facilitation versus weight training for enhancement of muscular strength and athletic performance. J Orthop Sports Phys Ther 8:250–253

Osternig LR, Robertson RN, Troxel RK, Hansen P (1990) Differential responses to proprioceptive neuromuscular facilitation (PNF) stretch techniques. Med Sci Sport Exer 22(1):106–111

Partridge MJ (1962) Repetitive resistance exercise: a method of indirect muscle training. Phys Ther 42:233–239

Nitz J, Burke B (2002) A study of the facilitation of respiration in myotonic dystrophy. Physiother Res Int 7(4):228–238

Pink M (1981) Contralateral effects of upper extremity proprioceptive neuromuscular facilitation patterns. Phys Ther 61(8):1158–1162

Richardson C, Toppenberg R, Jull G (1990) An initial evaluation of eight abdominal exercises for their ability to provide stabilization for the lumbar spine. Australian. Physiotherapy 36(1):6–11

Further Reading – MC and ML

APTA (1991) Movement Science, an American Physical Therapy Association monograph. APTA, Alexandria

Foundation for Physical Therapy (1991) Contemporary management of motor control problems. proceedings of the II SEP conference, Alexandria

Hellebrandt FA (1958) Application of the overload principle to muscle training in man. Arch Phys Med Rehab 37:278–283

Light KE (1990) Information processing for motor performance in aging adults. Phys Ther 70(12):820–826

VanSant AF (1988) Rising from a supine position to erect stance, description of adult movement and a developmental hypotheses. Phys Ther 68(2):185–192

VanSant AF (1990) Life-span development in functional tasks. Phys Ther 70(12):788–798

Further Reading – Spasticit

Landau WM (1974) Spasticity: the fable of a neurological demon and the emperor's new therapy. Arch Neurol 31:217–219

Levine MG, Kabat H, Knott M, Voss DE (1954) Relaxation of spasticity by physiological technics. Arch Phys Med Rehab 35:214–223

Perry J (1980) Rehabilitation of spasticity. In: Felman RG, Young JRR, Koella WP (Hrsg) Spasticity – disordered motor control. Year Book, Chicago

Sahrmann SA, Norton BJ (1977) The relationship of voluntary movement to spasticity in the upper motor neuron syndrome. Ann Neurol 2:460–465

Young RR, Wiegner AW (1987) Spasticity. Clin Orthop Relat R 219:50–62

Further Reading – Cold therapy

Baker RJ, Bell GW (1991) The effect of therapeutic modalities on blood flow in the human calf. J Orthop Sports Phys Ther 13(1):23–27

Miglietta O (1962) Evaluation of cold in spasticity. Am J Phys Med 41:148–151

Miglietta O (1964) Electromyographic characteristics of clonus and influence of cold. Arch Phys Med Rehab 45:508–512

Olson JE, Stravino VD (1972) A review of cryotherapy. Phys Ther 52(8):840–853

Prentice WE Jr (1982) An electromyographic analysis of the effectiveness of heat or cold and stretching for inducing relaxation in injured muscle. J Orthop Sports Phys Ther 3(3):133–140

Sabbahi MA, Powers WR (1981) Topical anesthesia: a possible treatment method for spasticity. Arch Phys Med Rehab 62:310–314

Further Reading – Hemiplegia

De Almeida PM et al (2015) Hands-on physiotherapy interventions and stroke and ICF outcomes, a systematic review 2015. Eur J Physiother 17:100–115

Brodal A (1973) Self-observations and neuro-anatomical considerations after a stroke. Brain 96:675–694

Choi YK, Nam CW, Lee JH, Park YH (2013) The effects of taping prior to PNF treatment on lower extremity proprioception of hemiplegic patients. J Phys Ther Sci 25(9):1119–1122

Duncan PW, Nelson SG (1983) Weakness – a primary motor deficit in hemiplegia. Neurol Rep 7(1):3–4

Duncan P et al (1998) A Randomized, controlled pilot study of a home – based exercise program for individuals with mild and moderate stroke. Stroke 29(10):2055–2060

Duncan P et al (2003) RCT of therapeutic exercise in subacute stroke. Stroke 34(9):2173–2180

Ernst E (1990) A review of stroke rehabilitation and physiotherapy. Stroke 21(&):1081–1085

Harro CC (1985) Implications of motor unit characteristics to speed of movement in hemiplegia. Neurol Rep 9(3):55–61

Hwangbo PN, Kim KD (2016) Effects of proprioceptive neuromuscular facilitation neck pattern exercise on the ability to control the trunk and maintain balance in chronic stroke patients. j Phys Ther Sci 28(3):850–853

Khanal D, Singaravelan M, Khatri KM (2013) Effectiveness of pelvic proprioceptive neuromuscular facilitation technique on facilitation of trunk movement in hemiparetic stroke patients. J Dent Med Sci 3(6):29–37

Kraft GH, Fitts SS, Hammond MC (1992) Techniques to improve function of the arm and hand in chronic hemiplegia. Arch Phys Med Rehabil 73(3):220–227

Kumar S, Kumar A, Kaur J (2012) Effect of PNF technique on gait parameters and functional mobility in hemiparetic patients. J Exerc Sci Physiother 8(2):67–73

Luke C, Dodd KJ, Brock K (2004) Outcomes of the Bobath concept on upper limb recovery follwing stroke. Clin Rehabil 18(8):888–898

de Oliveira KCR et al (2019) Overflow using proprioceptive neuromuscular facilitation in post-stroke hemiplegics: a preliminary study. J Bodyw Mov Ther 23(2):339–404. ► https://doi.org/10.1016/j.jbmt.2018.02.011

Park SE, Oh DS, Moon SH (2016) Effects of oculo-motor exercise, functional electrical stimulation and proprioceptive neuromuscular stimulation on visual perception of spatial neglect patients. J Phys Ther Sci 28(4):1111–1115

Park SI, Moon SH (2014) Effects of trunk stability exercises using PNF with change in chair height on the gait of patients who had a stroke. J Phys Ther Sci 28(7):2014–2018

Pohl M, Mehrholz J, Ritschel C, Rückriem S (2002) Speed dependent treadmill training in ambulatory hemiparetic stroke patients : A RCT. Stroke 33(2):553–558

Ribeiro T, Britto H, Oliveira D, Silva E, Galvio E, Lindquist A (2013) Effects of treadmill training with partial body weight support and the proprioceptive neuromuscular facilitation method on hemiparetic gait: a comparative study. Eur J Phys Rehabil Med 49(4):451–461

Ribeiro TS et al (2014) Effects of training program based on the PNF method on post stroke motor recovery – a preliminary study. J Bodyw Mov Ther 18(4):526–532

Stephenson JB, Maitland ME, Beckstead JW, Anemeat WK (2014) Locomotor training on a treadmill compared with PNF in chronic stroke. Technol Innov 15:325–332

Tang A, Rymer WZ (1981) Abnormal force-EMG relations in paretic limbs of hemiparetic human subjects. J Neurol Neurosurg Ps 44:690–698

Trueblood PR, Walker JM, Perry J, Gronley JK (1988) Pelvic exercise and gait in hemiplegia. Phys Ther 69(1):32–40

Wang RY (1994) The effect of proprioceptive neuromuscular facilitation in case of patients with hemiplegia of long and short duration. Phys Ther 74(12):25–32

Whiteley DA, Sahrmann SA, Norton BJ (1982) Patterns of muscle activity in the hemiplegic upper extremity. Phys Ther 62(5):641

WHO (World Health Organization) (2001) ICF: international classification of functioning, disability, and health. ► http://www.who.int/classifications/icf/en/

Winstein CJ, Jewell MJ, Montgomery J, Perry J, Thomas L (1982) Short leg casts: an adjunct to gait training hemiplegics. Phys Ther 64(5):713–714

Wolny T, Saulizc E, Gnat R, Kokosz M (2010) Butler's neuromobilizations combined with proprioceptive

neuromuscular facilitation are effective in reducing of upper limb sensory in late-stage stroke subjects: a three-group randomized trial. Clin Rehabil 24(9):810–821

Zhou Z, Zhou Y, Wang N, Gao F, Wei K, Wang Q (2015) A PNF integrated robotic ankle-foot system for post stroke rehab. Rob Auton Syst 73:111–122

Further Reading – Musculosketal and orthopedic problems

Alaca N et al (2015) Comparison of the long-term effectiveness of progressive neuromuscular facilitation and continuous passive motion therapies after total knee arthroplasty. J Phys Ther Sci 27(11): 3377–3380

Balci NC, Yuruk ZO, Zeybek A, Gulsen M, Tekindal MA (2016) Acute effect of scapular proprioceptive neuromuscular facilitation (PNF) techniques and classic exercises in adhesive capsulitis: a randomized controlled trial. J Phys Ther Sci 28(4):1219–1227

Epifanov VA, Shuliakovskii VV (2000) The rehabilitative therapy of patients with osteochondrosis of the cervical spine and manifestations of hyper mobility by means of therapeutic physical exercise. Vopr Kurortol Fizioter Lech Fiz Kult(1):8–11 (Russian)

Johnson GS, Johnson VS (2002) The application of the principles and procedures of PNF for the care of lumbar spinal instabilities. J Man Manip Ther 10(2):83–105

Kim BR, Lee HJ (2017) Effects of proprioceptive neuromuscular facilitation-based abdominal muscle strengthening training on pulmonary function, pain, and functional disability index in chronic low back pain patients. J Exerc Rehabil 13(4):486–490

Kim JJ, Lee SY, Ha K (2015) The effects of exercise using PNF in patients with a supra spinatus muscle tear. J Phys Ther Sci 27:2443–2446

Kofotolis N, Eleftherios K (2006) Effects of two 4-week PNF programs on muscle endurance, flexibility, and functional performance in women with CLBP. Phys Ther 86(7):1001–1012

Lazarou L, Kofotolis N, Pafis G, Kellis E (2018) Effects of two proprioceptive training programs on ankle range of motion, pain, functional and balance performance in individuals with ankle sprain. J Back Musculoskelet Rehabil 31(3):437–446

Maicki T, Trabka R, Szwarczyk W, Wilk Franzcuk M, Figura B (2012) Analysis of therapy results in patients with cervical spine pain according to PNF concept and elements of manual therapy. Medsportpress 12(3):263–273

Maicki T, Bilski J, Szczygiel E, Trabka R (2017) PNF and manual therapy treament results of patients with cervical spine osteoarthritis. J Back Musculoskelet Rehabil 30(5):1–7

Mavromoustakos S, Beneka A, Malliou V, Adamidis A, Kellis E, Kagiaoglou A (2015) Effcts of a 6-week Proprioceptive Neuromuscular Facilitation Intervention on pain and disability in individuals with

4

chronic low back pain. J Phys Activity Nutr Rehabil 1(1):1–13

Nakra N, Quddus N, Khan S, Kumar S, Meena R (2013) Efficacy of proprioceptive neuromuscular facilitation on shoulder function in secondary shoulder impingement. Int J Ther Rehabil 20(9):450–458

Olędzka M, Jaczewska-Bogacka J (2017) Effectiveness of Proprioceptive Neuromuscular Facilitation (PNF) in Improving Shoulder Range of Motion. A Pilot Study. Ortop Traumatol Rehabil 19(3):285–292

Schneider F, Laps K, Wagner S (2001) Chronic patello femoral pain syndrome: alternatives for cases of therapy resistance. Knee Surg Sports Traumatol Arthrosc 9(5):290–295 (Sep)

Stepien A, Fabian K, Graff K, Podgurniak M, Wit A (2017) An immediate effect of PNF specific mobilization on the angle of trunk rotation and the TPHA range of motion in adolescent girls with double idiopathic scoliosis – a pilot study. Scoliosis Spinal Disord 12:29

Further Reading – Case reports

Carlson M, Hadlock T (2007) Physical therapist management following rotator cuff repair for a patient with postpolio syndrome, case report. Phys Ther 87(2):179–192

Cayco CS, Gorgon EJR, Lazaro RT (2017) Effects of PNF facilitation on balance, strength, and mobility of an older adult with chronic stroke, a case report. J Bodyw Mov Ther 21(4):767–774

Hwang WT, Chung SH, Chung MS, Lee KH, Kim T (2015) Effect of proprioceptive neuromuscular facilitation D2 flexion and breathing exercises on lymphedema without a short stretch compression bandage. J Phys Ther Sci 27(10):3341–3343

Lee BK (2015) Effects of the combined PNF and deep breathing exercises on the ROM and the VAS score of a frozen shoulder patient: single case study. J Exerc Rehabil 11(5):276–281

Luterek M, Baranowski M, Zakiewicz W, Biel A, Pedizisz P (2009) PNF based rehabilitation in patients with severe haemophilic arthropathy-case study. Ortopedia Traumatol Rehabilitcja 11(3):280–289

Morley JJ, Perrault T (2012) Chiropractic management of myositis ossificans traumatica: a case report. J Am Chiropr Assoc 4:16–24

Pasiut SA, Banach M, Longawa K, Windak F (2005) Stroke rehabilitation conducted by PNF method, with and without the application of botulinum toxin–case reports. Med Rehabil 9(1):15–24

Smedes F (2006) Oefentherapie met het PNF concept: een zinvolle behandelstrategie. Fysiopraxis 15(6):22–27 (Exercise therapy with the PNF concept a useful therapy strategy)

Smedes F (2009) Komt een vrouw bij de fysiotherapeut. Case report. Fysiopraxis 18(1):42–46 (Comes a woman to the physiotherapist. Case report)

Smedes F, Giacometti da Silva L (2018) Motor learning with the PNF-concept, an alternative to CIMT in a patient after stroke; a case report. JBMT. ► https://doi.org/10.1016/j.jbmt.2018.05.003

Further Reading – Spasticity

Bohannon RW, Smith MB (1987) Interrater reliability of a modified Ashworth Scale of muscle spasticity. Phys Ther 67:206–207

Bovend'Eerdt TJ, Newman M, Barker K, Dawes H, Minelli C, Wade DT (2008) The effects of stretching in spasticity: a systematic review. Arch Phys Med Rehabil 89:1395–1406

Burridge JH, Wood DE, Hermens HJ, Voerman GE, Johnson GR, van Wijck F, Platz T, Gregoric M, Hitschcock R, Pandyan AD (2005) Theoretical and methodological considerations in the measurement of spasticity. Disabil Rehabil 27(1/2):69–80

Gracies JM (2005) Pathophysiology of spastic paresis. I: paresis and soft tissue changes. Muscle&Nerve 31(5):535–551

Lieber RL, Steinman S, Barash IA, Chambers H (2005) Structural and functional changes in spastic skeletal muscle. Muscle Nerve 29:615–627

Malhotra S, Pandyan AD, Rossewilliam S, Roffe C, Hermens H (2011) Spasticity and contractures at the wrist after stroke:time course of development and their association with functional recovery of the upper limb. Clin Rehabil 25:184–191

Malhotra S, Pandyan AD, Day CR, Jones PW, Hermens H (2009) Spasticity, an impairment that is poorly defined and poorly measured. Clin Rehabil 23: 651–658

Malhotra S, Cousins E, Ward A, Day C, Jones P, Roffe C, Pandyan A (2008) An investigation into the agreement between clinical, biomechanical and neurophysiological measures of spasticity. Clin Rehabil 22:1105–1115

Pandyan AD, Cameron M, Powel J, Stott DJ, Granat MH (2003) Contractures in the post-stroke wrist: a pilot study of its time course of development and its association with upper limb recovery. Clin Rehabil 17:88–95

Patrick E, Ada L (2006) The tardieu scale differentiates contracture from spasticity whereas the Ashworth Scale is confounded by it. Clin Rehabil 20:173–182

Petropoulou KB, Panourias JG, Rapidi CA, Sakas DE (2007) The phenomenon of spasticity: a pathophysiological and clinical introduction to neuromodulation therapies. Acta Neurochir Suppl 97(1):137–144

Sheehan JL, Winzeler-Mercay U, Mudie MH (2006) A randomized controlled pilot study to obtain the best estimate of the size of the effect of a thermoplastic resting splint on spasticity in the stroke-affected wrist and fingers. Clin Rehabil 20:1032–1037

Yelnik AP, Simon O, Parratte B, Gracies JM (2010) How to clinically assess and treat muscle overactivity in spastic paresis. j Rehabil Med 42:801–807

第五章

促进的模式

5.1 导论（Introduction）

　　正常的功能性运动由肢体整体运动模式和协同的躯干肌肉组合而成（Kabat 1960）（图5.1）。运动皮质产生和组织这些运动模式，个体不能随意让其中某一肌肉脱离该运动模式。这并不意味着我们不能个别地收缩肌肉，但是分离的运动是来自整体模式（Beevor 1978；kabat 1950）。这些**协同肌肉组合**构成了PNF的促进模式。

5.2 PNF 模式（PNF Patterns）

　　有些人认为要使用PNF观念治疗就必须知晓和使用PNF模式。我们认为你只需要掌握PNF基本理念和正确的程序。然而，PNF模式虽不是必不可少的，却是最有价值的工具。运用模式中的协同关系可以使问题得到间接治疗。而且，对一个完整模式进行牵拉比对单个肌肉的牵拉，出现的**牵拉反射**更有效。

　　PNF 模式在**三个平面**上与运动组合：

1. 矢状面：屈和伸。
2. 冠状面或额状面：肢体的外展和内收或脊柱的侧屈。
3. 横断面：旋转。

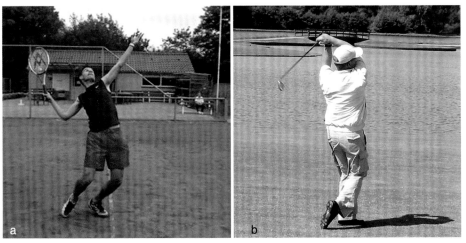

图 5.1　体育运动中的对角线运动。a. 网球；b. 高尔夫球

因此，我们就有了"**螺旋和对角**"（Spiral and diagonal）的运动（Knott 和 Voss 1968）。牵拉和阻力增强肌肉的活动，从而加强了模式的作用。增加的肌肉活动可以在一个模式内从远端和近端传播，也可以从一种模式传播到相关的运动模式（扩散）。治疗就是使用来自肌肉的那些协同组合（模式）的扩散作用来加强所需要的肌群力量或加强所需的功能性运动。

当我们进行抗阻模式的锻炼时，只要肌肉能收缩，所有协同肌都将收缩。模式中的旋转成分是有效抗阻的关键。正确抗阻旋转将加强整个模式。但过度抗阻旋转将妨碍运动的发生或"破坏"一个稳定的收缩。

我们以发生在近端关节的运动来命名**模式**，比如肩关节的屈—内收—外旋模式。两个拮抗模式形成了一个对角线。例如，上肢对角线包括肩关节屈—内收—外旋和拮抗肌模式伸—外展—内旋。肢体的近端和远端关节在模式中相关联。中间关节随意屈、伸或保持原位。例如，屈指、腕桡侧屈曲及前臂旋后是肩关节屈—内收—外旋模式的组成部分。而肘关节可以屈、伸或保持在某一位置。

躯干和肢体一起活动形成完全的协同运动。例如，肩关节的屈—内收—外旋模式伴肩胛上提结合躯干伸并向对侧旋转以完成整个活动。如果你了解协同肌的组合，你就能够设计出模式。如果你知道这个模式，你就了解协同肌群。当肢体处于充分拉长的位置时，协同的躯干肌也处于紧张状态。治疗师应该能感觉到肢体和躯干肌的紧张状态。

模式的**轨迹**（Groove）是肢体通过其运动范围运动时，手或足（远端部分）画出的线。对于头和颈，运动模式轨迹是通过鼻子、下颏及头顶部画出的线。对于躯干上部是通过肩峰所画出的线；对于躯干下部通过髋骨画出的线。因为躯干与肢体一起活动，其轨迹是相连的或平行的（图 5.2）。如前所述，治疗师的身体应该与轨迹线一致或与之平行。在以下各章，完整的运动模式图片中都显示了治疗师的合适位置。

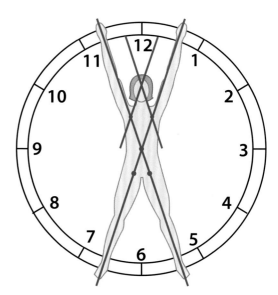

图 5.2　螺旋和对角模式（由 Klein-Vogelbach 修改 1990）

通过某一模式全范围的向心运动：
— 肢体被放置在一个"**拉长的范围**"（lengthened range）。
　—所有相关的肌肉（主动肌）均被拉长。
　—没有疼痛及关节受压。
　—躯干没有旋转或翻转。
— 肢体运动进入"**缩短的范围**"（shortened range）
　—肌肉应收缩达到（主动肌）活动范围末端。
　—拮抗肌群被拉长。

—无疼痛及关节受压。

—躯干没有旋转或翻滚。

❯ 我们能以几种方式改变模式。

一个肢体模式的**正常时序**是：

— 远端部分（手和腕或足和踝）首先全范围运动并保持此位置。

— 其他部分平顺地一起运动，以使它们的运动几乎同时完成。

— 旋转是一个运动的组成部分，并且从运动开始到结束均加以阻力。

我们能以几种方式改变模式：

— 为了功能活动在肢体模式中改变中间关节的活动。

　例如：首先，做肩关节屈—外展—外旋模式，伴肘关节从伸到屈。患者的手摩擦自己的头部。下一次做同一模式时伴肘关节从屈到伸位，这样患者的手能够到更高的物体。

— 可以在影响双关节肌肉的肢体模式中改变中间关节的活动。

　例如：首先，做髋关节屈—内收—外旋模式，膝从伸到屈。在这个组合中腘绳肌主动缩短。下一次做同样模式中膝保持伸直，这种组合牵拉腘绳肌。

— 通过改变患者的位置来改变重力的影响。

　例如：在侧卧位完成髋关节伸—外展—内旋模式，这样外展肌群将产生对抗重力的作用。

— 改变患者体位到更具有功能的位置。

　例如：坐位训练上肢模式，可结合功能活动如进食或梳头。

— 改变患者体位以便使用视觉提示。

　例如：患者半坐位，以便在锻炼时能看到足和踝。

我们能用许多方式组合模式。当肢体独立运动时治疗重点是在双臂和双腿。当一只手抓握另一个手臂或两腿接触并一起活动时，治疗重点放在躯干上。选择如何进行模式组合以达到最大的功能作用，是评价[1]和治疗计划的一部分。

我们根据肢体（臂、腿或两者）相互之间如何运动命名组合模式：

— **单侧**：一侧手臂或一条腿

— **双侧**：双臂、双腿，或臂和腿的组合（图5.3）：

— **对称**：肢体以同样的模式运动，（如，都运动成屈—外展）（图5.3a）

— **不对称**：肢体以相反的模式运动（如，右侧肢体运动成屈—外展；左侧肢体运动成屈—内收）（图5.3b）

— **对称交互**：肢体在两个同样的对角线上运动，但方向相反（例如，右侧肢运动成屈—外展；左侧肢运动成伸—内收）（图5.3c）

— **不对称交互**：肢体在相反对角线和相反方向上运动（例如，右侧肢体运动成屈—外展，左侧肢体运动成伸—外展）（图5.3d）

1　评估：确定患者功能和功能障碍的部位。评价：测定或判断一个治疗程序的结果。

　　由治疗师选择起始位置，其选择取决于许多因素，比如痉挛、疼痛、为患者或治疗师找到一个舒适（无痛）的位置、治疗难度的增加、患者的力量、治疗师与患者力量的对比等。

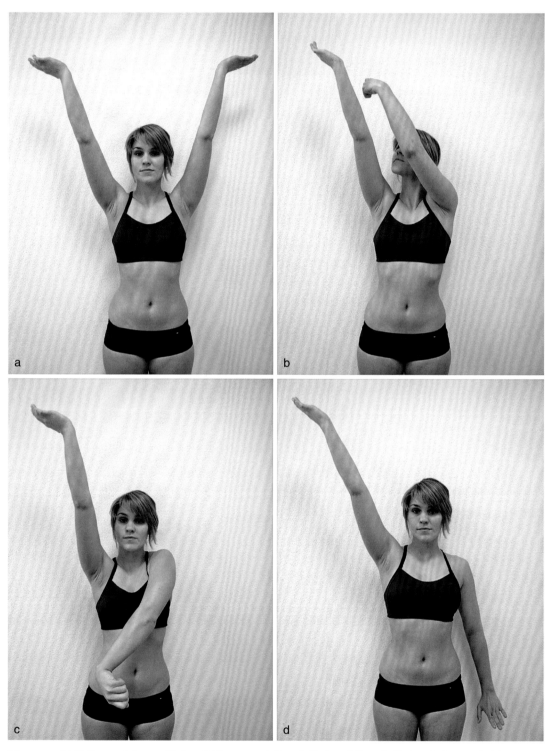

图5.3　双侧模式。a. 对称：双臂屈—外展。b. 不对称：右臂屈—外展，左臂屈—内收。c. 对称相反：右臂屈—外展，左臂伸—内收。d. 不对称相反：右臂屈—外展，左臂伸—外展

5.3　知识测试：问题

- 使用 PNF 模式最大的优点是什么？
- 在步态训练或垫上训练中，什么更重要：是运动模式还是功能活动？
- 在垫上训练或步态训练中，使用运动模式的优点是什么？
- 下面哪些陈述是错误的？
  - a. PNF 观念只允许在治疗中使用 PNF 模式
  - b. 正常运动总是与 PNF 模式相同
  - c. 正常日常生活活动都是三维的
  - d. 步态的每一期都与 PNF 模式相关
  - e. 使用 PNF 模式，你总是在每个关节使用全范围的关节活动
- 说出使用 PNF 模式治疗患者的三个优点。

参考文献

Beevor CE (1978) The Croonian lectures on muscular movements and their representation in the central nervous system. In: Payton OD, Hirt S, Newton RA (eds) Scientific basis for neurophysiologic approaches therapeutic exercise; an anthology. Philadelphia Davis, Philadelphia

Kabat H (1950) Studies on neuromuscular dysfunction, XIII: new concepts and techniques of neuromuscular reeducation for paralysis. Perm Found Med Bull 8(3):121–143

Kabat H (1960) Central mechanisms for recovery of neuromuscular function. Science 112:23–24

Klein-Vogelbach S (1990) Funktional kinetics. Springer, Berlin

Knott M, Voss DE (1968) Proprioceptive neuromuscular facilitation; patterns and techniques, 2nd edn. Harper and Row, New York

深入阅读

Abreu R, Lopes AA, Sousa AS, Pereira S, Castro MP (2015) Force irradiation effects during upper limb diagonal exercises on contralateral muscle activation. J Electromyogr Kinesiology 25(2):292–297

Bosma JF, Gellhorn E (1946) Electromyographic studies of muscular coordination on stimulation of motor cortex. J Neurophysio 9:263–274

Carroll GTJ, Herbert RD, Munn J, Lee M, Gandavia SC (2006) Contralateral effects of unilateral strength training. Evidence and possible mechanisms. J Appl Physiol 101(5):1514–1522

Chiou SY, Wang RY, Liao KK, Yang YR (2016) Facilitation of the lesioned motor cortex during tonic contraction of the unaffected limb corresponds to motor status after stroke. JNPT 40:15–21

Gellhorn E (1948) The influence of alterations in posture of the limbs on cortically induced movements. Brain 71:26–33

Gontijo LB, Pererla PD, Neves CDC, Santos AP, Castro Dutra Machado D, Vale Bastos VH (2012) Evaluation of strength and irradiated movement pattern rcsulting from trunk motions of the proprioceptive neuromuscular facilitation. Rehabil Res Pract 2012.
▶ https://dx.doi.org/10.1155/2012/281937

Hwang YI, Park DJ (2017) Comparison of abdominal muscle activity during abdominal drawing-in maneuvre combined with irradiation variations. J Exerc Rehabil 13(3):335–339

Klein-Vogelbach S (2007) Funktionelle Bewegungslehre – Die Grundlagen: Bewegungsanalyse, Untersuchung, Behandlung, 6th edn. Springer, Berlin

Mc Mullen J, Uhl TL (2000) A kinetic chain approach for shoulder rehabilitation. J Athl Train 35(3):329–337

Moreira et al (2017) Diagonal movement of the upper limb produces greater adaptive plasticity than sagittal plane flexion in the shoulder. Neurosci Lett 643:8–15

Reznik JE, Biros E, Bartur G (2015) An electromyographic investigation of the pattern of overflow facilitated by manual resistive proprioceptive neuromuscular facilitation in young healthy individuals: a preliminary study. Physiother Theory Pract 31(8):582–586

Shimura K, Kasai T (2002) Effects of proprioceptive neuromuscular facilitation on the initiation of voluntary movement and motor evoked potentials in upper limb muscles. Hum Mov Sci 21(1):101–113

Witt D, Talbott N, Kotowski S (2011) Electromyographic activity of scapular muscles during diagonal patterns using elastic resistance and free weights. Int J Sports Phys Ther 6(4):322–332

Youdas JW, Arend DB, Extrom JM, Helmus TJ, Rozeboom JD, Hollman JH (2012) Comparison of muscle activation levels during arm abd. in the plane of the scapula vs PNF upper extr. Patterns. J Strength Cond Res 26(4):1058–1065

Youdas JW, Adams KE, Bertucci JE, Brooks KJ, Steiner MM, Hollman JH (2015) Magnitudes of gluteus medius muscle activation during standing hip joint movements in spiral-diagonal patterns using elastic tubing resistance. Physiother Theory Pract 27:1–8

5

第六章

肩胛和骨盆

6.1 导论(Introduction)

骨盆带和肩胛带在肢体运动和稳定上的功能方面并不相同。

在肩胛带,肩胛骨和锁骨作为一个整体一起发挥作用。肩胛骨的主要支持是肌肉,只有在胸骨柄处附着在中轴的骨骼上。肩胛带有赖于肌肉功能调节其下面的胸廓。在功能正常的情况下,它并不是负重结构(Meyers 和 Lephart 2000)。在上肢模式中肩胛模式被激活(不管是为了运动还是稳定),并且所有上肢模式和肩胛运动是整合在一起的。

骨盆带,由骶骨和髋骨或髋(髂骨)组成,直接附着在脊柱上,主要依赖椎骨的支持。它是负重结构。骨盆模式在功能上不总是与下肢模式相一致,因为骨盆实际上按功能被分为几部分。

骶骨是腰椎的延伸,功能与脊柱功能一样。它只是作为髋骨功能的延伸参与下肢的功能。髋骨很明显是下肢的延伸,能有效地与每一侧下肢成分一起运动。骶—髂(SI)关节是中轴骨骼和下肢之间的过渡。因此骨盆模式直接通过骶骨到腰椎,而下肢模式通过髋骨延伸到骨盆带。通过髋骨的运动,不管是负重运动还是非负重运动,都支持和顺应了下肢的运动。骶骨在骨盆模式中有它自己的功能作用。髋骨在骨盆模式中只有很小的被动功能,除非肢体参与运动。那就是为什么在产生骨盆模式后要尽快进行翻身练习的原因,这是非常重要的(G.Johnson 个人交流 1999)。

6.2 应用(Applications)

肩胛和骨盆的锻炼对治疗颈部、躯干和四肢是十分重要的。肩胛的肌肉控制或影响颈椎和胸椎的功能。上肢要发挥正常的功能,既需要肩胛的灵活性也需要它的稳定性。骨盆的运动和稳定对于保持躯干和下肢良好的功能也是必不可少的。

肩胛和骨盆的锻炼有不同的目标（Magareye 和 Jones 2003）：

- **肩胛**
  —单独锻炼肩胛的运动和稳定。
  —锻炼躯干肌肉，使用加强时序和抗阻促进。
  —锻炼功能性活动，如翻身。
  —促进颈椎运动和稳定（通过抗阻肩胛的运动和稳定，因为肩胛和颈部可以相互加强）。
  —促进上臂的运动和稳定性（通过抗阻肩胛的运动和稳定，因为肩胛与上臂的肌肉相互加强）。
  —通过扩散或持续运动，间接治疗下部躯干。
- **骨盆**
  —锻炼骨盆的运动和稳定。
  —促进躯干运动和稳定。
  —锻炼功能性活动，如翻身。
  —促进腿的运动和稳定。
  —通过扩散或持续（预备的）运动，间接治疗上部躯干和颈部

6.3　基本程序（Basic Procedures）

■ 对角运动

肩胛和骨盆模式有两种对角运动：向前上提—向后下压和向后上提—向前下压。对角运动是沿着患者躯干的曲线而形成一条弧线。肩胛或骨盆在进行对角运动时，患者不应向前或向后摇摆，只允许脊柱出现很小的运动。

以一个患者左侧卧位做一个图示（图6.1）。现在假设钟表12点的位置对着患者的头部，6点的位置对着患者的双脚，3点的位置在前面，9点的位置在后面。在做右肩胛或骨盆活动时，向前上提即向1点方向运动，向后下压即向7点的方向运动，向后上提是向11点的方向运动，向前下压是向5点的方向运动（图6.1）。

现在假设患者是右侧卧位。患者头部仍在12点的位置，但3点的位置是在后面，而9点的位置是在前面。左肩胛或骨盆作对角运动时，向前上提是向11点方向运动，向后下压是向5点方向运动，向后上提是向1点方向运动，向前下压是向7点方向运动。在本章里描述的所有模式都是患者左肩胛或左侧骨盆的运动。所有的运动都是参照左侧肩胛或左侧骨盆的运动。

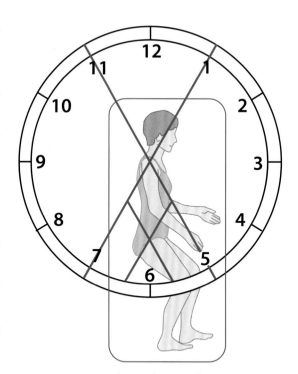

图 6.1　肩胛和骨盆的对角运动

■ **患者的体位**

我们用患者在治疗台上侧卧位图示肩胛和骨盆的基本模式。在其他体位使用这些模式在以后的章节里图示。

患者以稳定的侧卧位开始做这些程序，髋和膝关节根据活动的需要尽可能屈曲以获得最佳结果。患者的背部应该靠近治疗台的边缘。患者的脊柱保持正常的曲线，头和颈部尽可能保持中立位，既不屈也不伸。患者头部保持与脊柱成一条线，避免侧屈。

在开始肩胛和骨盆模式之前，将肩胛或骨盆摆放在两条对角线交叉的中心点。肩胛不应旋转，盂肱关节复合体应位于前后中线上。骨盆应位于前、后倾的中间。在骨盆被旋转时，可以在两膝之间加一枕头。以这种中线位置为起点，治疗师能够在这种模式的延长范围内活动肩胛或骨盆。

■ **治疗师的体位**

治疗师站在患者后面，面对肩胛或骨盆的对角线方向，手臂与运动方向成一线。本章所描述的所有手法，治疗师的体位均假定在此位置。

另一个替代体位是患者面向治疗台边缘。治疗师站在患者前面，与选定的对角线成一线。治疗师的手放在患者身体上同样的部位，只是使用手的不同部位抓握（图 6.2）。

肩胛和骨盆模式也可以让患者躺在垫子上做。在这种情况下，治疗师必须跪在患者前面或后面的垫子上。治疗师可以部分地把臀部坐在足跟上（跪坐）或完全直立地跪位（跪立），在这两者之间移动体重。

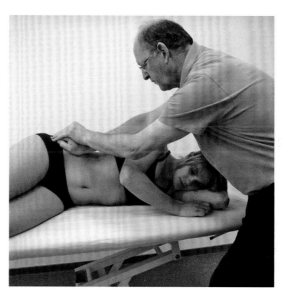

图 6.2　替代体位：治疗师位于患者前面（骨盆向前上提）

■ **抓握**

根据基本程序通过抓握进行手法接触，它与运动方向相对。这一部分描述的双手抓握用于患者侧卧位时，治疗师则站在患者身后。当治疗师或患者的体位改变时，抓握手法也随之改变，当治疗师只能用一只手抓握，而另一只手需控制其他模式或肢体时，抓握方式也需要做一些调整。

■ **阻力**

阻力的方向是一条沿着患者身体轮廓的弧线。治疗师双手与前臂的角度随着肩胛或骨盆沿着对角运动的弧线移动而改变（图 6.3）。给予肩胛骨旋转以阻力，这样肩胛下角向脊柱方向运动或向相反方向运动：离开脊柱。由于身体弧线的原因，阻力的方向要不断地改变。这些小改变可以产生平顺的对角运动。

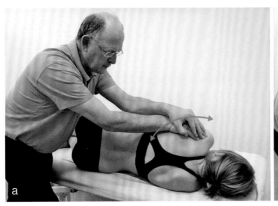
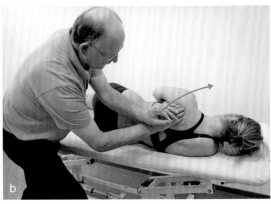

图 6.3　a，b.阻力的方向是一弧形（肩胛向后下压）

6.4　肩胛的对角运动（Scapular Diagonals）

6.4.1　具体的肩胛模式（Specific Scapular Patterns）

在做肩胛模式时患者可以躺在治疗台上，若在垫子上，可坐可站。肱骨必须可以自由地随肩胛活动。侧卧位（如图示）可使肩胛自由运动并容易增强躯干活动。参与运动的主要肌肉如下（来源于 Kendall 和 McCreary 2005）。

肩胛运动	
运动	肌肉：主要成分
向前上提	提肩胛肌、菱形肌、前锯肌
向后下压	前锯肌（下部）、菱形肌、背阔肌、斜方肌下部
向后上提	斜方肌、提肩胛肌、菱形肌
向前下压	菱形肌、前锯肌升部、胸小肌、胸大肌

向前上提和向后下压（图 6.4 a ~ c）
治疗师站在患者的后面，面向患者头部。

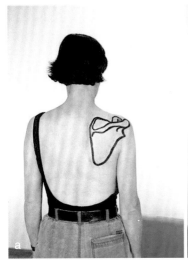
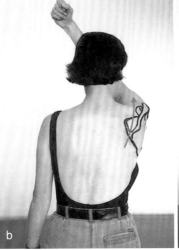
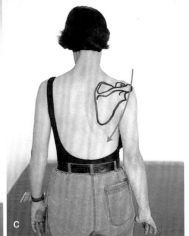

图 6.4　肩胛对角运动：向前上提和向后下压。a.中立位；b.向前上提；c.向后下压

向前上提（Anterior Elevation）（图 6.4 b，和图 6.5）

■ 抓握

治疗师一只手放在盂肱关节前面，手指呈握杯状握住肩峰。另一只手放在前一只手上面并给予支持。用手指接触患者肩部，而不要用手掌接触。

■ 拉长的位置（图 6.5 a）

将整个肩胛向下向后拉向下部胸椎方向（向后下压），使肩胛下角旋向脊柱。确定盂肱关节复合体位于腋中线的后面（额面中间），治疗师应看到和感到患者颈前部肌肉紧张。拉力不应过大，以免使患者的头部抬起。持续在肩胛上的压力不应使患者向后翻转或使邻近节段的脊柱旋转。

■ 指令

"向您鼻子方向耸肩""拉"。

■ 运动

肩胛朝向接近患者鼻子的方向，向前向上运动。肩胛下角向离开脊柱的方向运动（图6.4 b）。

■ 身体力学

治疗师站在患者后面大约在腰部的水平。两腿前后分开，身体与患者的耳朵成一线。治疗师保持手臂放松，身体重量从后腿移到前腿用身体给予阻力。

■ 阻力

阻力线随着患者身体的曲线而呈一条弧线。为抗阻旋转成分，治疗师从脊柱的方向抗阻肩胛下角。开始时治疗师屈肘放低，前臂与患者背部平行。在该模式的末段，治疗师的肘伸直并直起身体。

■ 结束位置（图 6.5 b）

肩胛向上向前移动，肩峰向患者鼻子靠近。肩胛后缩及下拉肌肉被拉紧。肩胛下角运动离开脊柱。在结束位置，肌肉的活动移动肩胛于该方向。肩胛后缩肌和下压肌紧张。

■ 功能性活动

该肩胛模式促进向前翻身，伸手够身体前面的物体，以及和步态有关的周期。同侧支撑末期和对侧摆动期与此模式相关。

6

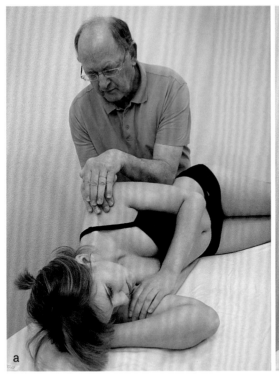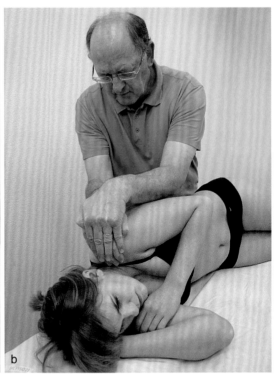

图 6.5　a，b.抗阻肩胛向前上提

向后下压（Posterior Depression）（图 6.4 c，和图 6.6）

■ 抓握

治疗师将双手掌根部沿着肩胛骨的脊柱缘放置，一只手放在另一只手上（颅侧）。手指放在肩胛上并指向肩峰。要保持全部压力在肩胛冈下面（尾侧）。

■ 拉长的位置（图 6.6 a）

向前上方推肩胛骨（向前上提），伴肩胛下角离开脊柱直至感觉到和看到肩胛冈下的后部肌肉紧张为止。持续的推力不应使患者向前翻转或使脊柱发生大的旋转。

■ 指令

"将你的肩胛骨向下推向我。""推。"

■ 运动

肩胛向下（尾部方向）向后运动（内收），即向下部胸椎移动伴肩胛下角转向脊柱。

■ 治疗的体位和身体力学

治疗师的体位与向前上提模式的体位相同。直立，两腿呈跨步体位，屈肘，使前臂与阻力线平行。在运动期间，将体重移到后脚，并使肘随着患者肩胛向后下移动而向下（图 6.6 b）。

■ 阻力

阻力线是沿患者身体曲线的一条弧线。为抗阻旋转成分，治疗师向肩胛下角离开脊柱的方向抗阻。开始时使肩胛向患者鼻子方向上提。当肩胛向前—后向的中线移动时，阻力向前，并且几乎与治疗台平行。运动结束时，阻力向前向上，朝向房顶方向伴一个离开脊柱的旋转阻力。

■ 结束位置（图 6.6 b）

肩胛下压后缩，同时盂肱关节复合体位于腋中线之后，肩胛脊椎缘呈平卧状态，没有翘起。

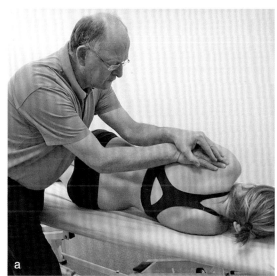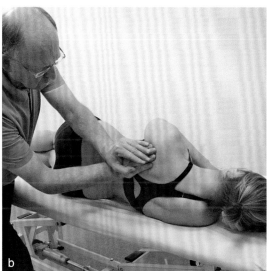

图 6.6　抗阻肩胛向后下压

■ 功能性活动

该肩胛模式激活躯干伸，向后翻身，步行时使用拐杖，及用手臂把躯干撑直立。当一位患者从轮椅移动到床上时，患者更喜欢使用肩胛的向前下压。

向前下压和向后上提（图 6.7）

治疗师站在患者头部的后面，面朝向患者下面的（右）髋。

向前下压（Anterior Depression）（图 6.7 b 和图 6.8）

■ 抓握

将一只手放在肩后，用手指把住肩胛骨外侧缘（腋缘）。另一只手在肩前握住胸大肌腋缘和喙突，双手手指指向对侧髂骨，前臂保持在同一方向上。

■ 拉长的位置（图 6.8 a）

向上向后提起整个肩胛，即向头后面中线提起（向后上提）。确保盂肱关节复合体位于腋中线后，治疗师应看到和感到患者从同侧肋弓到骨盆对侧的腹壁肌肉拉紧，持续施加的外力不应使患者向后翻转或使邻近节段的脊柱旋转。

■ 指令

"将你的肩膀向肚脐方向拉。""拉。"

■ 运动

患者肩胛向前向下运动，即向对侧髂前上棘方向运动。肩胛的运动伴有肩胛下角朝向脊柱。

■ 身体力学

治疗师站立在患者头部的后面，面朝向下面的髋部。治疗师的臂和腿轻度弯曲。在运动期间，治疗师逐渐伸腰，直到运动结束达到直立位或接近直立位。随着身体重量从后腿移到前腿而施加阻力。

■ 阻力

阻力沿着患者身体的曲线施加。模式结束时，治疗师挺起身与患者胸前的线平行。

结束位置（图 6.8 b）

肩胛旋向前、下压及外展。盂肱关节复合体位于腋中线之前。

■ 功能性活动

翻身向前、伸手向前够物、体育活动中的扔球、伸手臂向下到足部位置脱鞋和袜子。

向后上提（Posterior Elevation）（图 6.7 c 和图 6.9）

■ 抓握

将双手放在斜方肌上部的后面，保持在肩胛冈上方（高于肩胛冈）。双手根据需要重叠放在远离脊椎与第一肋连接处。

■ 拉长的位置（图 6.9 a）

使肩胛沿弧形向前向下，朝对侧髂骨方向运动（向前下压）伴肩胛下角朝向脊柱运动，直至你感觉到上部斜方肌紧张为止。不要过度推而使患者头抬起。持续的用力不应引起患者向前翻转或使邻近节段的脊柱旋转。

■ 指令

"向上耸肩。""推。"

■ 运动

肩胛向上（颅侧）和后（内收）耸起，朝向患者头顶中间，肩胛下角旋转离开脊柱。盂肱关节复合体向后运动并向上旋。

■ 身体力学

治疗师的体位与向前下压的位置相同。两腿前后分开以接近直立的姿势站立。在开始时，治疗师的肘伸直或接近伸直并与腕部水平相同。在运动期间，将身体重量从前足转移到后足上，同时轻度弯曲双膝。在运动的终末，治疗师的肘屈曲向下低于腕部，前臂保持与阻力线平行。

■ 阻力

阻力沿着患者身体的曲线施加。阻力实际上来自于治疗师身体的重量转移，身体重量向前传导到双臂和双手上。在模式终末时肩胛已经绕胸廓运动并向离开患者头部的方向运动。

■ 结束位置（图 6.9 b）

肩胛抬高并内收，盂肱关节复合体位于腋中线后方。

■ 功能性活动

向后运动，在投掷某物之前向后伸出，穿衬衣都包含这些肩胛活动。

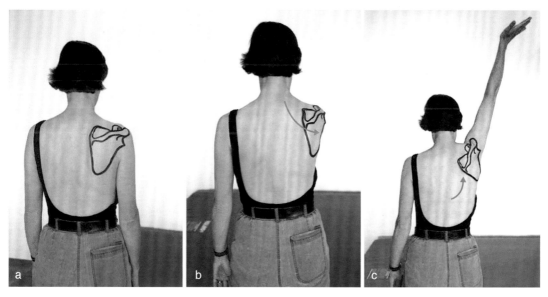

图 6.7 肩胛对角运动：向前下压和向后上提。a. 中立位；b. 向前下压；c. 向后上提

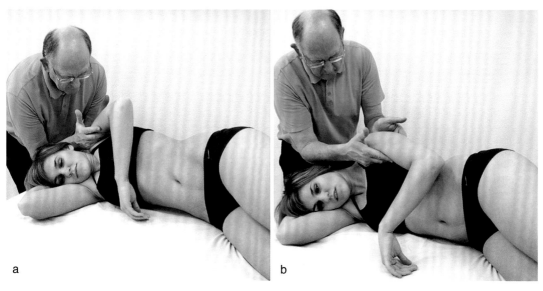

图 6.8 a，b. 抗阻肩胛向前下压

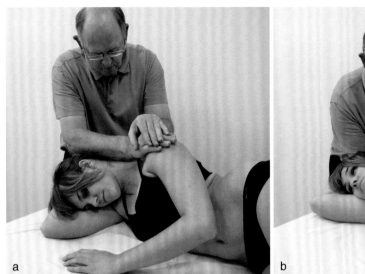
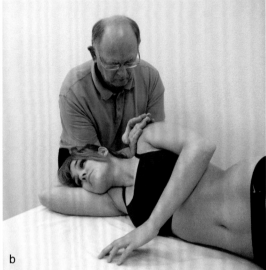

图 6.9　a，b.抗阻肩胛向后上提

记忆要点

- 当做纯肩胛模式时，躯干不能翻转或旋转。
- 盂肱关节复合体是肩胛模式的一部分。肱骨必须能随意跟着活动。

6.4.2　肩胛模式的具体应用（Specific Uses for Scapular Patterns）

- 锻炼肩胛的运动和稳定（图 6.10）
- 锻炼躯干肌：
  - 使用加强时序，阻止肩胛在活动范围起始端的运动，直到感觉到并看到躯干肌肉收缩。当这种情况发生时，改变在肩胛上的阻力以便同时抗阻肩胛和躯干的运动。
  - 在肩胛活动范围的末端，用稳定收缩"锁住"肩胛，用反复收缩锻炼躯干。
  - 使用拮抗肌反转技术训练协调并防止或减少肩胛和躯干肌的疲劳。
- 锻炼功能性活动，如翻身：
  - 在训练肩胛肌和躯干肌之后，治疗师应该扩展其活动至功能性活动，如向前、向后翻身（见 11.4.1，翻身）。给予一个运动指令，如"向前翻转"并用固定的肩胛作为把手抗阻该功能活动。
  - 功能性活动的反复收缩将加强该活动的学习及身体从事该活动的能力。
- 促进颈椎：
  - 促进颈椎运动以及稳定。因为肩胛和颈部肌肉能相互加强，治疗师可能通过抗阻肩胛的运动以触发颈部运动或稳定颈椎。
  - 可以在肩胛和头部同时给予阻力。阻力的大小可以根据是要引起运动还是需要稳定性收缩而定。
  - 牵拉这些相关的肌肉以增加关节活动范围，稳定颈椎并抗阻适当的肩胛运动。根据治疗目的，或使用收缩—放松，或使用保持—放松技术。
- 促进手臂运动和稳定：肩胛和手臂的运动相互影响（抗阻肩胛运动或稳定肩胛对于促

进手臂不论是运动还是稳定都是必需的）（图 6.10）：

—肩胛上提模式可与臂屈模式一起做。

—肩胛下压模式可与臂伸模式一起做。

—通过扩散间接治疗下部躯干。对稳定的或等长收缩的肩胛模式给予持续的最大阻力，
　直到看到和感到下部躯干的肌肉出现期望的收缩。

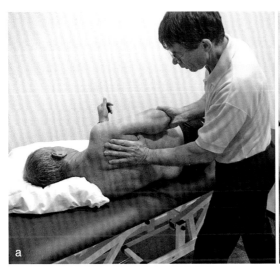 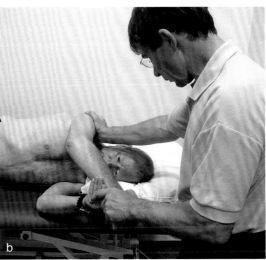

图 6.10　右侧偏瘫的患者。a. 肩胛（向后下压）与臂运动的组合。b. 肩胛（向前上提）与臂运动的组合。

记忆要点

— 肩胛模式也直接作用于脊柱。

— 当使用肩胛模式促进翻身时，肩胛作为把手，可以锻炼翻身。

6.5　骨盆的对角运动（Pelvic Diagonals）

6.5.1　具体的骨盆模式（Specific Pelvic Patterns）

骨盆是躯干的一部分，所以骨盆模式的运动范围依赖于下部脊椎活动度。只要不过度增加腰部的屈或伸，我们可以把骨盆与躯干分开来治疗。从生物力学上讲，只运动骨盆而不运动脊柱是**不**可能的，因为骨盆与脊柱相连接。在应用骨盆模式时，只允许脊柱有小的运动产生。

骨盆模式可以在患者卧位、坐位、四点跪或站立位做。要运动的一侧不能负重。侧卧位（如图示）可使骨盆自由活动，并容易加强躯干和下肢的活动。

主要的运动及涉及的肌肉如下（Kendall 和 McCready 2005）：

运动	肌肉：主要成分
向前上提	腹内斜肌、腹外斜肌
向后下压	对侧腹内斜肌和腹外斜肌
向后上提	同侧腰方肌、同侧背阔肌、髂肋腰肌、胸长肌
向前下压	对侧腰方肌、背阔肌、髂肋腰肌、胸长肌（对侧的）

向前上提和向后下压

治疗师站在患者身后，面对患者下面的（右）肩。

向前上提（Anterior Elevation）（图 6.11 b 和图 6.12；见图 12.27 e，f 和图 12.28 a，b）

■ 抓握

用一只手的手指绕髂嵴抓握，恰好在中线靠前。另一只手重叠在上。

■ 拉长的位置（图 6.12 a）

将骨盆的髂嵴在向后下压的方向上，向后、向下拉。骨盆以弧形向后向下运动（图 6.11）。你能看到和感到从髂嵴到对侧胸廓的组织被拉紧。持续的压力不应引起患者向后翻转或脊柱围绕一个节段旋转。

■ 指令

"向上提骨盆。""上提。"

■ 运动

骨盆向上、向前运动，随着弧形运动骨盆伴有小的后倾。

躯干这一侧有前面的缩短（侧屈）。同时对侧出现拉长。

■ 身体力学

治疗师以跨步身体直立姿势站在患者大腿旁，站立的方向朝向患者的对侧肩。开始时治疗师屈膝、屈肘，向下、向后牵拉髂嵴。随着患者骨盆的运动，治疗师的肘和膝伸直，并将体重从后足转移到前足上。

■ 阻力

阻力线沿着患者的身体弯曲。开始时牵拉骨盆向后，朝向治疗师自己，并向下朝向治疗台。当骨盆运动到中间位置时，阻力线几乎笔直向后。在运动终末时阻力朝向屋顶。

■ 结束位置（图 6.12 b）

骨盆向上（上提），向前（前面）、朝向下面的肩部，伴有轻度的后倾。躯干的上边（左侧）缩短并侧屈而不改变腰椎前凸。

■ 功能性活动

该运动见于步态的摆动期部分及向前翻身。

向后下压（Posterior Depression）（图 6.11 c，e 和图 6.13）

■ 抓握

将一只手掌根部放在坐骨结节上。另一只手重叠其上给予压力。双手的手指向前指向对角线方向。

■ 拉长的位置（图 6.13 a）

向上、向前推坐骨结节带动髂嵴向对侧胸廓靠近（向前上提）。持续的压力不应引起患者向前翻转或脊柱围绕一个节段旋转。骨盆沿着腹部弧形向腹侧向上运动（见图 6.11 中的弧线）。

■ 指令

"向后推我的手。""推。"

■ 运动

骨盆沿弧线向后向下运动。运动侧躯干拉长而不改变腰椎前凸。

■ 身体力学

治疗师的体位与做向前上提模式时相同。腿跨步身体直立并伸肘。随着患者骨盆向下移动而屈肘，并将体重从前足移到后足。

■ 阻力

加在坐骨结节上的阻力始终是向上的，同时沿对角线向前推（向前及颅侧）。

■ 结束位置（图 6.13 b）

骨盆向下、向后运动伴有小幅度前倾。上面的躯干（左侧）被拉长而不改变腰椎前凸。

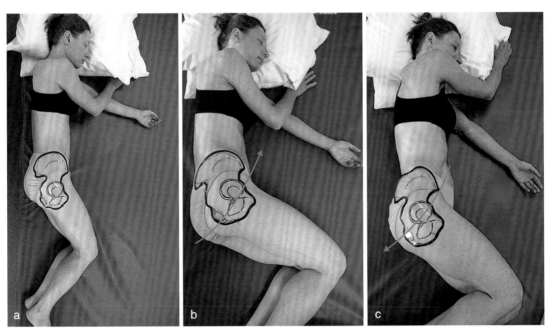

图 6.11　骨盆对角运动。a. 中立位；b. 向前上提；c. 向后下压

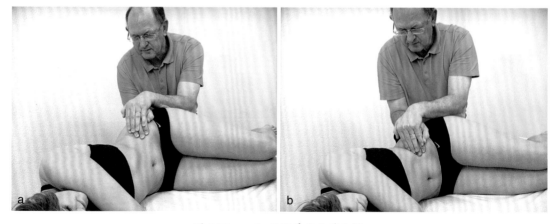

图 6.12   a，b.抗阻骨盆向前上提

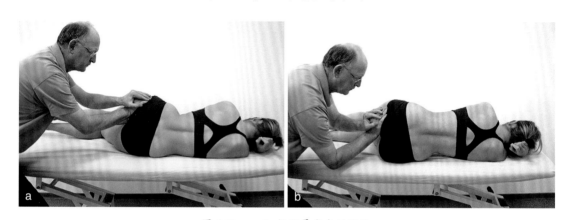

图 6.13   a，b.抗阻骨盆向后下压

■ 功能性活动

该运动见于步态的支撑期活动、跳跃、上下楼梯、高踏步。

向前下压和向后上提（图 6.15 a ~ c）

治疗师站在患者身后，患者下面的（右）腿屈大约25°，治疗师面朝该腿的方向。

向前下压（anterior Depression）（图 6.14 b 和图 6.15 a ~ c，图 12.27 c，d）

■ 抓握

这里有四种可能的抓握方法：

1.将一只手的手指放在股骨大转子上。另一只手压在上面（图 6.15 a）

或抓握在髂前下棘下方。

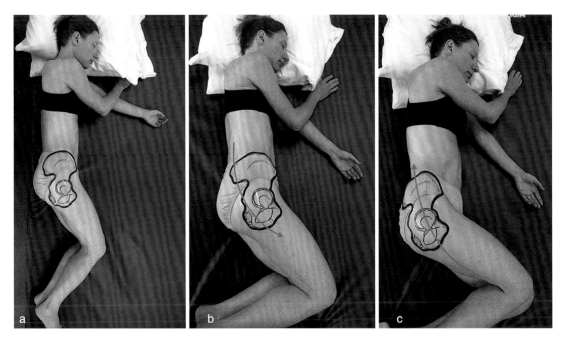

图 6.14 a ~ c.骨盆对角运动。a.中立位；b.向前下压；c.向后上提

2.用于腿部的抓握，将你的右手放在患者的髂前下棘，左手放在患者的左膝（图 6.15 b，c）。你必须把患者的大腿移动到该模式线上（大约屈髋 20°）（图 6.15 b）。

3. 将稍微屈曲的手指放在髂峰上，另一只手压在上面。

4. 前面的手放在髂峰上，而另一只手放在坐骨结节上。将上面的腿摆成外旋以获得正确的弧线（图 6.15 d）。

■ 拉长的位置（图 6.15 a，b）

轻柔地将骨盆向上（颅侧）、向后（背侧），朝向胸椎下段移动（向后上提）。注意不要旋转或压迫脊椎关节。

■ 指令

"向下、向前拉。"（"用膝推我的手。"）

■ 运动

骨盆向前、向下运动；允许骨盆有少许后倾。该侧躯干拉长而不改变腰椎的前凸。

■ 身体力学

治疗师双膝微屈，两腿跨步站立在患者后面。患者下面的大腿摆成屈大约 25° 角，治疗师站在与该腿成一条直线的位置。开始时肘屈曲，以使前臂保持与患者背部平行。随着运动将体重转移到前足，并伸肘。

■ 阻力

运动开始时，阻力朝向患者的胸椎下段。随着运动的继续，阻力线沿着患者身体的曲线行走。在模式的终末，阻力沿对角线向后朝向治疗师，并向上朝向屋顶。

■ 结束位置（图6.15c）

骨盆向下、向前。躯干被拉长而不改变腰椎前凸。

■ 功能活动

在日常活动中我们能见到这种离心活动（下楼梯、摆动末期、负重反应）。为促进这些活动，我们把手放在与促进骨盆向后上提相同的位置上并给予离心收缩以阻力。

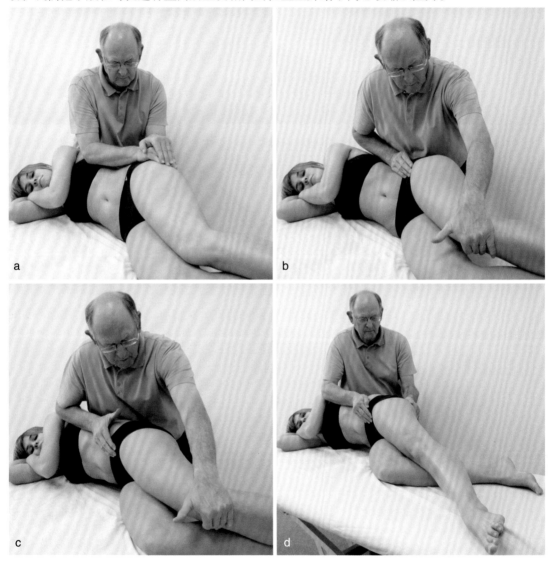

图6.15　a～d.抗阻骨盆向前下压。a.抓握在大转子上；b，c.抓握髂前上棘和膝；d.抓握在髂前上棘和坐骨结节上。摆放左腿于外旋位，以获得正确的弧线

向后上提（Posterior Elevation）（图 6.14 c 和图 6.16，图 12.22 a，b）

■ 抓握

将一只手掌根部放在髂嵴，在中线上和中线稍后的位置上。另一只手重叠其上，手指不接触。

■ 拉长的位置（图 6.16 a）

轻柔地将骨盆向下向前推，直到看到和感到身体侧后方组织被拉紧（向前下压）。持续的压力不应使患者向前翻转或脊柱围绕一个节段旋转。骨盆被置于向前下压的方向。骨盆做弓背形弧线运动。

■ 指令

"骨盆向上、向后推，慢慢用力。"

■ 运动

骨盆向上（颅侧）、向后（背侧）运动成向后上提。该侧躯干缩短（侧屈）伴少许沿弓背弧线的旋转。

■ 治疗师的位置和身体力学

治疗师的位置与做向前下压的位置相同。两腿跨步直立，随着骨盆向上、向后运动，治疗师将体重移到后足上。同时屈曲并降低肘部使之向下指向治疗台。

■ 阻力

开始时通过推髂嵴后部绕向治疗台前方给予阻力。在运动结束时阻力环绕身体呈一弧线将髂嵴朝上向屋顶方向推。

■ 结束位置（图 6.16 b）

骨盆向上向后。面上的（左侧）躯干缩短并侧屈而不增加腰椎的前凸。

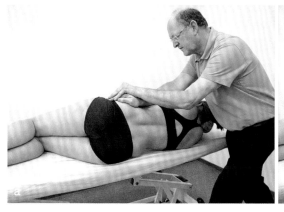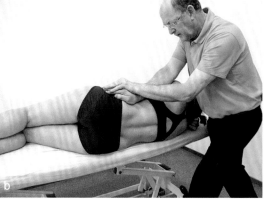

图 6.16　a，b. 抗阻骨盆向后上提

■ 功能活动

向后迈步，准备踢球。

图 6.17 a，b 展示了使用骨盆对角运动治疗一个偏瘫患者的实例。

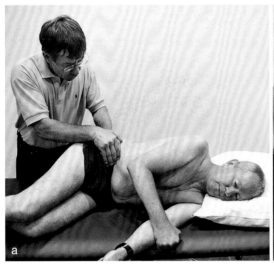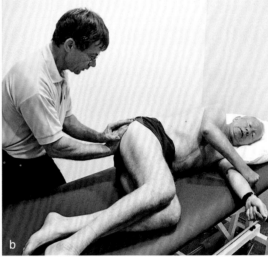

图 6.17 　右侧偏瘫的患者。a. 抗阻骨盆向前上提；b. 抗阻骨盆向后下压

记忆要点

- 纯骨盆模式不改变骨盆倾斜的程度。
- 骨盆运动来自躯干肌的活动。不要让腿推骨盆向上。
- 参与骨盆下压的肌肉是对侧骨盆上提肌肉。

6.5.2　骨盆模式的具体应用（Specific Uses for Pelvic Patterns）

骨盆和下肢相互促进和加强。骨盆下压模式能与腿一起发挥作用，并促进腿的负重。骨盆的上提模式与腿一起发挥作用，并促进腿的迈步或抬腿动作。

- 锻炼骨盆的运动和稳定。（图 6.17 a，b）
- 促进躯干的运动和稳定，使用加强时序和阻力进行促进。

　　抗阻骨盆模式以锻炼下部躯干的屈肌、伸肌和侧屈肌。在锻炼时骨盆不应进一步前倾或后倾。

　　1. 在关节活动范围的起始或全范围使用反复牵拉以加强这些躯干肌肉。

　　2. 使用拮抗肌反转技术以训练协调并预防或减少工作肌的疲劳。

　　使用稳定性反转或节律性稳定以促进下部躯干和骨盆的稳定。

- 锻炼功能性躯干活动。

　　使用稳定性收缩以锁住骨盆，然后给予一个功能性指令，如"翻身"并用稳定骨盆作为把手抗阻该活动（见 11.4.1，翻身）。

　　使用反复收缩以加强和强化功能性活动的学习。

　　使用等张组合技术以训练躯干的运动控制。在患者用向心性和离心性收缩控制躯干运动的同时，保持骨盆的稳定。

使用反转技术以预防或解除肌肉疲劳。

— 骨盆和下肢的相互促进和加强。

骨盆下压模式与腿一起发挥作用并促进腿的负重运动。向后下压锁住骨盆然后锻炼同侧下肢的伸运动。

骨盆上提模式与腿一起发挥作用并促进迈步或抬腿运动。向前上提锁住骨盆，然后锻炼同侧下肢的屈运动。

— 通过扩散间接治疗上部躯干和颈部。对稳定的或等长的骨盆模式给予持续的最大阻力，直到你看到和感觉到上部躯干和颈部肌肉出现期望的收缩。

记忆要点

— 骨盆运动和腿一起作用并促进腿的运动，骨盆模式与下肢模式不尽相同。
— 当使用骨盆模式促进翻身时，用骨盆作为把手，锻炼翻身。

6.6　对称锻炼、交互锻炼和不对称锻炼（Symmetrical, Reciprocal, and Asymmetrical Exercises）

这些组合的治疗目标主要用于躯干的加强、松动、改善协调，或使张力正常化，或用于功能性目标，比如翻身。

除了进行身体的一部分在一个方向上的锻炼（肩胛运动成向前上提）和两个方向的锻炼（肩胛在向前上提和向后下压之间向前和向后运动）外，也可做双侧肩胛或肩胛和骨盆同时锻炼。肩胛和骨盆模式的任何组合都可以使用，这取决于治疗目标和患者的能力。在这里作者描述并图示了两种组合。当你使用对称或非对称模式组合运动时，使用的基本程序（抓握、指令、阻力、时序等）和技术与在一个方向上做单一模式时相同。

6.6.1　对称—交互锻炼和对称组合（Symmetrical-Reciprocal Exercise and Symmetrical Combinations）

在这里肩胛和骨盆在相同的对角线上运动，但模式相反（图 6.18，图 6.19，和图 6.20）。你的体位与对角线方向平行。

这种肩胛和骨盆运动的组合使整个躯干拉长和缩短并反向旋转。这种运动是行走时肩胛、骨盆和躯干正常运动的放大版本。其他功能活动可能是翻身、把身边某物推开、向头上方伸手够物。

对称组合是：骨盆和肩胛都向前方或都向后方。这些组合在从仰卧到侧卧或从侧卧变成仰卧时很有用。

图 6.18 显示的是肩胛向前上提—骨盆向后下压。图 6.20 显示的是肩胛向后下压—骨盆向前上提。图 6.19 显示的是躯干伸并旋转，使用肩胛向前上提与骨盆向后下压对称组合伴肢体运动。

6

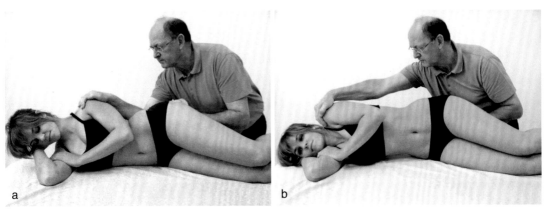

图 6.18　a，b. 对称—相反锻炼：肩胛运动成向前上提，骨盆运动成向后下压

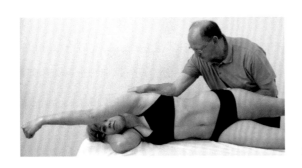

图 6.19　躯干伸并旋转：肩胛与骨盆的对称相反组合伴肢体运动

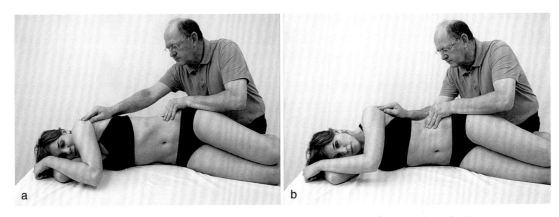

图 6.20　a，b. 对称—相反锻炼：肩胛运动成向后下压，骨盆运动成向前上提

6.6.2　不对称锻炼（Asymmetrical Exercise）

为了进行对称和不对称组合锻炼，可以通过单手使用所有的基本原理和技术。

在这种组合运动中，肩胛和骨盆运动的对角线相反并且对角线之间不是平行的。（图 6.21 和图 6.22）。治疗师站在中间，并使前臂与各自对角线运动方向保持一致。在这种组合运动中治疗师不能使用体重作为阻力。

当肩胛和骨盆都做向前模式运动时（向前两者相互靠近）结果是使这一侧整个躯干屈（图 6.21 和图 6.23）。当两者都做向后模式时（向后两者相互离开）其结果使这一侧整个躯干伸并拉长（图 6.22）。

■ 功能性活动

患者可以从仰卧位运动到俯卧位再返回到仰卧位。

图 6.24 显示了偏瘫患者的不对称和对称组合。

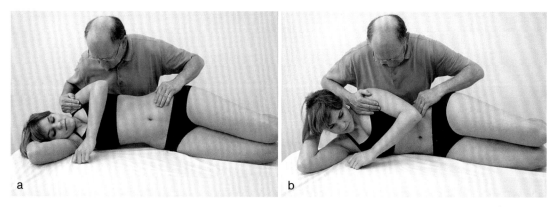

图 6.21　a，b.躯干屈曲的不对称性锻炼：肩胛向前下压，骨盆向前上提

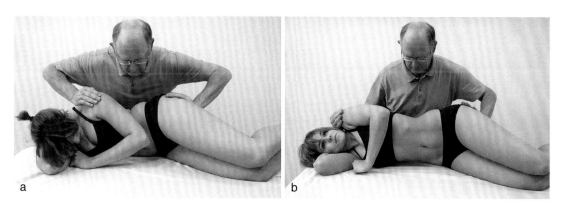

图 6.22　a，b.躯干伸的不对称性锻炼：肩胛向后上提，骨盆向后下压

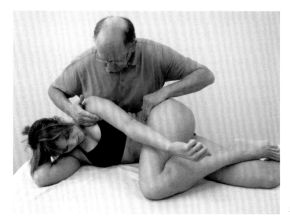

图 6.23　躯干屈：肩胛和骨盆的不对称组合伴肢体运动

6

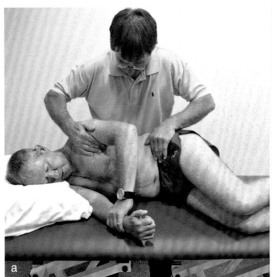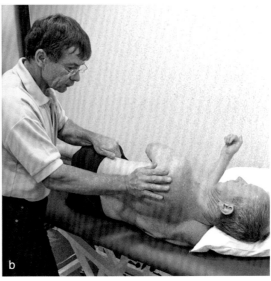

图 6.24 a，b. 右侧偏瘫患者。a. 整个躯干屈：肩胛向前下压与骨盆向前上提的组合；b. 躯干旋转：肩胛向后下压与骨盆向前上提的组合

6.7 知识测试：问题

— 使用肩胛和骨盆模式的治疗目标是什么？
— 在以下步态周期和翻身中，您能看到肩胛和骨盆模式的哪些同侧组合？
  —摆动初期
  —触地初期
  —支撑末期
  —从仰卧到侧卧翻身

参考文献

Kendall FP, McCreary EK (2005) Muscles, testing and function. Williams and Wilkins, Baltimore

Magareye ME, Jones MA (2003) Dynamic evaluation and early management of altered motor control around the shoulder complex. Man Ther 8(4):195–206

Myers JB, Lephart SM (2000) The role of the sensimotor system in the athletic shoulder. J Athl Train 35(3):351–363

第七章

上　肢

7.1　导论（Introduction）

　　手臂模式是一种与躯干相连的三维螺旋运动。它们常用于治疗因神经问题、肌肉疾病或关节活动受限引起的功能障碍。这些模式也用于躯干的锻炼。抗阻上肢强肌还可产生扩散到身体其他部位弱肌的作用。

　　我们可以在手臂模式中使用所有的 PNF 技术（见第三章）。选择单个技术或多个技术的组合将依据患者的状况和治疗目标而定。例如，你可以把动态反转与等张组合相结合，或者将收缩—放松或保持—放松与等张组合及动态反转相组合。

7.2　基本程序（Basic Procedures）

　　■ 对角运动
　　上肢有两条对角线：
　　1. 屈—外展—外旋和伸—内收—内旋
　　2. 屈—内收—外旋和伸—外展—内旋

　　肩和腕—手复合体（wrist-hand complex）连接在一起在该模式中形成协同作用。肘关节可以随意运动成屈、伸、或保持不动。不要让手臂侧向运动脱离正常轨迹去代偿肩关节的运动受限。

　　肩胛运动是每一个模式中不可分割的一部分。肩胛模式的运动描述见第六章。

　　患者仰卧时左臂的基本模式显示在图 7.1 中。所有的描述均参照此体位。右上肢的活动只是在指令中将"左"改为"右"。体位的变化在本章的后面展示。

　　■ 患者的体位
❷ 患者的体位摆放靠近治疗台的左边。

　　把患者的头部和颈部支持在一个舒适的体位，尽可能地使之接近中立位。在开始进行上肢模式之前，想象患者的臂位于两个对角线交叉的中心位置。开始时肩和前臂处于旋转的中立位，把肢体运动成该模式的拉长范围伴适当的旋转，从腕和手指开始。

■ 治疗师的体位

◆ 治疗师站在治疗台的左侧朝向对角线，双手臂与运动方向保持一致。

每节的**第一部分**中描述的抓握都假设治疗师处于这个位置。

我们为锻炼直臂模式给出基本的体位和身体力学。当我们描述的模式有变化时，我们指出变化的体位和身体力学。治疗师的体位可以在基本程序指导下变换。其中的某些变化会在本章的末尾加以图示。

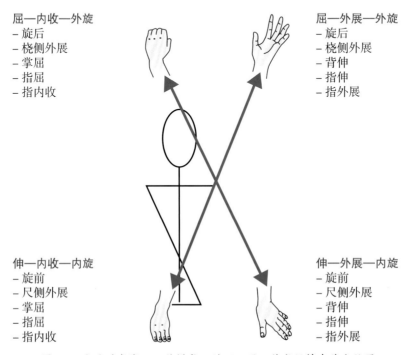

屈—内收—外旋
- 旋后
- 桡侧外展
- 掌屈
- 指屈
- 指内收

屈—外展—外旋
- 旋后
- 桡侧外展
- 背伸
- 指伸
- 指外展

伸—内收—内旋
- 旋前
- 尺侧外展
- 掌屈
- 指屈
- 指内收

伸—外展—内旋
- 旋前
- 尺侧外展
- 背伸
- 指伸
- 指外展

图 7.1　上肢对角线：四种模式，肘可以屈、伸或保持在某个位置

■ 抓握或触觉刺激（见 2.3 节）

抓握遵循手接触的基本程序，与运动的方向相对。本章开头部分（7.2 节）描述了治疗师站在运动臂旁边使用的双手抓握。这里描述了每一种直臂模式的基本抓握。随着治疗师或患者体位的变化，抓握方式也随之改变。当治疗师只能用一只手抓握，而另一只手控制其他肢体时，抓握方式也要改变。抓握住患者手的活动面、手背或手掌，并握住患者手的这一侧抗阻旋转成分。使用蚓状肌抓握可防止挤压或握痛患者的手。记住：疼痛会抑制有效的运动。

当手臂模式以直臂开始，并且以最大拉长或牵拉为主时，我们推荐远端抓握。如果臂和肘从伸运动到屈，从前臂抓握改成上臂近端抓握以便更好地控制肩。如果臂从屈运动到伸，我们推荐开始时近端抓握肱骨，以更好地拉长肩胛和肩部所有肌肉。如果使用强臂来促进躯干，近端的手还可以放在肩胛上或活动的躯干肌上。

■ 阻力

阻力的方向是朝向起始位的一个弧线。治疗师的手臂角度随着肢体通过模式运动而改变。

■ 牵引和挤压

牵引和挤压是阻力的重要部分。在屈和伸的起始阶段使用牵引。在关节活动范围的末端使用挤压，以稳定臂和肩胛。

■ 正常时序和加强时序

■■ 正常时序

以手和腕关节（远端部分）开始此模式，通过全范围运动。肩关节和前臂旋转伴有腕关节的旋转（桡侧偏或尺侧偏）。在完成远端运动后，肩胛和肩关节或肩关节和肘关节共同做全范围的运动。上肢通过对角线做直线运动，在整个运动中伴有柔顺地旋转。

■■ 加强时序

在加强时序部分我们会提供一些锻炼模式中各成分的建议。可以应用这些技术中的任何一种。我们发现反复牵拉（反复收缩）和等张组合效果好。但是在训练中治疗师不要受此限制，我们建议在这一节中，发挥你的想象力。

■ 牵拉

在手臂模式中我们使用牵拉刺激，可伴有或不伴有牵拉反射，以促进更容易的或更强的运动，或起始该运动。

在运动中反复牵拉（反复收缩）促进一个强运动或引导运动到期望的方向上。在模式的起始处反复牵拉用于患者运动起始困难并引导运动的方向。为获得牵拉反射，治疗师必须拉长远端和近端成分。确保不要过度牵拉一块肌肉或关节结构上的肌腱。这一点在腕关节上尤其重要。

■ 扩散和强化

我们可以使用强臂模式（单侧或双侧）以便其作用扩散到身体的其他部分。患者的体位与阻力的大小共同控制扩散的强度。我们使用这种扩散以加强身体其他部分的肌力或松动关节、放松肌肉链，并促进功能活动，比如翻身。

7.3 屈—外展—外旋（图 7.2）

关节	运动	肌肉：主要成分（Kendall 和 McCreary 2005）
肩胛	向后上提	斜方肌，肩胛提肌，前锯肌
肩	屈，外展，外旋	三角肌（前部），肱二头肌（长头），喙肱肌，冈上肌，冈下肌，小圆肌
肘	伸（姿势不变）	肱三头肌，肘肌
前臂	旋后	肱二头肌，肱桡肌，旋后肌
腕	桡侧偏	桡侧腕伸肌（长肌和短肌）
手指	伸，桡侧偏	指长伸肌，骨间肌
拇指	伸，外展	拇伸肌（长肌和短肌），拇长展肌

■ 抓握

■■ 远端的手

治疗师的右手抓握患者手背。手指放在桡侧（第1和第2掌骨），大拇指在尺侧缘给予相反的压力（第5掌骨）。不接触手掌。

> 注意

不要挤压患者的手。

■■ 近端的手

从患者臂的下面，握住前臂靠近腕部的桡侧和尺侧部分。用蚓状肌抓握可避免给患者前臂的前面（掌面）任何压力。

■ 抓握的变化

为加强肩或肩胛的运动，在腕关节的运动结束后，用近端的手去抓握上臂或肩胛（图7.2 d，e）。

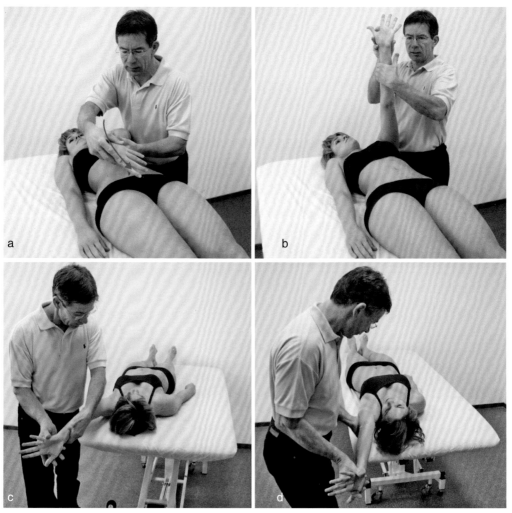

图7.2　屈—外展—外旋。a.开始体位；b.中间体位；c.结束体位；d.肩关节运动的加强（接后页）

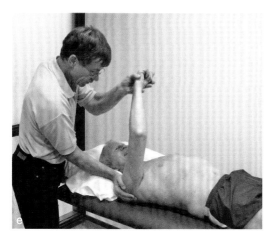

图 7.2（续） e. 右侧偏瘫患者。屈—外展—外旋：近端的手进行肩胛向后上提及躯干拉长

■ 拉长的位置

置腕关节于尺侧偏及前臂旋前位。保持腕和手的位置，同时运动肩到伸和内收。你可以使用轻柔地牵引以帮助拉长肩和肩胛肌肉。肱骨跨越中线到右边，手掌面朝向右侧髂骨。牵引使肩胛向前下压。继续这个运动可使患者的躯干向右侧屈。

■ 身体力学

在靠近患者的肩或高于其肩处跨步站立，左脚在前。面向运动线。开始时治疗师身体的重量在前脚上，让患者的运动推动你的体重转移到后脚上。转身继续保持面向运动线。

■ 牵拉

同时牵拉肩和手。治疗师近端的手做快速的牵引及肩关节和肩胛的旋转。远端的手牵引腕关节。

▶ 注意

要在掌骨线上牵引腕关节。不要迫使腕关节过度屈。

■ 指令

"举手，抬胳膊。" "抬！"

■ 运动

当腕关节运动成桡侧偏时，手指和拇指伸展。手的桡侧带动肩关节运动至屈伴外展和外旋。肩胛运动成向后上提。此运动继续向上，以达到拉长左侧躯干的目的。

■ 阻力

你远端的手通过对伸腕的牵引结合旋转的阻力抗阻桡侧偏。阻抗前臂旋后和肩关节外旋及外展的阻力来自在腕关节施加的旋转阻力。牵引力抵抗腕关节伸和肩关节屈的运动。

你近端的手同时使用牵引力和旋转阻力。阻力线向后朝向起始位。保持牵引力会引导你的阻力在适当的弧线中。

在肩关节活动范围末端，通过肱骨使用挤压以抗阻肩胛上提并稳定肩关节。

■ 结束位置

肱骨全屈（大约距左耳三指），手掌与冠状面大约呈 45°。肩胛在向后上提位。肘关节保持伸。腕关节充分地桡侧偏，手指和拇指向桡侧偏。

■ 加强时序

治疗师可以在肩关节屈开始段或活动范围的中间段阻止运动以锻炼腕关节、手或手指。

— 用牵引做腕部的牵拉，不要过度屈曲。
— 过度的肩旋转限制肩胛运动。
— 在模式的末端躯干处于被拉长的位置。

7.3.1 屈—外展—外旋伴肘关节屈（图 7.3）

关节	运动	肌肉：主要成分（Kendall 和 McCreary 2005）
肩胛	向后上提	斜方肌，肩胛提肌，前锯肌
肩	屈，外展，外旋	三角肌（前部），肱二头肌（长头）喙肱肌，冈上肌，冈下肌，小圆肌
肘	屈	肱二头肌，肱肌
前臂	旋后	肱二头肌，肱桡肌，旋后肌
腕	桡侧偏	桡侧腕伸肌（长肌和短肌）
手指	伸，桡侧偏	指长伸肌，骨间肌
拇指	伸，外展	拇伸肌（长肌和短肌），拇长展肌

■ 抓握
■■ 远端的手
你的远端抓握与 7.3 节里描述的直臂模式相同。
■■ 近端的手
你的近端手开始时可采用直臂模式里的抓握方式。在肩关节和肘关节开始屈时，近端的手上移抓握肱骨。手指从内侧环绕肱骨，并用手指给予运动方向相反的压力。抗阻旋转的力来自治疗师的手指和前臂的力线。
■■ 抓握的变化
近端的手可移动到肩胛以加强肩胛的运动。

■ 拉长的体位

肢体的位置同直臂模式。

■ 身体力学

与直臂模式一样跨步站立。让患者推动你，使体重从前脚移到后脚。面朝运动线并跟随运动线。

■ 体位的变化

你站在治疗台的右边，面朝患者的左肩。你的左手放在患者的手上，你的右手放在肱骨上。右脚向前跨一步站立。当患者的上肢向上运动至屈曲时，治疗师的左脚向前跨一步。如果治疗师选择这种姿势，移动患者到治疗台的右边（图 7.3 d，e）。

■ 牵拉

运用与直臂模式中相同的运动进行牵拉反射。

7

❷ 注意

在掌骨线上牵引腕关节。不要迫使腕关节过度屈曲。

■ 指令

"举起手，抬臂、肘弯曲。""抬！"

■ 运动

手指和拇指伸，腕运动成桡侧偏与直臂模式相同。接着肘关节和肩关节开始运动。当肩关节完成屈时，肘关节屈使手和前臂运动越过面部。

■ 阻力

与在直臂模式中相同，你的远端手抗阻腕和前臂。通过在弧线上牵引并向起始位牵引抗阻肘关节屈。

治疗师近端的手通过肱骨向起始位给予旋转阻力并牵引。两手分别用力，使阻力适合于肩关节和肘关节的力量。

■ 结束位置

肱骨全屈，伴有肩胛向后上提。肘关节屈，患者的前臂触摸头部。腕关节再次最大限度地向桡侧偏，手指和大拇指向桡侧偏。肩关节和前臂的旋转与直臂模式相同。如果你伸患者的肘关节，其位置与上直臂模式相同。

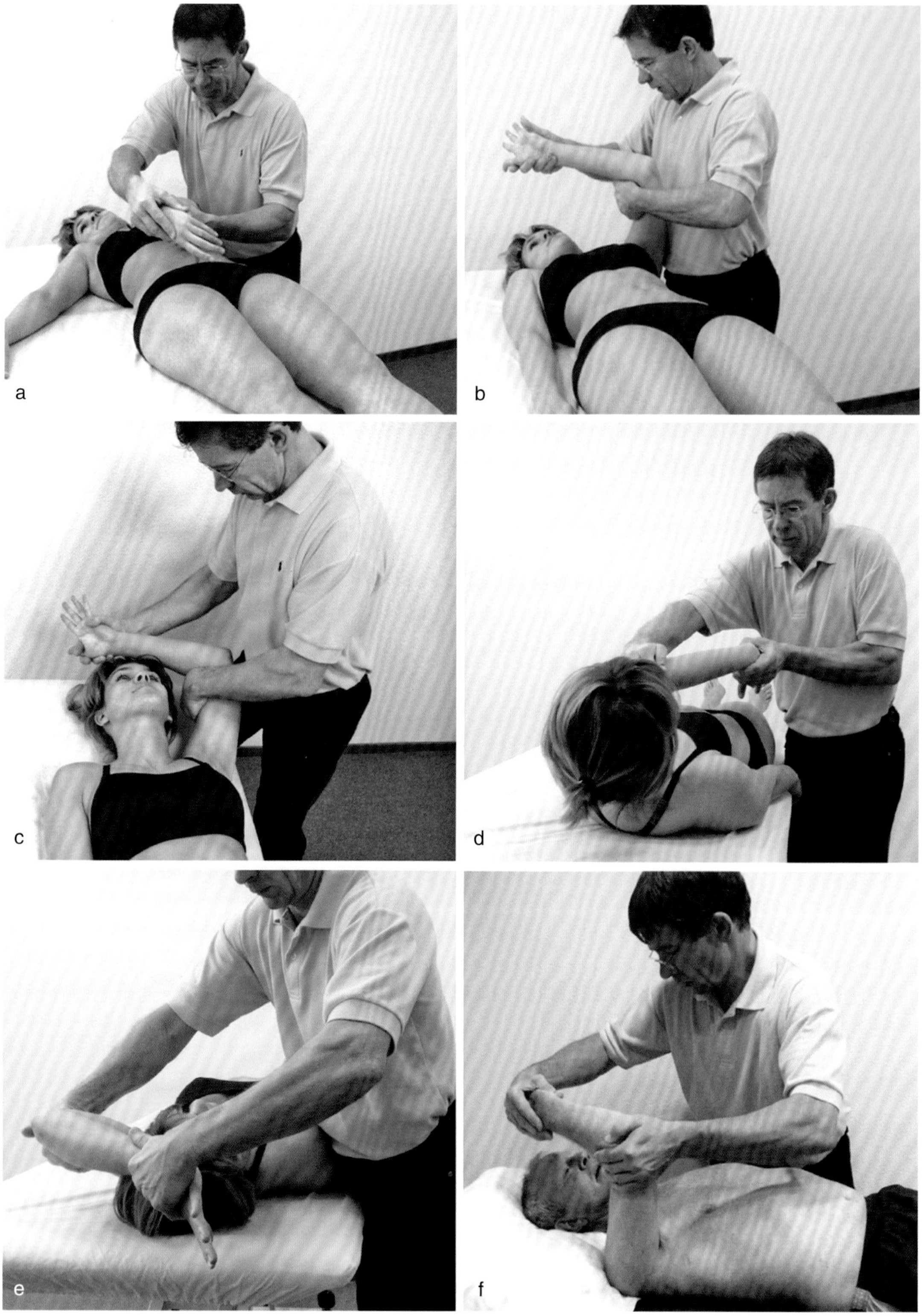

图 7.3　a～f. 屈—外展—外旋伴肘关节屈。a～c. 治疗师常用的姿势；d，e. 治疗师站在治疗台另一边的替代姿势；f. 偏瘫患者，让患者触摸自己的头

■ 加强时序

运动的三个节段，肩关节、肘关节和腕关节，你可以固定其中的任意两个并锻炼第三个关节。

肘关节弯曲时，很容易锻炼与前臂旋转分离的上臂外旋，以及与肩关节旋转分离的前臂旋转。在肩关节和肘关节的力量最大处做这个训练。在这些锻炼中你可以做肩关节全范围的外旋，但在完成此模式前要回到轨迹上。

当锻炼患者的腕或手时，你近端的手移至前臂，并用该手对肩关节和肘关节施加阻力。你远端的手现在有空给腕关节和手的运动施加适当的阻力。为了锻炼手指和大拇指，你移动近端的手移给腕关节的远端施加阻力。你远端的手现在可以共同地或单独地锻炼手指。

阻止肩关节屈活动范围的起始段或中段的活动并锻炼肘关节、腕关节、手或手指。

记忆要点

- 通过牵引来牵拉腕关节，不要过度屈。
- 用向起始位的牵引抗阻肘的屈。
- 伸患者的肘，该体位与直臂模式相同。
- 给予一个功能性的指令，如"触摸你的头顶。"

7.3.2 屈—外展—外旋伴肘关节伸（图 7.4）

关节	运动	肌肉：主要成分（Kendall 和 McCreary 2005）
肩胛	向后上提	斜方肌，肩胛提肌，前锯肌
肩	屈，外展，外旋	三角肌（前部），肱二头肌（长头）喙肱肌，冈上肌，冈下肌，小圆肌
肘	伸	肱三头肌，肘肌
前臂	旋后	肱二头肌，肱桡肌，旋后肌
腕	桡侧偏	桡侧腕伸肌（长肌和短肌）
手指	伸，桡侧偏	指长伸肌，骨间肌
拇指	伸，外展	拇伸肌（长肌和短肌），拇长展肌

■ 抓握

你的远端抓握与直臂模式相同。你近端的手放在旋后的肘关节处，使手指能给运动相反方向加压（图 7.4 a）。

■ 拉长的体位

患者的肩胛、肩关节、前臂和腕关节的姿势与直臂模式相同。肘关节全屈。

■ 起始位的变化

治疗师还可以靠近骨盆，面对患者站立。左手抓握肱骨和三头肌，牵引上臂成伸、内收和内旋，肩胛向前下压。

■ 身体力学

治疗师使用与直臂模式中相同的跨步站立姿势。如同在直臂模式中一样转移你的体重。

■ 牵拉

同时牵拉肩关节、肘关节和手。你近端的手以一个快速牵引和旋转动作牵拉肩关节和肩胛。在牵拉肘关节伸的同时，治疗师远端的手继续牵引手和腕关节。

⊙ 注意

牵引腕关节时，不要迫使它过度屈。

■ 指令

"举起手，胳膊上抬，同时伸直肘。""推！""向上够。"

■ 运动

手指和大拇指伸，腕关节运动成桡侧偏，如前。随后肘关节和肩关节开始运动。在肩关节屈时，肘关节伸，运动手和前臂到面前。在肩关节和肩胛完成它们的运动时，肘关节达到全伸。

■ 阻力

你远端的手抗阻腕和前臂，同直臂模式一样。通过朝向肘关节屈的起始位旋转前臂和手对肘关节的伸施加阻力。你近端的手通过向起始位的牵引结合旋转给予肱骨阻力。

你的两只手分别使用适当的阻力以适应肘的力量和肩的力量。在肩活动范围的末端使用通过肱骨的挤压以抗阻肩胛上提并稳定肩和肘。

■ 结束位置

结束位置与直臂模式相同。

■ 加强时序

在活动范围起始时阻止伸肘并锻炼肩关节。在肩关节屈至中间范围时锁住肩关节，锻炼肘关节伸及旋后。

记忆要点
－ 用牵引进行腕关节的牵拉，不要过度屈腕。
－ 使用一个回到旋前和屈的回旋力以抵抗肘伸。

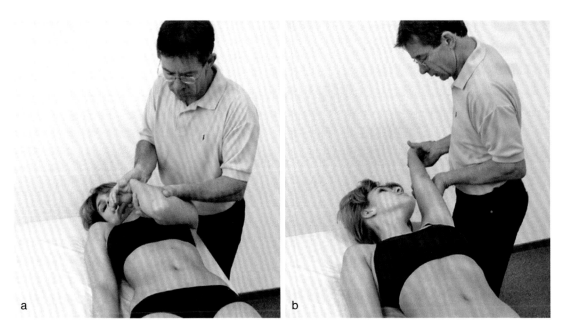

图 7.4 屈—外展—外旋伴肘关节伸。a，b. 标准抓握

7.4 伸—内收—内旋（Extension–Adduction–Internal Rotation）（图 7.5）

关节	运动	肌肉：主要成分（Kendall 和 McCreary 2005）
肩胛	向前下压	前锯肌（下部），胸小肌，菱形肌
肩	伸，内收，内旋	胸大肌，大圆肌，肩胛下肌
肘	伸（姿势不变）	肱三头肌，肘肌
前臂	旋前	肱桡肌，旋前肌（圆肌和方肌）
腕关节	尺侧偏	尺侧屈腕肌
手指	屈，尺侧偏	指屈肌（浅肌和深肌），蚓状肌，骨间肌
拇指	屈，内收，对掌	拇屈肌（长肌和短肌），拇内收肌，拇对掌肌

■ 抓握

■■ 远端的手

你的左手接触患者的手掌面。你的手指在桡侧（第 2 掌骨），拇指抵压尺骨缘（第 5 掌骨）。不要接触手背。

❯ 注意

不要挤压患者的手。

■■ 近端的手

你的右手自桡侧握住患者前臂接近腕关节处。你的手指接触尺侧缘，大拇指在桡侧缘。

■ 拉长的体位

置腕关节于桡侧偏和前臂旋后。在你运动肩成屈和外展时，保持腕和手在这个位置上。你可以用轻柔的牵引以帮助长拉肩和肩胛肌肉。手掌与侧面大约成 45° 角。牵引带动肩胛成向后上提。继续牵引使患者的躯干从左到右被对角拉长。过度外展会妨碍躯干伸长。过度外旋会妨碍肩胛充分地向后上提。

如果患者刚刚完成拮抗肌的运动（屈—外展—外旋），就从该模式的结束位置开始。

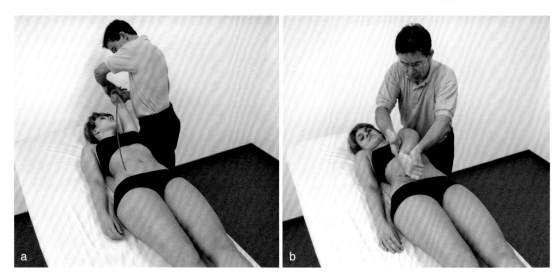

图 7.5　伸—内收—内旋

■ 身体力学

在患者肩关节的上方，你的左脚向前跨一步站立。面向运动线。开始时体重在你的后脚上，让患者的运动推你的体重移到前脚上。转身继续面向运动线。

■ 牵拉

同时牵拉肩关节和手。你近端的手对肩关节和肩胛做快速地牵引伴旋转。

❯ 注意

不要迫使肩关节过度屈。

你远端的手牵引腕关节。

❯ 注意

沿掌骨线牵引腕关节。不要迫使腕过伸。

■ 指令

"紧握我的手，向斜下推。" "握紧，推！"

■ 运动

当腕关节运动至尺侧偏时，手指和大拇指屈。手的桡侧带动肩关节运动至伸伴内收和内旋及肩胛向前下压。继续此运动带动患者的躯干屈伴颈屈向右侧。

■ 阻力

你远端的手在患者屈的腕关节做牵引结合旋转阻力抗阻尺侧偏。在腕关节的旋转阻力抗阻前臂旋前和肩关节内收与内旋。在腕关节的牵引抗阻腕关节屈和肩关节伸。

你近端的手将牵引力与旋转阻力相结合。阻力线朝向起始位。保持牵引力将引导你在恰当的弧线上施加阻力。

在肩关节和肩胛接近关节活动范围末端时，你的手从牵引变为挤压。挤压抗阻肩胛下压并稳定肩关节。

■ 结束位置

肩胛处于向前下压位。肩关节伸、内收及内旋伴随肱骨越过中线至右侧。前臂旋前，腕关节和手指屈，掌面朝向右髂骨。

■ 加强时序

你可以在肩关节开始伸时阻止该运动，或让肩运动到活动范围的中间位阻止该运动，以锻炼腕关节、手和手指。为锻炼手指和大拇指，你近端的手移到患者腕关节远端施加阻力。你远端的手现在可以一起或分别锻炼患者手指。

记忆要点

- 用牵引进行腕和肩的牵拉，不要过度屈。
- 在关节活动范围的末端挤压以抗阻肩胛并稳定肩。
- 肱骨越过中线。

7.4.1 伸—内收—内旋伴肘关节伸（图 7.6）

关节	运动	肌肉：主要成分（Kendall 和 McCreary 2005）
肩胛	向前下压	前锯肌（下部），胸小肌，菱形肌
肩	伸，内收，内旋	胸大肌，大圆肌，肩胛下肌
肘	伸	肱三头肌，肘肌
前臂	旋前	肱桡肌，旋前肌（圆肌和方肌）
腕	尺侧偏	尺侧腕屈肌
手指	屈，尺侧偏	指屈肌（浅肌和深肌），蚓状肌，骨间肌
拇指	屈，内收，对掌	拇屈肌（长肌和短肌），拇内收肌，拇对掌肌

■ 抓握

你的远端抓握与直臂模式中的抓握相同。你近端的手环握肱骨下面，这样手指可向运动相反的方向施加压力。在运动的起始阶段，治疗师可以用前臂在患者掌侧给予患者前臂以阻力（图 7.6a）。

■ 拉长的体位

肱骨全屈伴肩胛向后上提。肘关节屈，患者前臂触及头部。腕关节充分地桡侧偏伴手指伸。

■ 身体力学

你的身体力学与直臂模式的身体力学相同。

■ 牵拉

同时牵拉肩关节和手。你近端的手做肩关节和肩胛的快速牵引伴旋转。你远端的手牵引腕关节。通常，患者的前臂触及头部，防止增加肘屈。

■ 指令

"握紧我的手，向下推、斜穿过来，肘伸直。""握紧，推！""伸向右髋。"

■ 运动

手指和大拇指屈，腕关节运动成尺侧偏。肩关节开始运动成伸—内收，然后肘关节开始伸。手向下运动至对侧髋部。当肩关节和肩胛完成它们的运动时，肘关节达到全伸。

■ 阻力

你远端的手抗阻腕和前臂，和直臂模式一样。通过旋转前臂和手回到肘屈的起始位给伸肘以阻力。给予挤压以促进伸肘。

你近端的手通过肱骨给予牵引，并朝向起始位给予旋转阻力。在肩和肩胛通过其关节活动范围的半程时，从牵引变为挤压。

你的两只手分别用适当的力，使阻力适应肘关节和肩关节的力量。

■ 结束位置

结束位置与直臂模式相同。

■ 加强时序

在关节活动范围开始时阻止伸肘以锻炼肩关节。固定肩关节于伸活动范围的中段，以锻炼肘关节伸伴旋前。

记忆要点

- 肱骨越过中线。
- 正常时序：肘和肩的运动同时发生。

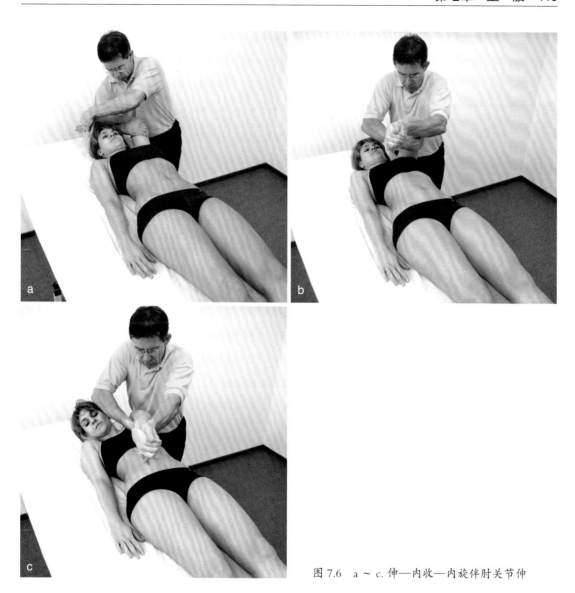

图 7.6 a ~ c. 伸—内收—内旋伴肘关节伸

7.4.2 伸—内收—内旋伴肘关节屈（图 7.7）

关节	运动	肌肉：主要成分（Kendall 和 McCreary 2005）
肩胛	向前下压	前锯肌（下部），胸小肌，菱形肌
肩	伸，内收，内旋	胸大肌，大圆肌，肩胛下肌
肘	屈	肱二头肌，肱肌
前臂	旋前	肱桡肌，旋前肌（圆肌和方肌）
腕	尺侧偏	尺侧腕屈肌
手指	屈，尺侧偏	指屈肌（浅肌和深肌），蚓状肌，骨间肌
拇指	屈，内收，对掌	拇屈肌（长肌和短肌），拇内收肌，拇对掌肌

■ 抓握

你远端手和近端手的抓握与伸—内收—内旋伴肘关节伸时的抓握相同。

■ 抓握的变化

在运动开始后，治疗师近端的手可移动到肘或肩胛以加强近端的运动（图7.7 b）。

■ 拉长的体位

此体位与直臂模式中的体位相同。

■ 牵拉

该牵拉与直臂模式中的牵拉相同。

■ 指令

"握紧我的手，向下拉，斜穿过来，弯肘。""握紧，拉。"

■ 运动

手指和大拇指屈，腕关节运动成尺侧偏。肩关节开始运动成伸—内收，肘关节开始屈。当肩关节和肩胛完成运动时，肘关节达到全屈。

■ 阻力

你远端的手抗阻腕和前臂，同直臂模式一样。通过前臂旋后和朝向肘伸的起始位给肘屈以阻力。

你近端的手通过肱骨向起始位给予牵引结合旋转阻力。在肩和肩胛通过其关节活动度的半程时，治疗师的手从牵引变为挤压。

你的两只手分别用适当的力，使阻力适应肘关节和肩关节的力量。

■ 结束位置

肱骨伸伴内收，肩胛向前下压。肘关节全屈。腕关节尺侧偏，手握拢。在肩关节和前臂的旋转与直臂模式中的相同。如果治疗师伸患者的肘关节，体位与直臂模式相同。

■ 加强时序

三个运动节段，肩关节、肘关节和腕关节，你可以固定其中任何两个，锻炼第三个。

在肘关节弯曲时很容易锻炼与其他运动分离的内旋。在肩关节伸的力量达到最大处锻炼这个运动。在这些锻炼中，你可以让肩关节做全范围内旋，并在完成此模式前回到轨迹上。

在锻炼患者的腕关节或手时，你近端的手移至患者的前臂，通过朝向起始位的牵拉，对肩关节和肘关节施加阻力。你远端的手现在可以随意对腕关节和手给予适当的阻力。为锻炼手指和拇指，将你近端起稳定作用的手移至腕关节的远端。

你可以在肩关节伸开始时阻止运动并锻炼肘关节、腕关节、手或手指。另外，你可以在肩关节和肘关节运动至关节活动范围中段时给予固定，以锻炼腕关节和手。手放的位置，应使患者在手运动时能看到它。

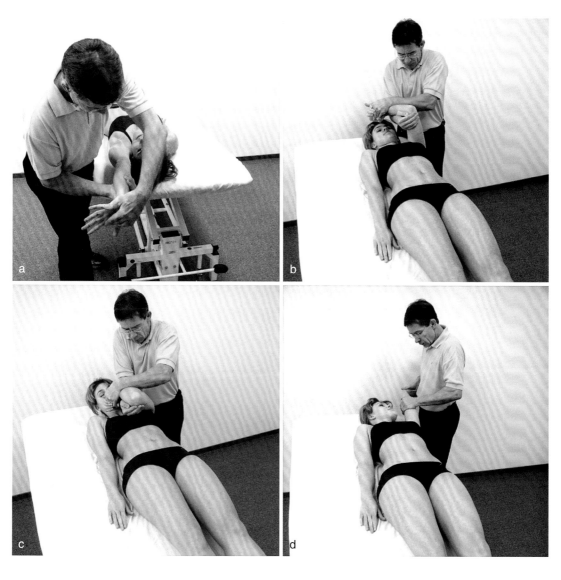

7

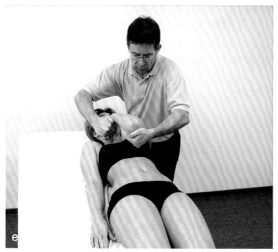

图 7.7 a ~ e. 伸—内收—内旋伴肘关节屈。a ~ c.
标准抓握；d, e. 抓握的变化

记忆要点

- 通过适当的旋转，肱骨将越过中线。
- 使用向起始位的牵引抗阻肘屈。
- 正常时序：肘和肩运动同时发生。

7.5 屈—内收—外旋（Flexion-Adduction-External Rotation）（图 7.8）

关节	运动	肌肉：主要成分（Kendall 和 McCreary 2005）
肩胛	向前上提	前锯肌（上部），斜方肌
肩	屈，内收，外旋	胸大肌（上部），三角肌（前部），肱二头肌，喙肱肌
肘	伸（姿势不变）	肱三头肌，肘肌
前臂	旋后	肱桡肌，旋后肌
腕	桡侧偏	桡侧腕屈肌
手指	屈，桡侧偏	指屈肌（浅肌和深肌），蚓状肌，骨间肌
拇指	屈，内收	拇屈肌（长肌和短肌），拇内收肌

■ 抓握

■■ 远端的手

你的右手接触患者手的掌面。你的手指在尺侧（第 5 掌骨），你的大拇指在桡侧给予压力（第 2 掌骨）。不接触手的背面。

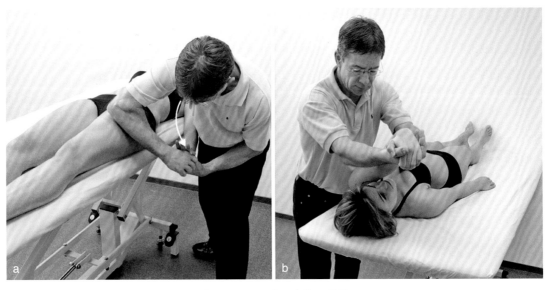

图 7.8　a，b. 屈—内收—外旋

❯ 注意

不要挤压患者的手。

■■ 近端的手

你的左手靠近腕关节近端从下面抓握患者前臂。手指在桡侧，拇指在尺侧。

■ 抓握的变化

为加强肩关节或肩胛的运动，在肩关节开始运动后，移动近端的手抓握上臂或肩胛。

■ 拉长的体位

置腕关节于尺侧偏及前臂旋前。保持腕和手在这个位置，同时运动肩关节成伸、外展位。腕大约成 45° 角背伸朝向身体。牵引带动肩胛向后下压。继续牵引患者缩短的左侧躯干。肩关节过度外展会妨碍躯干运动，而且会拉肩胛脱离正常位置。过度内旋使肩胛向前倾斜。

■ 身体力学

在患者的肘关节旁跨步站立，面朝患者的双足。患者手臂的屈和外旋运动使你转过身，这样你面朝上对着患者头部的对角线方向。让患者的运动拉动治疗师的体重从后脚移到前脚。

■ 牵拉

你近端的手对肩关节和肩胛做一个快速牵引及旋转。同时你远端的手对腕关节进行牵引。

❷ 注意

沿掌骨线牵引腕关节。不要迫使腕关节过伸。

■ 指令

"握紧我的手，向上拉、越过你的鼻子。""握紧，拉。"

■ 运动

当腕关节运动成桡侧偏时，手指和拇指屈。手的桡侧引导肩关节运动成屈伴内收和外旋及肩胛向前上提。继续此运动拉长患者的躯干并向右侧旋转。

■ 阻力

你远端的手牵引屈曲的腕关节，结合对桡侧偏的旋转阻力。在腕关节的旋转阻力提供了对前臂旋后、肩关节内收和外旋的阻力。牵引力抗阻腕关节和肩关节屈曲。在该运动的末端你可能需要用远端的手给予挤压以稳定肘关节于伸位。

你近端的手将牵引力和旋转阻力结合使用。阻力线朝向起始位。保持牵引力引导你的阻力在正确的弧线上。

■ 结束位置

肩胛位于向前上提位，肩关节屈、内收伴外旋，肱骨越过中线（在患者面部上方）。前臂旋后，肘关节伸直，腕关节和手指屈。继续运动将引起患者躯干旋转并拉长。

■ 加强时序

你可以阻止肩关节屈曲的起始活动，或让肩关节运动到中间位并锻炼腕关节、手或手指。固定前臂于旋转或允许它和腕关节一起运动。

记忆要点

－ 用牵引进行腕和肩的牵拉，不要过度伸。
－ 用远端的手挤压，以稳定伸肘于活动范围末端。
－ 肱骨越过中线（如果患者的头不转动，从鼻子前越过）。

7.5.1 屈—内收—外旋伴肘关节屈（图7.9）

关节	运动	肌肉：主要成分（Kendall 和 McCreary 2005）
肩胛	向前上提	前锯肌（上部），斜方肌
肩	屈，内收，外旋	胸大肌（上部），三角肌（前部），肱二头肌（长头），喙肱肌
肘	屈	肱二头肌，肱肌
前臂	旋后	肱桡肌，肱二头肌，旋后肌
腕	桡侧偏	桡侧腕屈肌
手指	屈，桡侧偏	指屈肌（浅肌和深肌），蚓状肌，骨间肌
拇指	屈，内收	拇屈肌（长肌和短肌），拇内收肌

■ 抓握

你的远端抓握与直臂模式一样。你近端的手开始时用直臂模式的抓握。当肩关节和肘关节开始屈时，这只手上移，握住肱骨。从内侧环绕抓握肱骨，并用手指向运动相反的方向施加压力。对旋转的阻力来自你的手和前臂这条线（图7.9）。

■ 抓握的变化

近端的手可以移到肩胛以加强其运动。

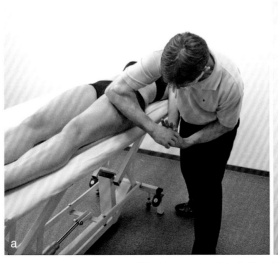
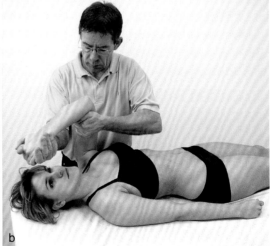

图 7.9　a～c. 屈—内收—外旋伴肘关节屈（接后页）

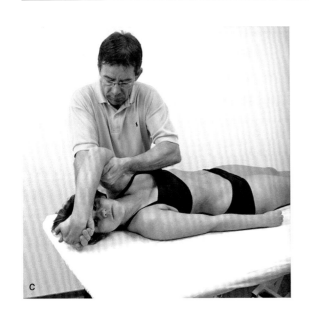

图 7.9（续） 屈—内收—外旋伴肘关节屈

7

■ 拉长的体位

拉长的肢体位置与上肢伸直模式相同。

■ 身体力学

你的身体力学与直臂模式相同。使用你的体重作为阻力。

■ 牵拉

使用与直臂模式中相同的运动做牵拉反射。

▶ 注意

在掌骨线上牵引腕关节。不要迫使腕关节过伸。

■ 指令

"握紧我的手，向上拉、越过你的鼻子，弯肘。""握紧，拉。""摸你的右耳朵。"

■ 运动

在腕关节屈和前臂旋后之后，肩关节和肘关节开始屈。肩关节和肘关节用同样的速度运动，并同时完成运动。

■ 阻力

你远端的手抗阻腕关节和前臂，与直臂模式相同。旋转阻力加牵引朝向起始位给予肘关节的屈以阻力。你近端的手朝向起始位旋转并牵拉肱骨。

两只手分别用力，这样使阻力适应肩关节和肘关节的力量。

■ 结束位置

患者的肩关节、前臂和手的位置同直臂模式。肘关节屈，患者握紧的手可以触及右耳。肩关节和前臂的旋转与直臂模式相同。伸直肘关节以检查旋转的程度。

■ 加强时序

三个运动节段，肩关节、肘关节和腕关节，你可以固定其中任何两个节段，锻炼第三个节段。

肘关节弯曲时，可以容易地锻炼与前臂旋转分离的上臂外旋或与肩旋转分离的前臂旋后。在肩关节和肘关节屈曲力量最大处做该锻炼。如果你做肩关节全关节活动范围的外旋，在完成此模式之前返回到轨迹上。

你可以固定肩于屈活动范围的中段，并锻炼腕关节和手指运动。在这种体位上患者可以看到运动。当锻炼腕或手时，你移动近端的手到患者前臂或手，以稳定和抗阻近端的关节。另一只手抓握在要进行锻炼的关节远端。

记忆要点

— 肱骨必须越过中线（如果患者的头不转动，越过鼻子）。
— 抗阻旋后促进肘运动。

7.5.2　屈—内收—外旋伴肘关节伸（图 7.10）

关节	运动	肌肉：主要成分（Kendall 和 McCreary 2005）
肩胛	向前上提	前锯肌（上部），斜方肌
肩	屈，内收，外旋	胸大肌（上部），三角肌（前部），肱二头肌，喙肱肌
肘	伸	肱三头肌，肘肌
前臂	旋后	肱桡肌，旋后肌
腕	桡侧偏	桡侧腕屈肌
手指	屈，桡侧偏	指屈肌（浅肌和深肌），蚓状肌，骨间肌
拇指	屈，内收	拇屈肌（长肌和短肌），拇内收肌

■ 抓握
■■ 远端的手

远端的抓握与直臂模式相同。

■■ 近端的手

你近端的手开始时抓握前臂，使用与直臂模式相同的抓握。在肩关节开始屈、肘关节伸时，你可以移动远端的手向上抓握肱骨。从内侧环绕握住肱骨，并用手指向运动相反的方向施加压力。你也可以在模式起始时这样抓握肱骨。

■ 拉长的体位

开始的肢体位置与直臂模式相同。你用近端的手保持对肩关节和肩胛的牵引，同时用该手屈肘关节。你远端的手牵引腕关节成尺侧偏。如果你开始用的是左手抓握肱骨，那么你用远端的（右）手屈肘关节。

■ 身体力学

你的身体力学与直臂模式相同，用你的身体重量作为阻力。

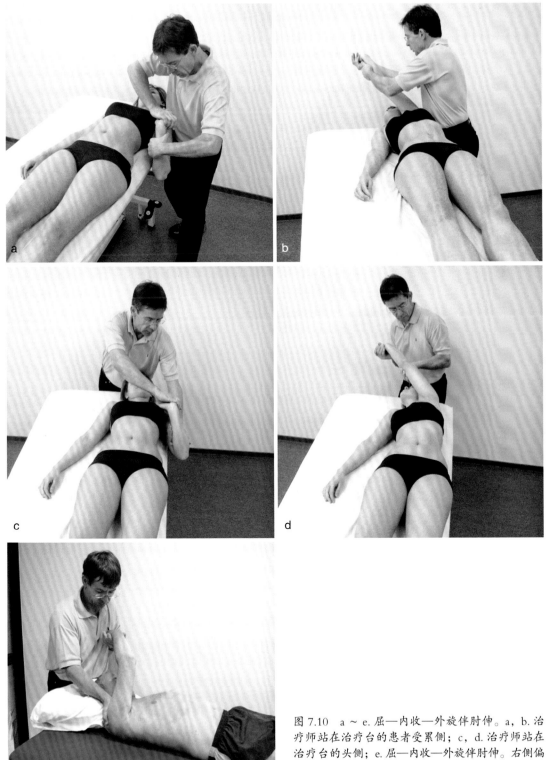

图 7.10　a～e. 屈—内收—外旋伴肘伸。a，b. 治疗师站在治疗台的患者受累侧；c，d. 治疗师站在治疗台的头侧；e. 屈—内收—外旋伴肘伸。右侧偏瘫患者：治疗师近端的手促进肩胛向前上提和躯干拉长

■ 牵拉

你近端的手对肩关节和肩胛做一个快速的牵引并旋转。同时，你远端的手牵引腕关节。

注意

不要迫使腕关节过伸。

■ 指令

"握紧我的手，向上推、越过你的鼻子，肘伸直。""握紧，推！""向上越过你的鼻子。"

■ 运动

首先腕关节屈，前臂旋后。然后肩关节开始屈，肘关节伸。肩关节和肘关节应该同时完成运动。

■ 阻力

如同在直臂模式中一样，你远端的手抗阻腕关节和前臂。对肘关节的伸施加旋转阻力。你近端的手朝向起始位旋转并牵引肱骨。

两只手分别用力，使阻力适合肩关节和肘关节的力量。在活动范围的末端给予挤压，以稳定肘、肩和肩胛。

■ 结束位置

患者的肩、前臂和手的位置与直臂模式相同。

■ 加强时序

这里的加强是要教患者平顺地做肩关节屈结合肘关节伸。

■ 抓握和身体力学的变化

治疗师还可以站在治疗台的头侧运动线上。远端抓握相同，近端抓握前臂屈肌群（图 7.10 c ~ e）。

记忆要点

- 用旋转和朝向起始端的阻力抗阻肘伸。
- 正常时序：肘和肩的运动同时发生。

7.6　伸—外展—内旋（Extension–Abduction–Internal Rotation）（图 7.11）

关节	运动	肌肉：主要成分（Kendall 与 McCreary 2005）
肩胛	向后下压	菱形肌
肩	伸，外展，内旋	背阔肌，三角肌（中、后部）肱三头肌，大圆肌，肩胛下肌
肘	伸（姿势不变）	肱三头肌、肘肌
前臂	旋前	肱桡肌，旋前肌（圆肌和方肌）

续表

关 节	运 动	肌肉：主要成分（Kendall 与 McCreary 2005）
腕	尺侧偏	尺侧腕伸肌
手指	伸，尺侧偏	指长伸肌，蚓状肌，骨间肌
拇指	掌侧外展，伸	外展拇肌（短肌），拇伸肌

■ 抓握

■■ 远端的手

你的左手抓握患者的手背。手指在尺侧（第二掌骨），大拇指在桡侧施加抵抗力（第 5 掌骨）。不接触患者手掌。

⊙ 注意

不要挤压患者的手。

■■ 近端的手

你的手对着内侧面，用蚓状肌抓握患者前臂桡、尺侧靠近腕关节的前臂。

■ 抓握的变化

为加强肩关节或肩胛的运动，在肩关节开始伸之后，近端的手移动至上臂或肩胛处。

■ 拉长的体位

置腕于桡侧偏，前臂旋后。保持腕和手的位置，同时你运动肩成屈和内收位。使用轻柔的牵引带动肩胛向前上提并帮助拉长肩部肌肉。肱骨越过患者的鼻子，手掌朝向患者的右耳。继续此运动会带动患者的躯干伸长伴向右侧旋转。

如果患者刚完成拮抗运动（屈—内收—外旋），就从该模式的结束位置开始。

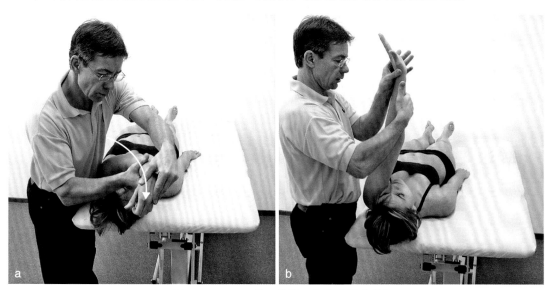

图 7.11　a ~ c.伸—外展—内旋（接后页）

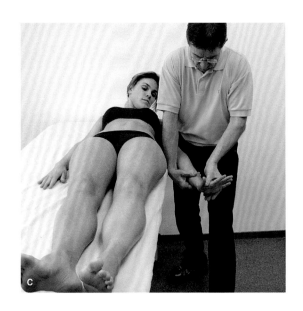

图 7.11（续） 伸—外展—内旋

7

■ 身体力学

面向患者的手运动线跨步站立。开始时体重在你的前脚上，让患者推你，使体重移到你的后脚上。运动你的躯干转向右侧以便于手臂运动，并用远端抓握控制旋前。当患者的手臂接近关节活动范围的末端时，你转体以面向患者的脚。

■ 牵拉

同时牵拉肩和手。你近端的手对肩和肩胛做一快速牵引伴旋转。你远端的手结合此运动牵引腕关节。

❥ 注意

在掌骨线上牵引腕关节。不要迫使腕关节过屈。

■ 指令

"手向背侧，手臂向下推到你侧面。""推！"

■ 运动

在腕关节尺侧偏时，手指和大拇指伸。手的尺侧带动肩关节运动至伸伴外展和内旋。肩胛运动成向后下压。这个运动继续向下，朝向左足跟，伴躯干左侧缩短。

■ 阻力

你远端的手通过对伸腕的牵引结合旋转阻力对抗尺侧偏。抗阻前臂旋前及肩关节内旋和外展的阻力来自腕关节的旋转阻力。牵引力抗阻腕关节和伸肩运动。

你近端的手牵引力与旋转阻力并用。阻力线朝向起始位。

当患者手臂接近伸的终末范围时，双手从牵引变为挤压。

■ 结束位置

肩胛充分地向后下压。肱骨向左侧伸，前臂旋前，手掌与侧面大约成 45° 角。腕关节呈尺侧偏，手指向尺侧偏，大拇指伸及外展，与手掌成直角。

■ 加强时序

你可以阻止肩关节伸的起始活动并锻炼腕关节、手或手指。在训练中手的这个位置能使患者看到。

记忆要点

- 让患者的运动推你的重量到你的后脚上。
- 在关节活动范围的末端，双手的用力从牵引变为挤压。

7.6.1 伸—外展—内旋伴肘关节伸（图下 7.12）

关节	运动	肌肉：主要成分（Kendall 与 McCreary 2005）
肩胛	向后下压	菱形肌
肩	伸，外展，内旋	背阔肌，三角肌（中、后部），肱三头肌、大圆肌，肩胛下肌
肘	伸	肱三头肌、肘肌
前臂	旋前	肱桡肌、旋前肌（圆肌和方肌）
腕	尺侧偏	尺侧腕伸肌
手指	伸，尺侧偏	指长伸肌，蚓状肌，骨间肌
拇指	掌侧外展，伸	拇外展肌（短肌），拇伸肌

■ 抓握
■■ 远端的手
你远端的抓握与直臂模式中使用的抓握相同。
■■ 近端的手
手环绕肱骨抓握，这样你的手指就可向内旋相反的方向施加阻力。

■ 抓握的变化
近端的手可以移到肩胛以加强向后下压。

■ 拉长的体位
肩胛、肩关节、前臂和腕关节的体位与直臂模式相同。患者的肘关节全屈。

■ 身体力学
你的身体力学与直臂模式相同。

■ 牵拉

同时牵拉肩、肘和手。对肩的牵拉来自近端的手对肩和肩胛的一个快速牵引伴旋转。你远端的手继续牵引手和腕关节，同时增加肘的旋后。如果还有空间，牵拉肘关节进一步屈。

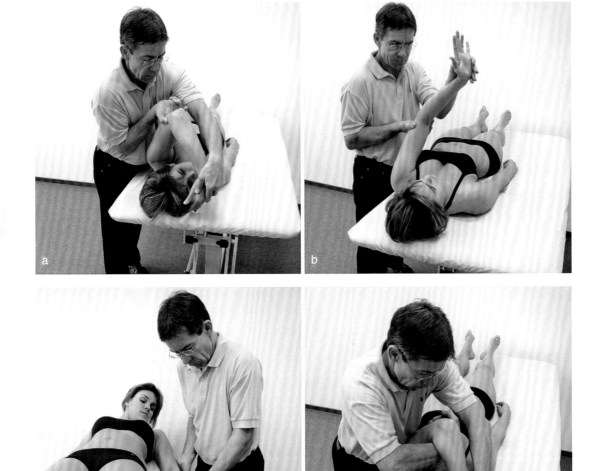

图7.12　a～d.伸—外展—内旋伴肘关节伸。d.不同的近端抓握（接后页）

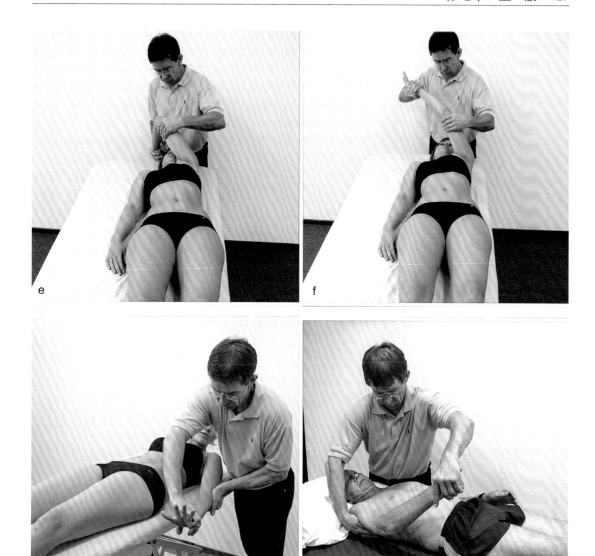

图 7.12（续） e～g.治疗师在治疗台的头侧。h.右侧偏瘫的患者：治疗师站在治疗台的患者受累轻侧（健侧）用近端的手促进肩胛和躯干

注意
牵引腕关节，不要迫使它过屈。

指令
"手上举，朝我向下推你的手臂、伸直肘关节。""推！"

■ 运动

手指伸，腕关节运动成尺侧偏。肩关节开始伸—外展运动，然后肘关节开始伸。在肩关节和肩胛完成它们的运动时，肘关节达到全伸。

■ 阻力

你远端的手抗阻腕关节和前臂，像直臂模式中一样。通过向肘屈的起始位方向旋转前臂和手，给予伸肘以阻力。

你近端的手通过肱骨结合向起始方向的旋转阻力给予牵引。当肩关节和肘关节接近全伸时，由牵引变成挤压。

■ 结束位置

结束位置与直臂模式相同。

■ 加强时序

在运动起始范围阻止肘关节伸以锻炼肩关节。在运动起始范围阻止肩关节伸以锻炼肘关节伸伴旋前。在运动范围的中段固定肩关节伸，锻炼肘关节伸伴旋前及腕尺侧偏。

■ 抓握和身体力学的变化

治疗师还可以站在治疗台对侧头部。远端抓握相同。近端手从侧面环握肱骨的后面。面向对角线并用身体重量作为阻力。

记忆要点
— 正常时序：肩和肘以同样的速度伸。
— 用远端手的旋转阻力促进伸肘和腕。

7.6.2　伸—外展—内旋伴肘关节屈（图7.13）

关节	运动	肌肉：主要成分（Kendall 与 McCreary 2005）
肩胛	向后下压	菱形肌
肩	伸，外展，内旋	背阔肌，三角肌（中、后部），肱三头肌，大圆肌，肩胛下肌
肘	屈	肱二头肌，肱肌
前臂	旋前	肱桡肌，旋前肌（圆肌和方肌）
腕	尺侧偏	尺侧腕伸肌
手指	伸，尺侧偏	伸指长肌，蚓状肌，骨间肌
拇指	掌侧外展，伸	拇外展肌（短肌），拇伸肌

■ 抓握

■■ 远端的手

你的远端抓握与直臂模式中应用的抓握相同。

■■ 近端的手

你近端的手开始时可以抓握前臂。当肩和肘开始运动时，你近端的手从下面环绕肱骨抓握。手指向旋转相反的方向施加压力，抗阻肩关节伸。

■ 抓握的变化

你近端的手还可以移至肩胛以加强肩胛的运动。

■ 身体力学

与直臂模式中的身体力学相同。

■ 抓握和身体力学的变化

你可以站立在治疗台的对面头侧。面朝对角线并用你的体重作为阻力（图7.14）。

■ 拉长的体位

该体位与直臂模式中的体位相同。

■ 牵拉

该牵拉与直臂模式中的牵拉相同。

■ 指令

"手指和腕关节向背侧、向下、向外推，屈肘。""向下推，屈肘。"如果治疗师正站在治疗台对侧，指令是"向下拉。"

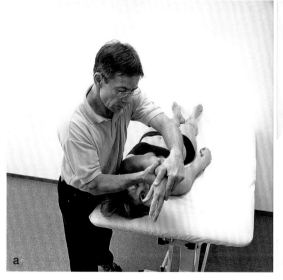
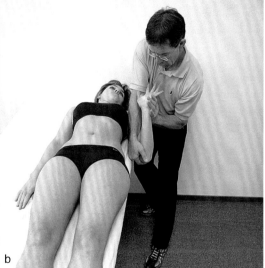

图7.13　a，b.伸—外展—内旋伴肘关节屈

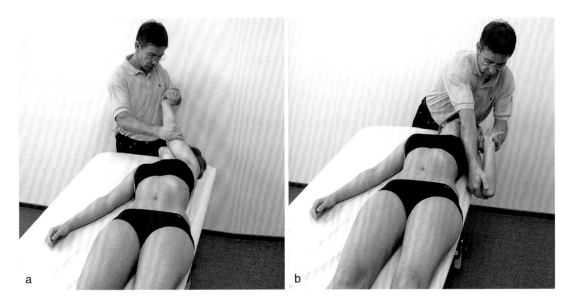

图 7.14　a ~ b.伸—外展—内旋伴肘关节屈：治疗师站在治疗台头侧

■ 运动

手指伸，腕关节运动成尺侧偏。肩关节开始运动成伸—外展，然后肘关节屈。当肩关节和肩胛完成运动时，肘关节达到全屈。

■ 阻力

治疗师远端的手对肩关节运动施加与直臂模式相同的阻力，以及对肘关节屈的阻力。

开始时近端的手抓握前臂，与直臂模式相同，给予相同的阻力。当近端的手移到上臂时，对肩的旋转和伸给予阻力。在运动结束时，治疗师把在肱骨上的牵引变成挤压。

■ 结束位置

肩胛向后下压，肱骨伸伴外展。肘关节全屈。腕关节再次尺侧偏、手张开。肩关节和前臂的旋转与直臂模式中相同。

■ 加强时序

锁定腕伸和肘屈位，然后锻炼肩过伸和肩胛向后下压。当肘关节屈强于伸时，运用此种组合以锻炼患者的腕和手指。

记忆要点

－ 正常时序：肩和肘同时完成它们的运动。
－ 伸患者的肘，其姿势与直臂模式相同。
－ 在运动的终末将在肱骨上的牵引变为挤压。

7.7 推出和缩回的组合（Thrust and Withdrawal Combinations）

在上肢模式中某些运动组合是固定的，这些组合更强，更有利于运动学习（Kots 和 Syrovegin 1966）。但是，由于手在功能上需要有更强的适应能力，而推出与缩回组合恰恰增加了适应不同活动的可能性。肩关节和前臂以同一个方向旋转，旋后伴外旋，旋前伴内旋。手和腕关节的伸与肩关节外展结合在一起，手和腕关节的屈伴肩关节内收。肘可在任何方向上自由运动或保持其姿势。

推出与缩回组合：推出组合是与内收相伴的推的运动，其前臂、腕、和手指与典型模式方向相反。缩回是推出的反转，是拉回的运动。

> 推出组合与肩**内收**联系在一起。手指、腕和肘伸。肩和前臂相互间以**相反**的方向旋转。在运动学习中，人们认为肘伸通常伴随着腕的背伸。腕的强背伸伴有桡侧偏（Kots 和 Syrovegin 1966）。

推出的反转（缩回）与肩**外展**联系在一起。手指、腕和肘屈曲。肩和前臂相互间向**相反**的方向旋转。

当这些组合比正常模式更强，或为了加强变化能力以及前臂和手的选择性运动时，**使用**这些组合。

例　当肘屈与旋后强于肘屈或伸与旋前时，使用尺侧缩回以加强肩伸和肩胛向后下压。

例　肩屈—内收伴肘伸是促进从仰卧翻身到俯卧的一个很好的组合。当肘伸与旋前比前臂旋后更有效时，使用尺侧推。

■ **治疗师的体位**
治疗师的体位保持在运动线上。因为推出—缩回对角线中的"推"和"拉"运动，一个有效的体位是站在患者的对侧。该体位可以用两个推出对角线加以说明。

■ **抓握**
远端和近端的抓握都用来抗阻相同的远端和近端的模式运动。

■ **时序**
运动的顺序与模式中的顺序相同。手和腕完成它们的运动，然后肘、肩和肩胛一起完成全范围的运动。

■ **加强时序**
推出和缩回的变化总是作为一个单元进行锻炼。可做单个的推出或缩回，或做它们的组合。锁住强臂以加强弱臂的收缩。等张组合和动态反转（缓慢反转）与这些模式组合锻炼效果更好。

7.7.1 尺侧推出与缩回

■ 尺侧推出（图 7.15）

腕和手指伸伴尺侧偏，肘关节伸伴前臂旋前。肩关节运动成屈—内收—外旋伴肩胛向前上提。

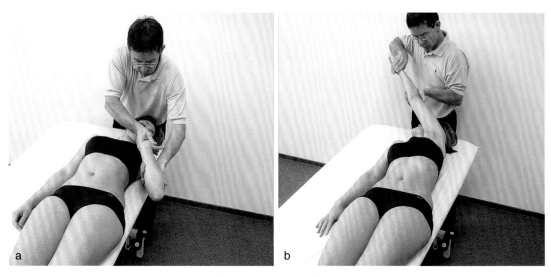

图 7.15　a，b. 尺侧推出

■ 尺侧推出后的缩回（图 7.16）

腕和手指屈伴桡侧偏，肘关节屈伴前臂旋后。肩关节运动成伸—外展—内旋伴肩胛向后下压。

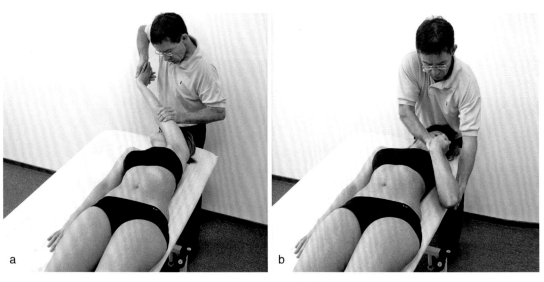

图 7.16　a，b. 从尺侧推出位缩回

7.7.2　桡侧推出和缩回

■ 桡侧推出（图 7.17）

腕和手指伸伴桡侧偏，肘关节伸伴前臂旋后。肩关节运动成伸—内收—内旋伴肩胛向前下压。

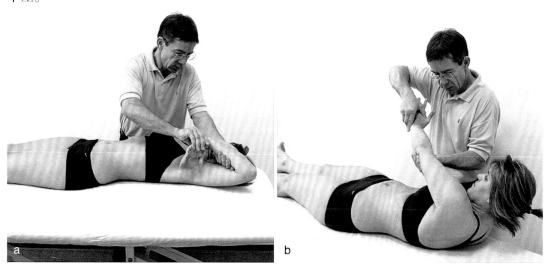

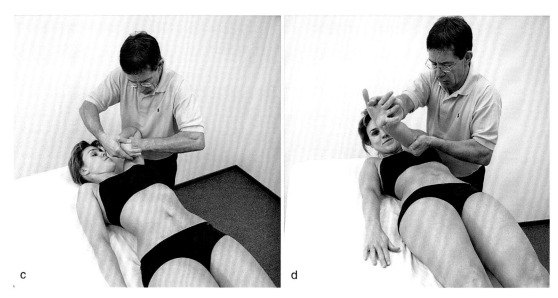

图 7.17　a ~ d. 桡侧推出

■ 桡侧推出后的缩回（图 7.18）

腕和手指屈伴尺侧偏，肘关节屈伴前臂旋前。肩关节运动成屈—外展—外旋伴肩胛向后上提。

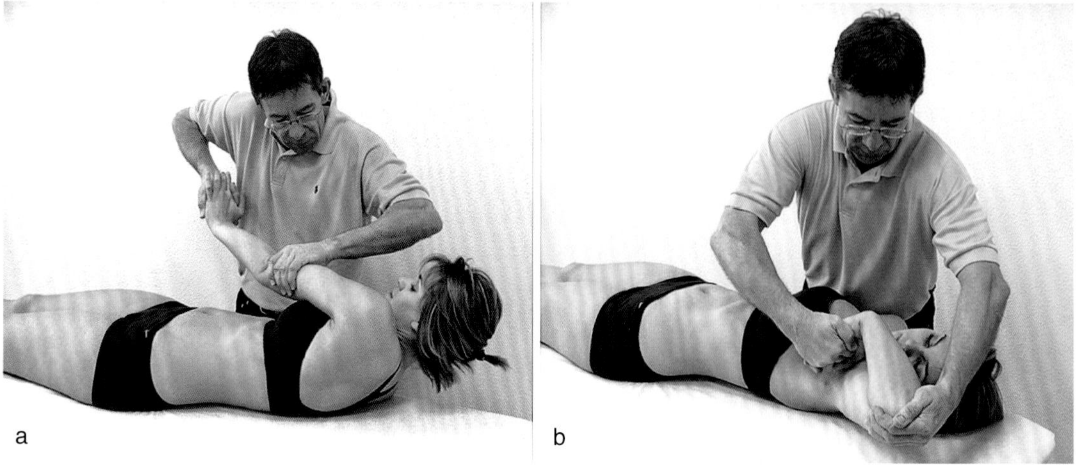

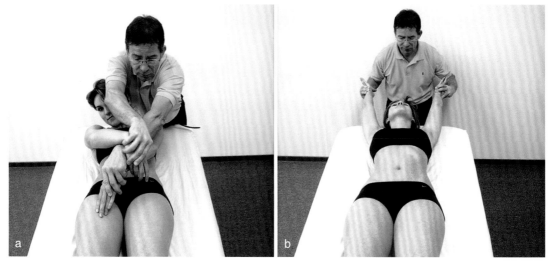

图 7.18　a，b. 从桡侧推出位缩回

7 7.8　双臂模式（Bilateral Arm Patterns）

　　双臂活动使治疗师能用来自患者强臂的扩散促进患臂的弱运动或肌肉。你可以在任何体位运用模式的任何组合。用这些组合可使患者在力量和控制方面得到最大的进步。为获得最佳效果，必须选择正确的患者体位，以及正确的组合模式。

　　同时锻炼双臂总是比只训练单侧臂需要更多的躯干肌参与。你可以通过将患者置于较少支撑的体位，如坐、跪或站立位，来增加躯干的参与。双侧组合是使用强臂来加强弱臂的最有效的方式。

　　在这里我们图示患者仰卧时的双臂模式，以便能更清楚地显示治疗师的体位和抓握。

　　双侧对称。屈—外展—外旋（图 7.19）。

　　双侧不对称。右臂屈—外展—外旋；左臂屈—内收—外旋（图 7.20）。

　　双侧对称交互。右臂屈—外展—外旋，左臂伸—内收—内旋（图 7.21）。

　　双侧不对称交互。右臂伸—内收—内旋，左臂屈—内收—外旋。（图 7.22）。

图 7.19　a，b. 双侧对称模式。屈—外展

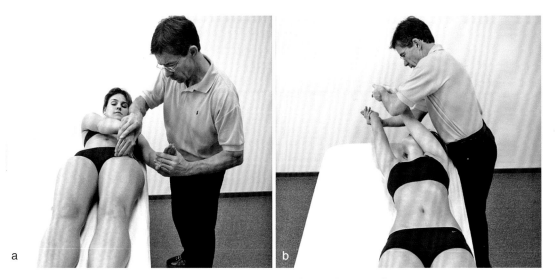

图 7.20　a，b. 双侧不对称模式。右臂屈—外展，左臂屈—内收

7

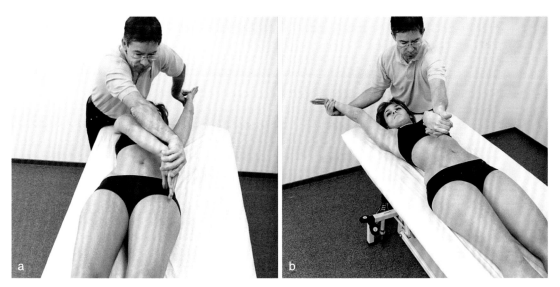

图 7.21　a，b. 双侧对称相反模式。右臂屈—外展，左臂伸—内收

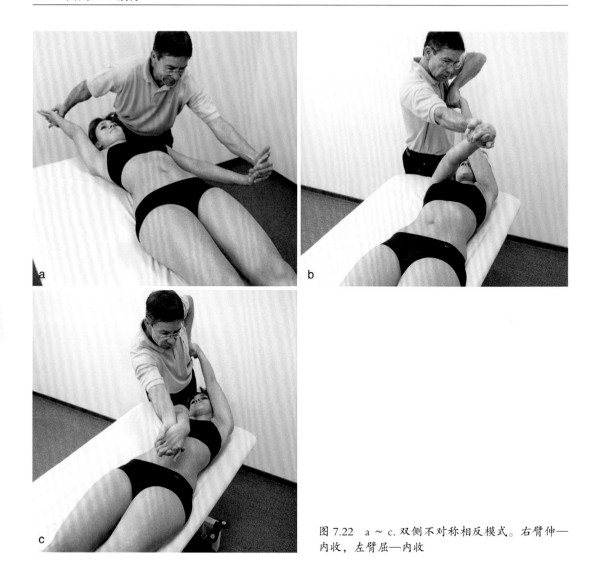

图 7.22　a ~ c. 双侧不对称相反模式。右臂伸——
内收，左臂屈——内收

7.9.　改变患者的体位（Changing the Patient's Position）

在不同的体位下训练患者的上肢有许多益处。这些体位包括让患者看到自己的手臂，增加或减少运动中重力的影响，在功能位训练功能运动。每个体位也有不利之处。选择体位要趋利避害，根据每位患者的个人能力选择体位。

7.9.1　侧卧位时的手臂模式

在这种体位患者可自由地运动和稳定肩胛，而不受支撑面的影响。你可以用外部的支撑稳定患者躯干或者让患者自己稳定躯干。

图 7.23 显示伸——外展——内旋。

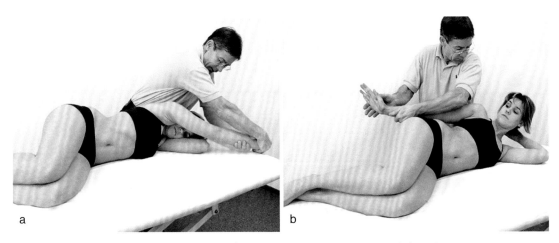

图 7.23　侧卧位伸—外展—内旋。a.拉长的体位；b.结束位置

7.9.2　肘支撑俯卧位的手臂模式

在这种体位下，你可以锻炼患者的肩关节在终末范围抗重力的外展模式。肩胛可以自由活动和稳定而不受干扰。锻炼时患者另一侧肩和肩胛必须负重并保持头部抗重力。

图 7.24 展示在终末范围的屈—外展—外旋。

7.9.3　坐位的手臂模式

在这种体位你可以全范围地锻炼患者的上肢或有限的功能性运动，如：进食、伸手够物、穿衣。可能要做双臂模式以应对患者的平衡和稳定问题（图 7.25）。

7.9.4　四足跪位的手臂模式

在这种体位训练时，患者必须稳定躯干，当一侧手臂运动时，患者的另一侧手臂必须负重。和俯卧位一样，肩部肌肉起抗重力作用（图 7.26）。

❯ 注意

不要让脊柱运动成不希望的体位或姿势。

7.9.5　跪位的手臂模式

在此体位做上肢锻炼时，需要患者稳定躯干、双髋和双膝（图 7.27）。由于支撑面很小，这些体位更加不稳定，可能引起脊柱的代偿运动和代偿姿势。

❯ 注意

不要让脊柱运动成不希望的体位或姿势。

7

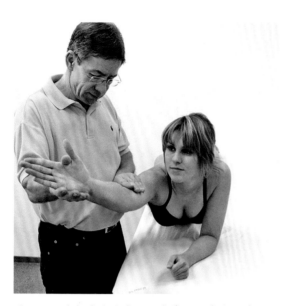

图 7.24　肘支撑的俯卧位，手臂屈—外展—外旋的终末体位

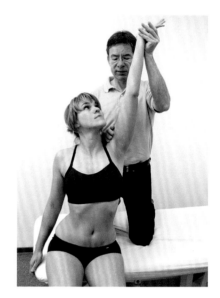

图 7.25　坐位，手臂模式屈—外展—外旋伴视觉加强

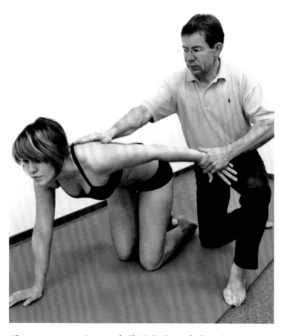

图 7.26　四足跪位，手臂模式伸—外展—内旋

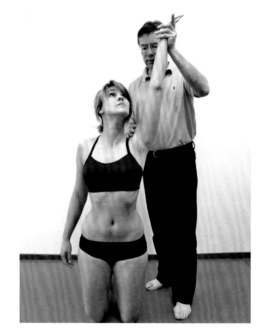

图 7.27　跪位的锻炼，从上肢屈—内收—外旋模式扩散到躯干和髋部的伸

7.10　手臂模式的治疗性应用（Therapeutic Applications of Arm Patterns）

始终要选择正确的模式！所有的患者和活动，根据设定的目标和需要的扩散，都可以和不同的技术进行组合。

通常，处于伸位的直臂模式对支持或促进躯干屈肌非常实用。处于屈位的直臂模式促进躯干伸，改善活动范围，并且是用牵引或放松技术治疗肩活动能力的指征。

肘屈的手臂模式非常适合日常生活活动，例如手触摸嘴和面部区域。肘伸的手臂模式有助于推出和伸出。

"加强时序"可以进行需要的变化，使治疗师能取得或促进达到远期和近期目标。手臂模式可以根据不同的目标设定使用许多不同的技术。

站立、坐位或仰卧位的双侧锻炼可用于促进从强臂扩散到弱臂的训练。双侧手臂模式还非常适合加强躯干和治疗脊柱后凸。

其他开始体位，比如仰卧位、侧卧位、俯卧位，或四足跪主要用于重力锻炼或抗重力锻炼，以促进运动或活动。

7.11 知识测试：问题

治疗师可以选择时序以便加强手臂模式中个别薄弱部分。请解释这种情况。

治疗师如何用 PNF 模式改善肩—肱节律？

参考文献

Godges JJ, Matsen-Bell M, Thorpe D, Shah D (2003) The immediate effects of soft tissue mobilization with proprioceptive neuromuscular facilitation on glenohumeral external rotation and overhead reach. J Orthop Sports Phys Ther 33(12):713–718

Kendall FP, McCreary EK (2005) Muscles, testing and function. Williams and Wilkins, Baltimore

Kots YM, Syrovegin AV (1966) Fixed set of variants of interactions of the muscles to two joints in execution of simple voluntary movements. Biophysis 11:1212–1219

Kraft GH, Fits SS, Hammond MC (1992) Techniques to improve function of the arm and hand in chronic hemiplegic. Arch Phys Med Rehabil 73(3):220–227

McMullen J, Uhl TL (2000) A kinetic chain approach for shoulder rehabilitation. J Athl Train 35(3):329–337

Shimura K, Kasai T (2002) Effects of proprioceptive neuromuscular facilitation on the initiation of voluntary movement and motor evoked potentials in upper limb muscles. Hum Movement Sci 21(1):101–113

深入阅读

Abreu R, Lopes AA, Sousa AS, Pereira S, Castro MP (2015) Force irradiation effects during upper limb diagonal exercises on contralateral muscle activation. J Electromyogr Kinesiology 25(2):292–297

De Almeida PM et al (2015) Hands-on physiotherapy interventions and stroke and ICF outcomes, a systematic review 2015. Eur J Physiother 17:100–115

Balci NC, Yuruk ZO, Zeybek A, Gulsen M, Tekindal MA (2016) Acute effect of scapular proprioceptive neuromuscular facilitation (PNF) techniques and classic exercises in adhesive capsulitis: a randomized controlled trial. J Phys Ther Sci 28:1219–1227

Cauraugh JH, Kim SB (2003) Stroke motor recovery: active neuromuscular stimulation and repetitive practice schedules. J Neurol Neurosurg Psychiatry 74:1562–1566

Kim JJ, Lee SY, Ha K (2015) The effects of exercise using PNF in patients with a supra spinatus muscle tear. J Phys Ther Sci 27:2443–2446

Mc Mullen J, Uhl TL (2000) A kinetic chain approach for shoulder rehabilitation. J Athl Train 3:329–337

Moreira et al (2017) Diagonal movement of the upper limb produces greater adaptive plasticity than sagittal plane flexion in the shoulder. Neurosci Lett 643:8–15

Myers JB, Lephart SM (2000) The role of the sensorimotor system in the athletic shoulder. J Athl Train 3:351–363

Nakra N, Quddus N, Khan S, Kumar S, Meena R (2013) Efficacy of proprioceptive neuromuscular facilitation on shoulder function in secondary shoulder impingement. Int J Ther Rehabil 20(9):450–458

Ołędzka M, Jaczewska-Bogacka J (2017) Effectiveness of proprioceptive neuromuscular facilitation (PNF) in improving shoulder range of motion. A pilot study. Ortop Traumatol Rehabil 19(3):285–292

Prodoehl J, Vaillancourt DE (2010) Effects of visual gain on force control at the elbow and ankle. Exp Brain Res 200(1):67–79

Röijezon U, Clark NC, Treleaven J (2015) Proprioception in musculoskeletal rehabilitation. Part 1 Basic science and principles of assessment and clinical interventions. Manuel Ther 20:368–377

Shimura K, Kasai T (2002) Effects of proprioceptive neuromuscular facilitation on the initiation of voluntary movement and motor evoked potentials in upper limb muscles. Hum Mov Sci 20(1):101–113

Wolny T, Saulizc E, Gnat R, Kokosz M (2010) Butler's neuromobilizations combined with proprioceptive neuromuscular facilitation are effective in reducing of upper limb sensory in late-stage stroke subjects: a three-group randomized trial. Clin Rehabil 24(9):810–821

Youdas JW, Arend DB, Extrom JM, Helmus TJ, Rozeboom JD, Hollman JH (2012) Comparison of muscle activation levels during arm abd. in the plane of the scapula vs PNF upper extr. Patterns. J Strength Cond Res 26(4):1058–1065

7

第八章

下　肢

8.1　导论（Introduction）

下肢模式在身体结构和身体功能水平上用于治疗因肌无力、不协调及关节活动受限引起的骨盆和腿的功能障碍。这些腿模式还可以用在活动水平上，通过翻身、床上运动这样的活动治疗步行、上下楼梯中的功能性问题。发挥你的想象力还能用于其他例子。腿模式还用于躯干的锻炼。抗阻强腿肌肉还产生扩散到全身其他弱肌的作用。

我们可以在腿模式中使用所有的技术。各种技术或技术组合的选择将依据患者的状况和治疗目标而定。例如，你可以用动态反转与等张组合相结合，反复收缩与动态反转或收缩—放松或保持—放松与等张组合和动态反转相结合。

8.2　基本程序（Basic Procedures）

■ 对角运动

下肢有两个对角线：

– 屈—外展—内旋和伸—内收—外旋

– 屈—内收—外旋和伸—外展—内旋

髋和踝—足复合体在该模式的协同运动中联合在一起。膝可以自由运动成屈、伸或保持不动。腿的运动以一条直线通过对角线，运动的全程伴有平顺的旋转产生。在该模式的正常时序中，脚趾、足和踝首先运动，然后其他关节一起做全范围的运动。

这里展示的是患者仰卧时左腿的基本模式（图 8.1）。所有的描述都参照这种排列。锻炼右腿时，只是在指令中将"左"改为"右"。我们应该在不同的功能性体位做腿模式的锻炼：俯卧、仰卧、侧卧、四足跪、长腿坐、侧坐和站立。根据患者的能力、治疗目标、重力影响等因素选择体位。体位的变化在本章的后面展示。

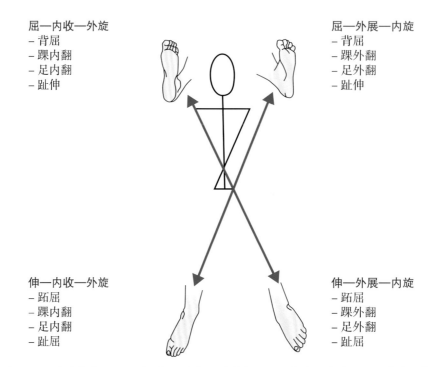

屈—内收—外旋
– 背屈
– 踝内翻
– 足内翻
– 趾伸

屈—外展—内旋
– 背屈
– 踝外翻
– 足外翻
– 趾伸

伸—内收—外旋
– 跖屈
– 踝内翻
– 足内翻
– 趾屈

伸—外展—内旋
– 跖屈
– 踝外翻
– 足外翻
– 趾屈

图 8.1 下肢对角线 (V.Jung 提供)：全部四种模式，屈—内收—外旋，屈—外展—内旋，
伸—内收—外旋，伸—外展—内旋。膝可以屈、伸或保持在一个体位。

■ 患者的体位

❯ 将患者安置在靠近治疗台的边缘。

患者的脊柱应该在中立位，无侧弯或旋转。在开始进行下肢模式之前，想象患者的腿在两条对角线交叉的中间位置。开始髋关节处于中立的旋转位，运动下肢到该模式拉长的范围，伴适当的旋转，从足和踝开始。

■ 治疗师的体位

❯ 治疗师站在治疗台的左边，双髋朝向对角线，手臂与运动线一致。

在每节的第一部分描述的所有抓握均采取这种姿势。我们首先提供锻炼直腿模式的基本体位和身体力学。当我们描述这个模式的变化时，我们会描述体位和身体力学方面的任何变化。其中的一些变化会在此章节的末尾进行图示。

■ 抓握
抓握遵循手接触的基本程序，即与运动的方向相对。在本节我们首先描述治疗师站在需要活动的下肢旁边的双手抓握。每一种直腿模式都描述了它的基本抓握。当治疗师或患者的体位改变时抓握方式也改变。当治疗师仅用一只手抓握，而用另一只手控制肢体其他部位时，抓握方式也要改变。

抓握足部时接触活动面，背面或跖面，并且抓住足的侧面以抗阻旋转成分。应用蚓状肌抓握可防止挤压或压痛患者的足。记住：**疼痛将抑制有效的运动**。

■ 阻力

阻力的方向是朝向起始位的一个弧线。当肢体以此模式运动时，随着肢体在模式中的运动，治疗师给予阻力的手臂角度也随之改变。

腿模式与骨盆模式相伴，例如，屈—内收—外旋与骨盆向前上提相伴。

对腿给予过大的阻力可能引起骨盆运动成后倾而不是向前上提。因此，要知道骨盆与腿运动之间的时序关系。

■ 牵引和挤压

牵引和挤压是阻力的一个重要部分。在屈和伸运动的开始阶段使用牵引。使用挤压以稳定伸的肢体，使用牵引以稳定屈的肢体。

■ 正常时序和加强时序
■■ 正常时序

足和踝关节（远端成分）以全范围运动开始这个模式。髋关节和膝关节旋转伴足的旋转（外翻或内翻）。在完成远端的运动后，髋或髋和膝一起做全范围的运动。

■■ 加强时序

在本节的加强时序中，我们对模式的锻炼成分提出一些建议。任何技术都可以应用。我们发现反复牵拉（反复收缩）与等张组合的锻炼效果好。但是在锻炼中不要受我们建议的限制，要充分发挥你的想象力。

■ 牵拉

和其他一些基本原理一样，你只使用牵拉于特殊的治疗目标。不是每次都必须使用此基本程序，在某些情况下，禁忌使用牵拉。只是在需要促进运动时才使用牵拉。在腿模式中，我们可以用牵拉刺激，或伴有牵拉反射，以促进一个更容易的或更强的运动，或促进运动的起始。当牵拉一个模式时，重要的是以拉长远端成分开始。保持踝和足在其牵拉后的位置，同时拉长其余的协同肌肉。运动期间的反复牵拉（反复收缩）促进一个更强的运动或引导运动到需要的方向上。当患者的运动起始困难或要引导运动的方向时，在模式的开始阶段使用反复牵拉。为获得牵张反射，治疗师必须拉长远端和近端成分。要确保不过度牵拉一块肌肉或在关节结构上增加过多的张力。当髋处于伸位而屈膝时，这一点尤其重要。

■ 扩散和强化

强腿模式（单侧或双侧）可以用来获得扩散到全身各部分的效果。患者的体位结合阻力的大小将控制扩散的程度。我们可以使用这种扩散以加强或松动身体的其他部分，放松肌肉链，或促进功能性活动，比如翻身。

8.3　屈—外展—内旋（Flexion-Abduction-Internal Rotation）（图 8.2）

关节	运动	肌肉：主要成分（Kendall 和 McCreary 2005）
髋	屈，外展，内旋	阔筋膜张肌，股直肌，臀中肌（前部），臀小肌
膝	伸（姿势不变）	股四头肌
踝 / 足	背屈，外翻	第三腓骨肌
趾	伸，侧偏	拇伸肌，趾伸肌

■ 抓握
■■ 远端的手
你的左手抓握患者的足背。手指在外侧缘，拇指在内侧缘施加压力。握住足的侧面，而不接触跖面。要避免妨碍足趾运动，保持抓握在跖趾关节的近端。不要挤压或捏足。

■■ 近端的手
你的右手放在患者大腿的前—外侧面接近膝关节处。手指在上面，大拇指在外侧面。

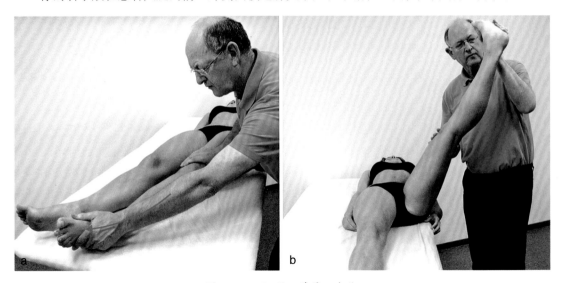

图 8.2　a，b. 屈—外展—内旋

■ 拉长的体位
当你把足置于跖屈和内翻时，牵引整个肢体。把髋关节置于伸位（接触治疗台）及内收位，继续牵引并保持外旋。拉长的腿与治疗台平行，不要把腿推向治疗台。大腿越过中线，躯干的左侧被拉长。治疗师需要观察患者是否做代偿运动。如果髋关节内收或外旋的活动范围受限，患者的骨盆会右移。如果伸髋受限，骨盆将运动成前倾。

■ 治疗师的体位和身体力学
治疗师在患者的左髋关节旁跨步站立，右脚在后面。面向患者的足部，把你的身体对准该模式的运动线。开始时体重在你的前脚上，让患者腿的运动推你，使体重移到右腿上。如果患者的腿长，在体重进一步向后移时，你可能要用左腿向后迈一步。继续面朝运动线。

■ 体位的变化

你可以站在治疗台的右侧，面朝向患者的左髋关节。如果你选择这种体位，就应把患者移到治疗台的右边。你的右手放在患者的足部，左手放在大腿上。右腿在前跨步站立。当患者的腿向上运动成屈曲时，你的左腿向前跨一步。这种体位在该模式的开始段更容易得到很好的拉长。图 8.3 展示了该体位的变化。

■ 牵拉

对牵拉的反应来自双手同时做踝、足及髋的快速拉长和旋转。

■ 指令

"足和趾向上，抬腿向上、向外。""向上抬！"

■ 运动

足趾伸，足和踝关节活动成背屈和外翻。外翻促使髋关节内旋，这些运动几乎同时发生。第五跖骨引导髋关节活动成屈伴外展和内旋。继续这个运动产生躯干屈伴向左侧弯曲。

■ 阻力
■■ 远端的手

你远端的手通过牵引对背屈的足外翻施加阻力。髋关节外展和内旋的阻力来自抗阻外翻的力。牵引既抗阻背屈又抗阻髋关节屈。

■■ 近端的手

你近端的手在股骨线上牵引，并伴有一个旋转的力以抗阻内旋和外展。保持牵引力将引导你的阻力在正确的弧上。过大的阻力用于腿上并不能使骨盆在正确的方向上随意运动。

❯ 注意

屈髋的阻力过大会引起脊柱扭伤。

■ 结束位置

足背屈伴外翻。膝关节完全伸，髋关节完全屈伴充分的外展和内旋，使膝关节和足跟与左肩关节的外侧缘接近在一条线上。

❯ 注意

腘绳肌的长度或后面的其他结构可能会限制髋关节的运动。不要让骨盆运动成后倾。

■ 加强时序

阻止起始范围的髋关节屈运动，锻炼足与足趾。

记忆要点

- 以腿充分拉长开始，大腿开始必须越过中线。
- 继续拉长将拉长躯干侧屈肌。
- 腰椎必须保持在中立位。
- 髋内旋是必需的，不要只运动足。
- 运动中给予股骨以牵引。
- 直腿模式并不像功能模式那样膝可屈可伸。直腿模式主要在膝不能运动或不允许运动时用于结构水平的治疗。

8.3.1　屈—外展—内旋伴膝关节屈（图 8.3）

关节	运动	肌肉：主要成分（Kendall 和 McCreary 2005）
髋	屈，外展，内旋	阔筋膜张肌，股直肌，臀中肌（前部），臀小肌
膝	屈	腘绳肌，股薄肌，腓肠肌
踝 / 足	背屈，外翻	第三腓骨肌
趾	伸，侧偏	拇伸肌，趾伸肌

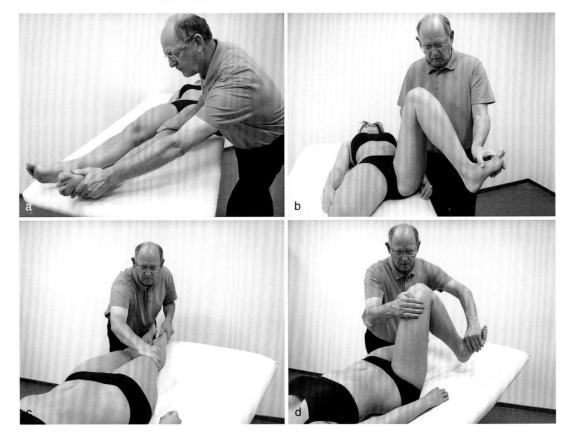

图 8.3　a ～ d. 屈—外展—内旋伴膝关节屈。a, b. 治疗师常用的体位；c, d. 在治疗台的患者受累轻侧的体位变化

■ 抓握

你的远端和近端抓握仍然与直腿模式中的抓握相同（见 8.3 节，屈—外展—内旋）。

■ 拉长的体位

肢体的体位摆放与直腿模式中的体位相同。

■ 身体力学

与直腿模式中一样，跨步站立在患者的髋关节旁。仍然是让患者的运动将你的体重从前脚转移到后脚上。面向运动线。

■ 体位的变化

你可以用相同的体位变化，站在治疗台的对侧，与在直腿模式中的相同。（图 8.3 c，d）。

■ 牵拉

应用与直腿模式相同的动作来牵拉。用远端的手牵引将促进膝屈肌。

8

■ 指令

"足和趾向上，屈膝向上、向外。""向上屈！"

■ 运动

趾伸，足和踝背屈外翻。髋关节和膝关节接着开始运动，两个关节同时达到它们的终末范围。继续这个运动还引起躯干屈伴向左侧屈。

■ 阻力

你近端的手通过股骨线牵引，加上一个旋转的力以抗阻髋关节的运动。你远端的手像前面的一样抗阻足和踝的运动。通过胫骨朝向起始位牵引以抗阻膝关节屈。抗阻膝关节屈是成功使用这种组合以加强髋关节和躯干的关键。

■ 结束位置

足背屈并外翻。髋关节和膝关节完全屈，足跟靠近臀部的外侧缘。膝关节和足跟互相对应成一线，并与左肩外侧缘基本对齐。

❯ 注意

如果你伸患者的膝关节，体位与直腿模式相同。

■ 加强时序

三个运动节段，髋关节、膝关节和足，你可以固定其中的任意二个以锻炼第三个节段。膝关节弯曲时，容易将内旋与髋的其他运动分离开单独锻炼。在髋关节屈力量最大处做这些锻炼。在这些锻炼中，你可以做髋关节全范围的内旋，但在完成此模式之前回到轨迹上。

当锻炼患者的足时，你移动近端的手放在胫骨上并对髋关节和膝关节施加阻力。远端的手现在可以空出来给足和踝的运动施加适当的阻力。为避免髋关节疲劳，允许足跟放在治疗台上。

记忆要点

‐ 以膝关节最大程度屈结束该模式。
‐ 用远端的手全范围地抗阻屈膝，这样在膝上不会出现剪切力。
‐ 足应与膝成一线地运动，不应向膝的侧方运动。

8.3.2　屈—外展—内旋伴膝关节伸（图8.4）

关节	运动	肌肉：主要成分（Kendall 和 McCreary 2005）
髋	屈，外展，内旋	阔筋膜张肌，股直肌，臀中肌（前部），臀小肌
膝	伸	股四头肌
踝/足	背屈，外翻	第三腓骨肌
趾	伸，侧偏	拇伸肌，趾伸肌

■ **开始体位**

做这个组合运动，将患者置于治疗台的下端，这样能使其膝关节尽可能地全屈。

■ **抓握**

你远端和近端的抓握仍然与直腿模式中的抓握相同（见 8.3 节，屈—外展—内旋）。

■ **拉长的体位**

和前面一样，牵引整个肢体，同时你运动患者的足成跖屈和内翻。继续牵引，同时屈膝关节越过治疗台下端，使髋关节伸伴内收和外旋。位于髋和膝前面的肌肉紧张可能会限制髋关节完全地伸—内收。保持大腿在对角线上并在无痛范围尽可能地屈膝关节。

➲ 注意

不允许骨盆向右侧运动或向前倾斜。

为了保护患者的背部，屈右髋关节，将其足部置于治疗台的末端或给予其他支撑。

■ **身体力学**

在患者的膝关节旁跨步站立。当你伸手向下屈患者的膝时，你屈髋。当患者抬腿并伸直膝关节时，你直起身体，体重向后腿转移，然后向后迈一步。

■ **体位的变化**

站在治疗台的末端，面朝患者的左肩。身体向后倾，这样可以用体重帮助牵拉髋关节。当患者的腿运动成屈曲时，你的后脚向前迈一步（见 8.3 节，屈—外展—内旋，见图 8.4 c，d）。

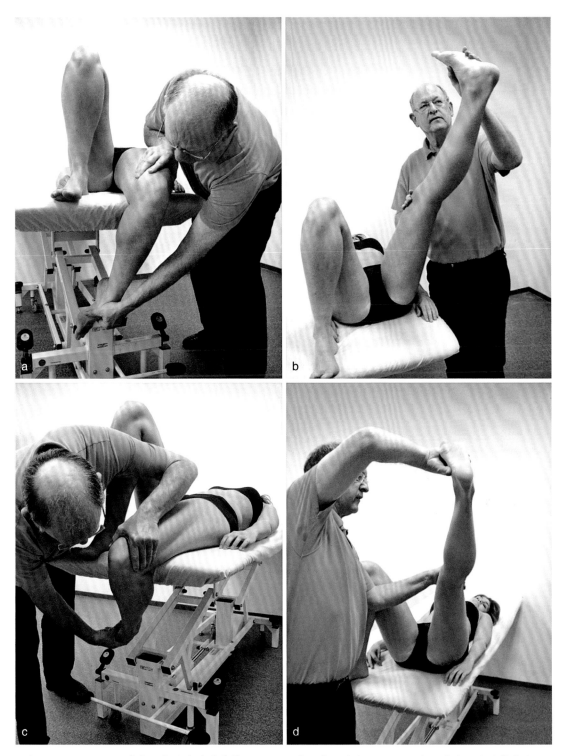

图 8.4 a ~ d. 屈—外展—内旋伴膝关节伸。a，b. 治疗师常用的体位；c，d. 在治疗台下端的替代体位

■ 牵拉

同时牵拉足、髋关节和膝关节。用近端的手使用快速牵引和旋转对髋关节进行牵拉。用远端的手，使用拉长和旋转对足和踝关节进行牵拉。只用远端的手沿着胫骨线的牵引对膝关节进行很轻柔地牵拉。

■ 指令

"足和趾向上，向上弯曲髋关节，同时伸直膝关节。"

■ 运动

足趾伸，足和踝背屈外翻。接着髋关节开始运动。当髋屈大约5°时，膝关节开始伸。重要的是髋关节和膝关节应同时达到它们运动的终末范围。

■ 阻力

你远端的手用一个旋转推力抗阻足和踝关节的运动。用固定的足作为把手，用朝向膝关节屈曲起始位的牵引力抗阻膝关节伸。给予足部的旋转阻力也抵抗膝关节和髋关节旋转。

你近端的手在股骨线上牵拉结合扭转以抗阻内旋。

❷ 注意

膝关节比髋关节承担更多的阻力。你的双手必须分别工作。

■ 结束位置

结束位置与直腿模式一样。

■ 加强时序

这里要加强的是训练患者平顺地做髋关节屈伴膝关节伸的组合运动。

记忆要点

- 对髋关节很好的拉长和旋转是促进髋运动必需的。
- 牵拉膝不要引起疼痛。
- 髋和膝的运动一起发生，结束位置腿是伸直的。

8.4　伸—内收—外旋（Extension–Adduction–External Rotation）（图 8.5）

关节	运动	肌肉：主要成分（Kendall 和 McCreary 2005）
髋	伸，内收，外旋	内收大肌，臀大肌，腘绳肌，外旋肌群
膝	伸（姿势不变）	股四头肌
踝	跖屈，内翻	腓肠肌，比目鱼肌，胫骨后肌
趾	屈，内侧偏	拇屈肌，趾屈肌

■ 抓握

你用左手掌握住患者足的跖面。你的拇指放在患者趾的底部，以促进趾屈。注意不要阻碍足趾屈曲。你的手指握住患者足的内侧缘，用掌跟沿外侧缘施加压力。

❯ 注意

不要挤压或捏患者的足。

■■ 近端的手

你的右手放在大腿下面，从外侧到内侧握住大腿后面。

■ 拉长的体位

活动足成背屈和外翻时，牵引整个腿。在抬高腿成屈和外展时，继续牵引并保持内旋。如果患者刚完成拮抗运动（屈—外展—内旋），就从该模式的结束位置开始。

❯ 注意

不要尝试强推髋关节超过腘绳肌长度的限制。不要让骨盆运动成后倾。

■ 身体力学

在患者的左肩关节旁跨步站立，面向治疗台右下角。你内侧的脚（靠近治疗台）在前面，体重在后脚上。让患者的运动拉你向前使体重移到前脚上。当体重已经转移到前脚时，后脚向前迈一步继续将体重向前转移。

■ 体位的变化

你可以站在治疗台的右边，面向患者的左髋。你的右手放在患者的足底，左手放在大腿的后面。跨步站立，随着患者的腿向下运动，让患者推你的体重向后脚转移（图 8.5 d，e）。

■ 牵拉

你近端的手通过快速牵引大腿而牵拉髋关节。用你远端手的前臂通过胫骨向上牵引，同时进一步牵拉患者的足成背屈和外翻。

❯ 注意

不要迫使髋关节过度屈。

■ 指令

"脚趾用力，足向下推，向下、向内蹬。""推！"

■ 运动

趾屈，足与踝关节跖屈和内翻。内翻促进髋关节外旋，这些运动同时发生。第五跖骨引导大腿活动成伸与内收保持外旋。继续这个运动引起躯干的左侧拉长。

8

8

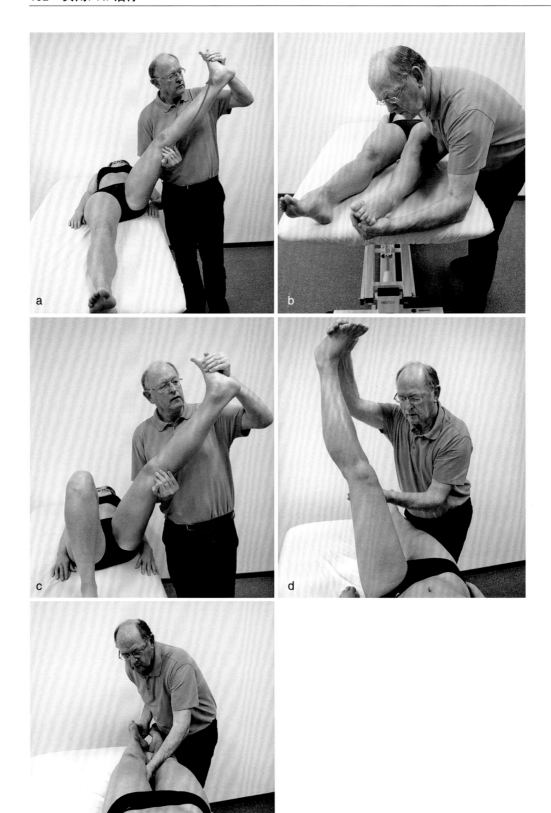

图8.5 a～e.伸—内收—外旋。a,b.治疗师站在治疗台患者的受累侧;c.同样的模式,而患者的另一条腿屈;d,e.治疗师站在治疗台的另一侧

■ 阻力

你远端的手抗阻内翻并通过足底挤压。挤压既抗阻跖屈又抗阻伸髋。抗阻内翻也能抗阻髋关节内收和外旋。你近端的手抬起大腿朝向起始位。抬起大腿抗阻髋关节伸和内收。你的手应从外到内抓握，抗阻外旋。

在髋关节接近全伸时，你远端的手继续通过足给予挤压，近端的手通过大腿给予挤压。

■ 结束位置

足跖屈并内翻，趾屈。膝关节保持全伸。髋关节伸（接触治疗台）同时保持外旋。大腿内收越过中线到右侧。

■ 加强时序

在活动范围的末端锁住髋关节，锻炼足和脚趾。

记忆要点

- 治疗师近端的手从大腿的外侧到后内侧面抓握。
- 正常时序：以适当的直线运动进入模式，而不是弧形运动，足必须先运动到它的位置。
- 结束位置：大腿越过中线，腰椎保持自然倾斜和侧屈。
- 髋保持外旋并内收。
- 直腿模式并不像功能模式那样，膝可屈可伸。直腿模式主要在膝不能运动或不允许运动时用于结构水平的治疗。

8.4.1 伸—内收—外旋伴膝关节伸（图8.6）

关节	运动	肌肉：主要成分（Kendall 和 McCreary 2005）
髋	伸，内收，外旋	内收大肌，臀大肌，腘绳肌，外旋肌群
膝	伸	股四头肌
踝	跖屈，内翻	腓肠肌，比目鱼肌，胫骨后肌
趾	屈，内侧偏	拇趾屈肌，趾屈肌

■ 抓握

你的远端抓握和近端抓握与直腿模式中使用的抓握相同（见8.4节，伸—内收—外旋）。

■ 拉长的体位

足处于背屈并外翻。髋关节和膝关节全屈，足跟靠近臀部的外侧缘。膝关节和足跟相互对应，向上与左肩关节的外侧缘几乎对齐。髋关节旋转的程度与直腿模式中相同。伸直膝关节可以查看旋转程度。

■ 身体力学

你的身体力学与直腿模式中的一样。

■ 体位的变化

你可以站在治疗台的对侧，面朝向左髋关节（图 8.6 c，d）。

■ 牵拉

同时牵拉髋关节、膝关节和足。用你近端的（右）手在股骨线上牵引髋关节，结合旋转运动以牵拉外旋。你远端的（左）手把患者的足跟靠近他的臀部，进一步牵拉足成背屈和外翻，并通过把患者足跟向其臀部靠近而对伸的膝进行牵拉。

❯ 注意

不要过度向膝外侧拉足而使髋过度旋转。

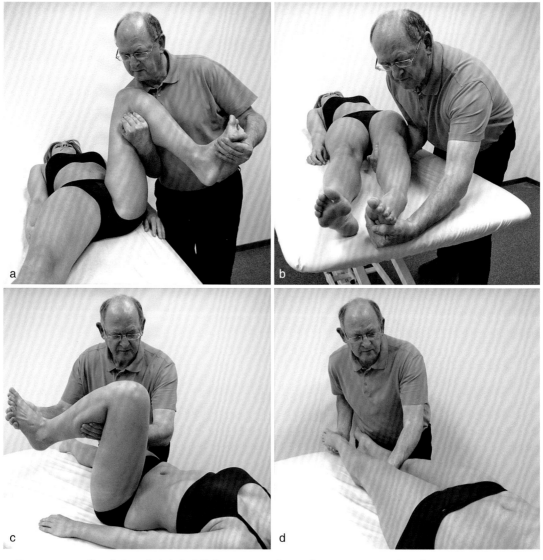

图 8.6　a ~ d. 伸—内收—外旋伴膝关节伸。a，b. 治疗师的常用体位；c，d. 在治疗台另一侧的体位变化

■ 指令

"弯趾（屈趾）。足向下推，向下、向内蹬。""蹬！"

■ 运动

足和踝关节跖屈并内翻。接着髋关节开始运动。当髋关节伸大约 5° 时，膝关节开始伸。重要的是髋关节和膝关节同时达到它们的终末范围。

■ 阻力

你远端的手用一个旋转推力抗阻足和踝关节的运动。在足部的旋转阻力也抗阻膝关节和髋关节的旋转。使用足作为把手，通过向臀部推患者的足跟以抗阻伸膝。当膝关节进一步伸时，阻力的角度也要改变。当膝关节全伸时，对膝关节伸运动的阻力继续在相同的方向（朝向患者的臀部）。

你近端的手朝向起始位拉患者大腿。拉力抗阻伸髋和内收。手由外而内放置，使用阻力抗阻外旋。双手分别用力，使治疗师能在不同的部位用不同的阻力。例如，对伸膝的阻力大，对伸髋的阻力小。当髋和膝接近全伸时，用远端的手通过足给予挤压，用近端的手通过大腿给予挤压。

膝关节承受的阻力大于髋关节。双手必须分别工作。

■ 结束位置

结束位置与直腿模式相同。

■ 加强时序

阻止膝关节在活动范围起始段的伸，锻炼髋关节运动。在伸髋中间范围时予以固定以锻炼伸膝关节。在膝全伸之前固定膝以锻炼伸髋。

记忆要点

- 在运动的起始段不要过度旋髋。
- 用远端的手全范围阻抗伸膝。
- 用远端的手在运动的起始段抗阻伸膝将阻止髋的过度旋转。
- 运动以髋外旋结束，不仅仅是足内翻。

8.4.2 伸—内收—外旋伴膝关节屈（图 8.7）

关节	运动	肌肉：主要成分（Kendall 和 McCreary 2005）
髋	伸，内收，外旋	内收大肌，臀大肌，外旋肌群
膝	屈	腘绳肌，股薄肌
踝	跖屈，内翻	腓肠肌，比目鱼肌，胫骨后肌
趾	屈，内侧偏	拇趾屈肌，趾屈肌

8

■ 开始体位

做这个组合运动时，把患者置于靠近治疗台的末端，这样患者的膝关节能最大限度地屈。这与屈—外展—内旋伴膝关节伸模式的开始体位相同（图8.4）。为保护患者的背部，屈其右髋关节并把右侧足放在治疗台的末端上或给予其他支撑。

■ 抓握

你的远端抓握和近端抓握与直腿模式中使用的抓握相同（见8.4节，伸—内收—外旋）。

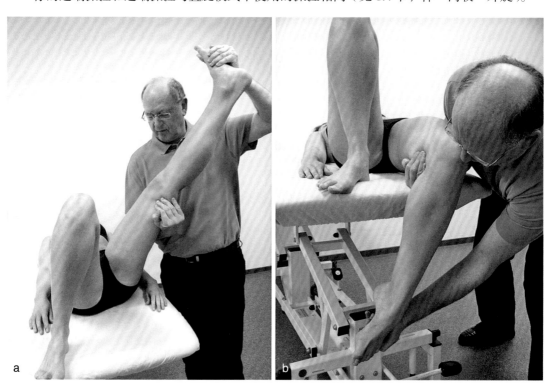

图 8.7　a，b.伸—内收—外旋伴膝关节屈

■ 拉长的体位

摆放肢体的体位与直腿模式中的体位一样。

■ 身体力学

用与直腿模式一样的身体力学。在模式接近终末范围时，你屈髋以便手在下面继续抗阻屈膝。

■ 牵拉

牵拉来自双手同时快速拉长和旋转髋关节、膝关节与足。用你远端的手能给予增大的牵引以牵拉膝屈肌。

■ 指令

"足和足趾向下推；髋向下推，腿向下同时弯曲膝关节。"

■ 运动

足和踝跖屈并内翻。接着髋关节开始运动。当髋关节伸大约 5° 时，膝关节开始屈。重要的是髋关节和膝关节同时达到它们的终末范围。

■ 阻力

你远端的手抗阻足跖屈和内翻，同时也抗阻膝关节屈。拉力朝向膝关节伸与足外翻的起始位。你近端的手抗阻髋关节的运动，与直腿模式中的相同。在髋接近全伸时，用近端的手通过大腿给予挤压。

■ 结束位置

髋关节伸伴内收和外旋。膝关节屈越过治疗台的末端，足处于跖屈并内翻位。

⟫ 注意

不要让骨盆向右运动或成前倾。

■ 加强时序

在髋关节伸范围内的任何一点予以固定，并锻炼膝关节屈。不要让髋关节的活动由伸变为屈。让患者平顺地做髋关节伸伴膝关节屈的运动，如同向后迈步那样。

记忆要点
— 抗阻屈膝同时也抗阻伸髋。
— 正常时序：在整个运动中膝平顺地屈。
— 运动中对股骨进行牵引。

8.5 屈—内收—外旋（Flexion–Adduction–External Rotation）（图 8.8）

关节	运动	肌肉：主要成分（Kendall 和 McCreary 2005）
髋	屈，内收，外旋	腰大肌，髂肌，内收肌，缝匠肌，耻骨肌，股直肌
膝	伸（姿势不变）	股四头肌
踝 / 足	背屈，内翻	胫骨前肌
趾	伸，内侧偏	拇趾伸肌，趾伸肌

■ 抓握

■■ 远端的手

你的左手抓握患者的足部，手指在内侧缘，大拇指在外侧缘施加压力。握住足的侧面，但不要接触足的跖面。要避免妨碍脚趾运动，保持你的近端抓握在跖趾关节。不要挤压或捏足。

■■ 近端的手
你的右手放在患者大腿的前—内侧面、靠近膝关节处。

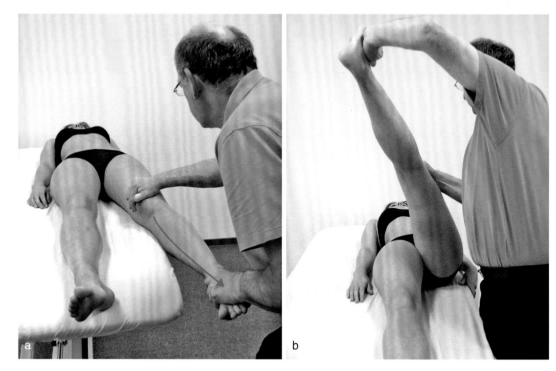

图 8.8 a，b. 屈—内收—外旋

■ 拉长的体位

你牵引整个肢体同时把患者的足活动成跖屈和外翻。当你把髋关节置于过伸与外展时，继续牵引并保持内旋。躯干从右到左对角拉长。

⟩ 注意

治疗师应该观察骨盆的运动。如果伸髋受限，骨盆将会运动成前倾。如果外展受限，骨盆将会向左移动。

■ 身体力学

在患者旁边跨步站立，内侧脚（靠近治疗台）在后，外侧脚（不靠治疗台）在前。面朝患者的右肩关节，身体与患者的运动线保持一致。牵拉时，你的重心由前脚转移到后脚上。当患者运动时，让阻力把你的体重向前转移到前脚。如果患者的腿长，当你的体重进一步前移时，可能要向前迈一步。继续面向运动线。

■ 牵拉

对牵拉的反应来自双手同时对髋关节、踝关节和足的快速拉长及旋转。

■ 指令

"足趾向上，抬腿向上、向内。""向上抬！"

■ 运动

当足和踝关节活动至背屈和内翻时，足趾伸展。内翻促使髋关节外旋，所以这些运动同时发生。大拇趾带动髋关节运动至屈伴内收和外旋。继续这个运动引起躯干向右侧屈。

■ 阻力

你远端的手抗阻内翻并通过背屈的足给予牵引。抗阻髋关节内收和外旋的阻力来自抗阻内翻。牵引既抗阻足背屈又抗阻髋关节屈。你近端的手在股骨线上牵拉、并旋转以抗阻外旋和内收。保持牵引力将会引导阻力在恰当的弧线上。

❷ 注意

屈髋的阻力太大可能导致患者的脊柱损伤。

■ 结束位置

足处于背屈内翻位。膝关节全伸。髋关节全屈伴充分地内收和外旋，使膝关节和足跟与右肩关节在一条对角线上。

❷ 注意

腘绳肌的长度或其他后部结构可能限制髋关节的运动。不要让骨盆向后倾斜。

■ 加强时序

你可以在髋关节开始屈时阻止该运动，以锻炼足和足趾。

记忆要点

- 继续拉长下肢将在相同对角线上拉紧躯干屈肌。
- 治疗师的体位保持面向运动线。
- 直腿模式并不像功能模式那样，膝可屈可伸。直腿模式主要在膝不能运动或不允许运动时用于结构水平的治疗。

8.5.1 屈—内收—外旋伴膝关节屈（图 8.9）

关节	运动	肌肉：主要成分 Kendall 和 McCreary 2005）
髋	屈，内收，外旋	腰大肌，髂肌，内收肌，缝匠肌，耻骨肌，股直肌
膝	屈	腘绳肌，股薄肌，腓肠肌
踝/足	背屈，内翻	胫骨前肌
趾	伸，内侧偏	拇趾伸肌，趾伸肌

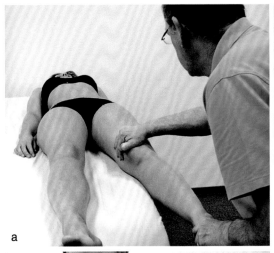
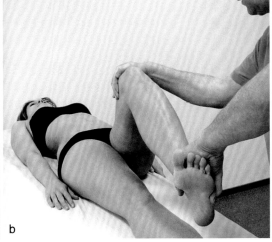
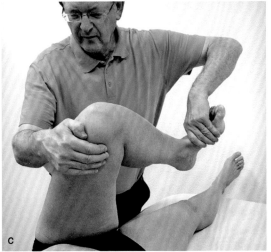

图 8.9 a. 屈—内收—外旋伴膝关节屈，b. 中间位，c. 结束位置需要进一步屈

■ 抓握
你的抓握与直腿模式中的抓握相同（见 8.5 节，屈—内收—外旋）。

■ 拉长的体位
肢体的位置与做直腿模式一样。

■ 身体力学
跨步站立的位置与直腿模式一样。同样让患者从后足往前足转移你的体重。面朝运动线（见 8.5 节，屈—内收—外旋）。

■ 牵拉
对牵拉的反应来自双手同时做踝关节和足及髋关节的快速拉长和旋转。用远端的手牵引以促进膝屈肌。

■ 指令
"足和足趾向上，腿向上弯、斜上去。""向上弯！"

■ 运动

足趾伸，足和踝关节背屈与内翻。接着髋关节和膝关节开始屈，两个关节同时达到它们的终末范围。继续此运动还引起躯干屈向右侧。

❯ 在屈髋时，保证平顺地和连续地屈膝。

■ 阻力

你近端的手通过股骨线给予牵引，并加上一个旋转的力，以抗阻髋的运动。用你远端的手抗阻足背屈和内翻，也抗阻髋关节内收与外旋。然后远端的手朝向起始位牵引胫骨以抗阻屈膝。

❯ 为了加强髋关节和躯干，抗阻屈膝是成功应用这种组合的关键。

■ 结束位置

足处于背屈内翻位，髋关节和膝关节全屈。内收和外旋使足跟和膝关节相互之间在一条线上并与左肩关节对齐。

❯ 足的矢状面应该和膝的矢状面一致。如果你伸患者的膝关节，其位置与直腿模式一样。

■ 加强时序

运动的三个部分，髋关节、膝关节和足，你可以固定其中的任意两个以锻炼第三个。

在膝关节弯曲时易于单独锻炼髋关节的外旋。在髋关节屈的力量最大处做这些锻炼。在这些锻炼中，你应通过髋关节全范围外旋进行。在完成此模式前回到轨迹上。

锻炼足时，你近端的手移到胫骨上，并对髋关节和膝关节施加阻力。你远端的手现在有空对足和踝关节的运动施加适当的阻力。为避免髋关节疲劳，允许足跟放在治疗台上休息。

记忆要点

- 正常时序：膝屈与髋屈在整个运动中相匹配。
- 在结束位置，膝关节全屈。
- 抗阻膝屈的方向朝向起始位。
- 远端手的阻力控制髋的旋转。

8.5.2 屈—内收—外旋伴膝关节伸（图8.10）

关节	运动	肌肉：主要成分（Kendall 和 McCreary 2005）
髋	屈，内收，外旋	腰大肌，髂肌，内收肌，缝匠肌，耻骨肌，股直肌
膝	伸	股四头肌
踝/足	背屈，内翻	胫骨前肌
趾	伸，内侧偏	拇趾伸肌，趾伸肌

■ 开始体位

做此组合时，把患者置于靠近治疗台的边缘（图8.10）。另一种位置是靠近治疗台下端，这样膝可以充分地屈。这和治疗师通常做屈—外展—内旋伴伸膝模式的体位相同（图8.4）。为保护患者的背部，屈右髋，把足放在治疗台末端或用其他支持。

■ 抓握

你的抓握仍然与直腿模式中的抓握一样（见8.5节，屈—内收—外旋）。

■ 拉长的体位

如前所述，你牵引整个肢体，同时使足跖屈与外翻。把髋关节置于伸、外展和内旋位，继续牵引股骨并向下屈膝关节越过治疗台边缘。位于髋关节和膝关节前面的肌肉紧张可能会限制髋关节完全伸—外展。保持大腿在对角线中并尽可能屈膝关节。

▶ 注意

不允许骨盆向前倾斜。为保护患者的背部，屈右髋关节并将右脚放在治疗台上或用其他支持。

■ 身体力学

在患者的膝关节旁跨步站立，面朝向治疗台的下角。从髋关节向下弯腿并屈膝关节。你的体重向前转移，直起身，然后转身面向模式的力线。当患者抬腿并伸膝时，你向前跨步。

■ 牵拉

同时牵拉髋关节、膝关节和足。近端的手应用快速牵引和旋转牵拉髋关节。你远端的手应用拉长和旋转牵拉踝关节和足。你远端的手沿着胫骨线只用牵引，以便非常柔和地牵拉膝关节。

▶ 注意

只用牵引来牵拉膝关节。不要推膝成过屈。

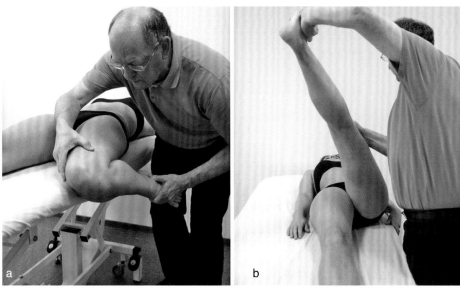

图8.10　a，b. 屈—内收—外旋伴膝关节伸

■ 指令

"足和趾向上，向上弯髋关节，同时膝关节伸直。"

■ 运动

足和踝关节背屈并外翻。接着髋关节开始运动。当髋关节屈到约 5° 时，膝关节开始伸。重要的是髋关节和膝关节同时达到其终末范围。

■ 阻力

你远端的手用旋转力抗阻足和踝关节的运动。把固定的足作为把手，用向膝关节屈的起始位的牵引抗阻伸膝。在足部的旋转阻力也抗阻膝关节和髋关节旋转。

你近端的手在股骨线上牵引结合旋转力以抗阻外旋和内收。

❯ 膝比髋承担更大的阻力。你的两只手必须分别工作。

■ 结束位置

结束位置与直腿模式相同。

■ 加强时序

这里的加强是要训练患者平顺地做屈髋结合伸膝。

记忆要点

– 拉长髋是促进髋运动必需的。
– 牵拉膝关节不要引起疼痛。
– 髋和膝的运动同时发生。
– 结束位置是直腿伴内收和外旋。

8.6 伸—外展—内旋（Extension–Abduction–Internal Rotation）（图 8.11）

关节	运动	肌肉：主要成分（Kendall 和 McCreary 2005）
髋	伸，外展，内旋	臀中肌，臀大肌（上部），腘绳肌
膝	伸（姿势不变）	股四头肌
踝	跖屈，外翻	腓肠肌，比目鱼肌，腓骨长肌和短肌
趾	屈，侧偏	拇趾屈肌，趾屈肌

■ 抓握

■■ 远端的手

你的左手掌沿跖面握住足。大拇指在脚趾底部以促进脚趾屈。手指握住足的内侧缘，同时你的手掌跟沿着外侧缘施加压力。

❷ 注意

不要挤压足或捏足。

　　■■ 近端的手

你的右手握住大腿的后外侧。

　　■ 拉长的体位

牵引整个腿同时使足背屈并内翻。在你抬患者的腿成屈和内收时，继续牵引并保持内旋。

❷ 注意

不要试图推髋关节超过腘绳肌的长度限制。不允许骨盆运动成后倾。

如果患者刚完成其拮抗运动（屈—内收—外旋），就从该模式的结束位置开始。

　　■ 身体力学

跨步站立，面朝患者的右肩。你的体重在前脚上。让患者向后推你使体重转移到后脚上，然后向后迈一步，你的体重继续向后转移。保持肘关节靠近身体侧边，以便用身体和腿施加阻力。

　　■ 牵拉

近端的手通过快速牵引大腿给予牵拉。用远端手的前臂向上牵引胫骨，同时进一步牵拉患者的足成背屈与内翻。

❷ 注意

不要迫使髋关节过屈。

　　■ 指令

"足趾向下，足向下推，向下、向外蹬。""推！"

　　■ 运动

足趾屈，足和踝关节跖屈并外翻。外翻促进髋关节内旋；这些运动同时发生。大腿向下活动成伸并外展，保持内旋。继续此运动引起躯干伸伴左侧弯曲。

　　■ 阻力

你远端的手通过足底对外翻施加阻力并结合挤压。挤压力抗阻跖屈和髋关节伸。施加于髋关节外展与内旋的阻力来自抗阻外翻的力。你近端的手向起始位上抬大腿。上抬抗阻髋的伸和外展。手的位置从侧面到后面，给内旋施加阻力。

当髋关节达到全伸时，你远端的手通过足继续给予挤压，近端的手通过大腿挤压。

　　■ 结束位置

足处于跖屈伴外翻位，足趾屈。膝关节保持完全伸。髋关节尽可能地过伸，同时保持外展与内旋。

■ 加强时序

应用挤压与反复收缩或等张组合来锻炼髋关节的过伸运动。在髋关节活动范围的终末端予以固定以锻炼足和脚趾。

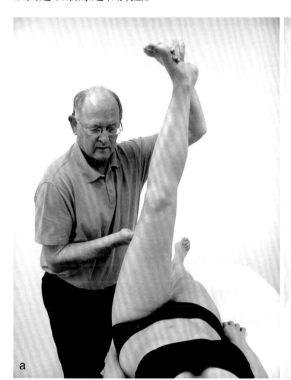

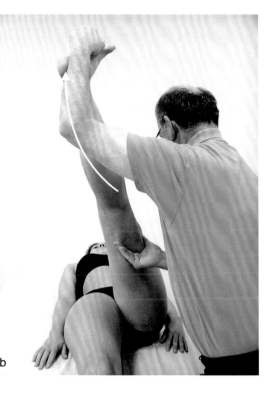

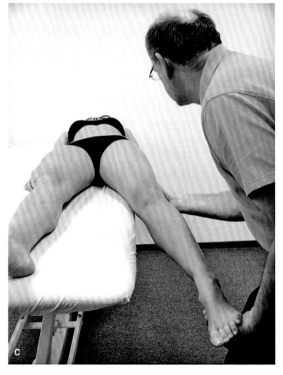

图 8.11　a ~ c. 伸—外展—内旋

记忆要点

- 整个运动始终抗阻伸髋。
- 腰椎保持自然倾斜和侧弯。
- 直腿模式并不像功能模式那样，膝可屈可伸。直腿模式主要在膝不能运动或不允许运动时用于结构水平的治疗。
- 大腿越过中线。

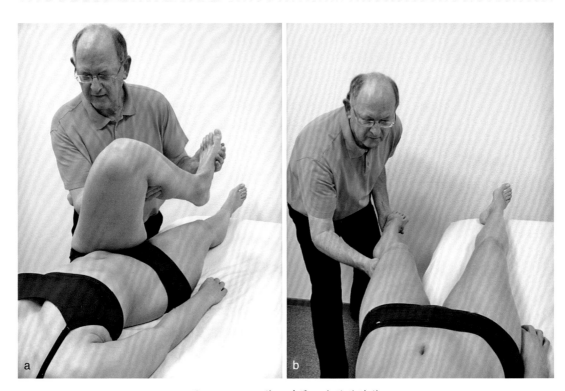

图 8.12   a，b. 伸—外展—内旋伴膝伸

8.6.1   伸—外展—内旋伴膝关节伸（图 8.12）

关节	运动	肌肉：主要成分（Kendall 和 McCreary 2005）
髋	伸，外展，内旋	臀中肌，臀大肌（上部）腘绳肌
膝	伸	股四头肌
踝	跖屈，外翻	腓肠肌，比目鱼肌，腓骨长肌和短肌
趾	屈，侧偏	拇趾屈肌，趾屈肌

■ 抓握

你的抓握与直腿模式中的抓握相同（见 8.6 节，伸—外展—内旋）。

■ 拉长的体位

足处于背屈内翻位。髋关节和膝关节完全屈，脚后跟靠近右臀。膝关节和足跟互相对应，并与右肩关节几乎在一条线上。

■ 身体力学

你的身体力学与直腿模式中的相同。

■ 牵拉

同时牵拉髋关节、膝关节和足。你近端的手在股骨线上牵引髋关节并伴有一个旋转运动以牵拉内旋。当你牵拉伸膝时，你远端的手通过把患者足后跟靠近臀部，以进一步牵拉足成背屈和内翻。

■ 指令

"足向下推，向下、向外蹬。""蹬！"

■ 运动

足和踝关节屈与外翻。接着髋关节开始运动。当髋关节伸大约5°时膝关节开始伸。重要的是髋关节和膝关节同时达到它们的终末范围。

■ 阻力

你远端的手用旋转推力抗阻足和踝关节运动。将足作为把手，朝向臀部推患者的足跟时抗阻膝关节伸。当膝关节进一步伸时，阻力的角度也要随之改变。足部的旋转阻力也抗阻膝关节和髋关节的旋转。

❯ 当膝关节完全伸时，抗阻伸膝运动的阻力继续在相同的方向上。

你近端的手朝向起始位抬大腿。上抬以抗阻髋关节伸与外展。手由外到后放置，对内旋施加阻力。当髋和膝达到全伸时，用远端的手通过足给予挤压，近端的手通过大腿给予挤压。

❯ 膝承担的阻力大于髋关节。你的两手必须分别工作。

■ 结束位置

结束位置与直腿模式中的相同。

■ 加强时序

在活动范围开始时阻止伸膝，以锻炼髋关节运动。在髋关节伸到中间范围时予以固定，以锻炼伸膝关节。在膝完全伸之前固定膝关节，以锻炼伸髋。

记忆要点

- 时序：伸髋与伸膝以同样的速度进行。
- 你远端的手通过推足跟靠近臀部而抗阻伸膝。
- 远端的手在运动的开始抗阻伸膝将防止髋过度旋转。

8.6.2　伸—外展—内旋伴膝关节屈（图 8.13）

关节	运动	肌肉：主要成分（Kendall 和 McCreary 2005）
髋	伸，外展，内旋	臀中肌，臀大肌（上部）
膝	屈	腘绳肌，股薄肌
踝	跖屈，外翻	比目鱼肌，腓骨长肌和短肌
趾	屈，侧偏	拇趾屈肌，趾屈肌

■ 开始体位

做这种组合时，把患者放置在靠近治疗台边缘。这与进行屈—内收—外旋伴伸膝模式的体位相同（见 8.5.2）。为保护患者的背部，可以屈右髋，足放在治疗台上。

■ 抓握

你的抓握与直腿模式中的抓握相同（见 8.6 节，伸—外展—内旋）。

■ 拉长的体位

拉长的体位与直腿模式中的一样。

■ 身体力学

使用与直腿模式中一样的身体力学。当模式接近终末范围时，你的髋部弯曲手向下伸，以便继续抗阻膝关节屈。当膝关节和髋关节达到其终末范围时，你可能要转身以便面朝向治疗台的下角。

■ 牵拉

对牵拉的反应来自双手同时对髋关节、踝关节与足的快速拉长和旋转。你还可以用远端的手给予膝关节一点额外的牵引运动，以进一步拉长膝屈肌。

■ 指令

"足和趾向下推，髋向下推，弯曲膝关节。"

■ 运动

足和踝关节跖屈并外翻。接着髋关节开始运动。当髋关节伸完成大约 5° 时，膝关节开始屈。重要的是髋关节和膝关节同时达到它们的终末范围。

■ 阻力

你远端的手抗阻跖屈与外翻，也抗阻膝关节屈。阻力朝向膝关节伸和足内翻的起始位。你近端的手与在腿伸直模式中一样抗阻髋关节运动。当髋达到完全伸时，用近端的手通过大腿挤压。

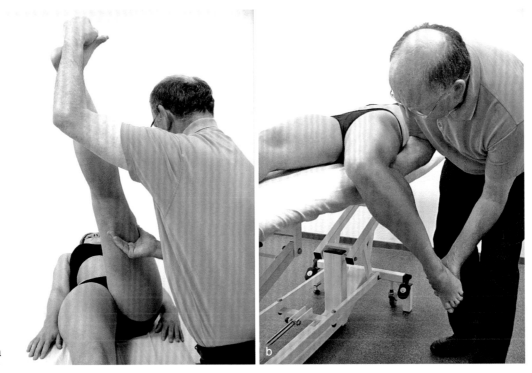

图 8.13　a，b. 伸—外展—内旋伴膝屈

■ 结束位置

髋关节伸伴外展和内旋。膝关节屈越过治疗台边缘，足跖屈伴外翻。

▶ 注意

不允许骨盆运动成前倾。

■ 加强时序

在髋关节伸活动范围的任何一点予以固定，以锻炼膝关节屈。

▶ 注意

不要让髋关节的活动由伸变成屈。

指导患者平顺地做伸髋结合屈膝。

记忆要点

— 时序：足首先运动，然后膝和髋一起运动。

— 以髋完全伸、膝尽可能地屈而不引起腰过伸结束运动。

8.7　双腿模式（Bilateral Leg Patterns）

同时锻炼患者的双腿总是比只锻炼一条腿对躯干肌有更高的要求。为专门锻炼躯干，治疗师可同时握住双腿。用腿模式锻炼躯干将在第 10 章里讨论。

　　当你分别握住双腿时，锻炼所加强的是双腿。双腿锻炼使你能用强腿的扩散作用促进患腿的弱运动或弱肌肉。你可以在任何体位下，应用任何模式和技术的组合。用这些模式、技术和体位能使你和患者在肌力和控制方面取得最大进步。

　　做双侧腿模式时，最常用的体位是仰卧、俯卧和坐位。在坐位，我们展示了两种可能的组合运动。第一种是双侧对称的组合运动，屈—外展伴膝关节伸（图 8.14）；第二种是交互不对称的组合运动，左腿屈—外展伴膝关节伸，结合右腿伸—外展伴膝关节屈（图 8.15）。在仰卧位，展示了屈—外展（图 8.16 a，b）和伸—内收（图 8.16 c，d）的对称直腿组合运动，左腿伸—外展伴右腿屈—外展的交互组合（图 8.17）及伸髋伴屈膝的不对称模式（图 8.18）。在俯卧位，我们展示了伸髋伴屈膝（图 8.19）。

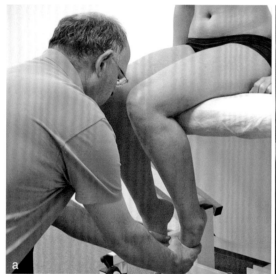
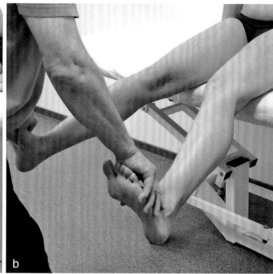

图 8.14　a，b. 坐位的屈—外展伴膝伸的双侧对称模式的组合

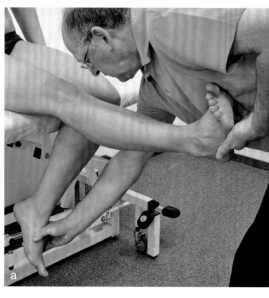
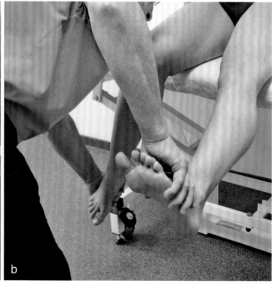

图 8.15　a，b. 双侧不对称模式：左腿屈—外展伴膝伸，右腿伸—外展伴膝屈

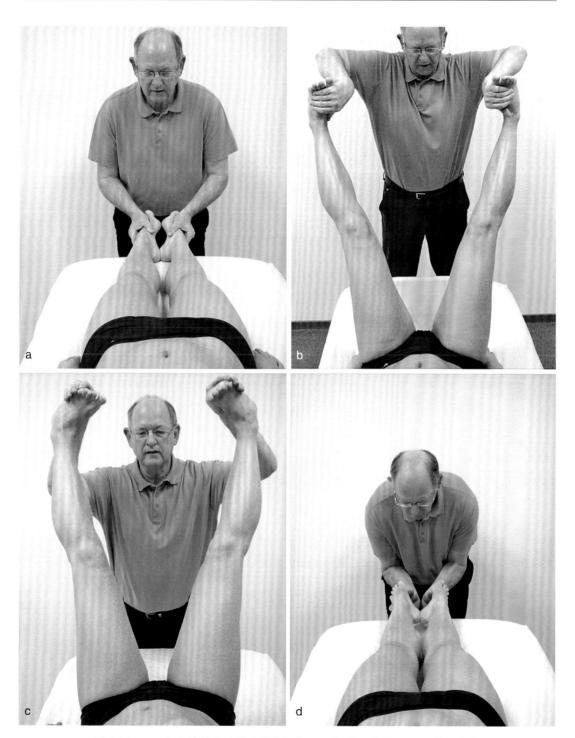

图 8.16　a ～ d. 仰卧位的双侧对称的组合。a，b. 屈—外展；c，d. 伸—内收

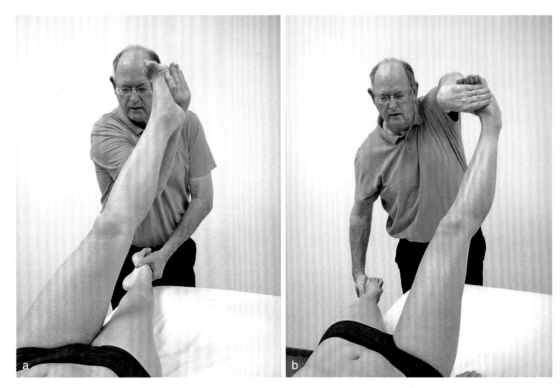

图 8.17　a，b. 左腿伸—外展伴右腿屈—外展的双侧不对称相反组合

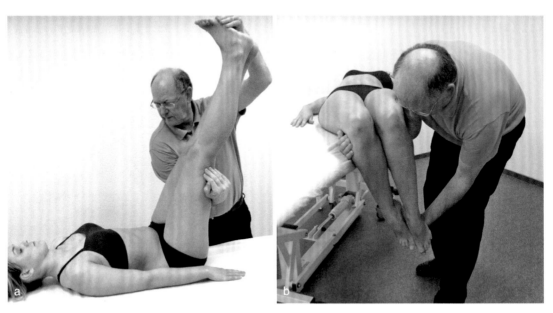

图 8.18　a，b. 伸髋伴屈膝，左腿外展，右腿内收的双侧不对称组合

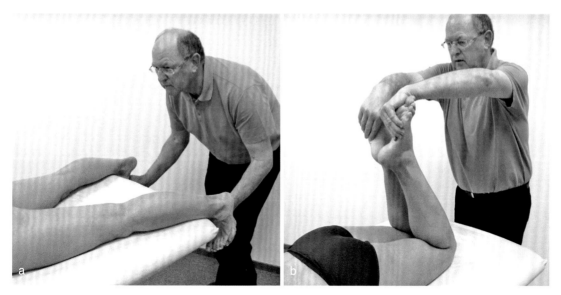

图 8.19　a，b. 俯卧位双侧对称组合，髋伸—内收伴外旋，屈膝

记忆要点

双侧直腿模式用于结构水平的治疗目标，比如加强腿或躯干肌。

8.8　改变患者的体位（Changing the Patient's Position）

通常患者会很高兴以不同的体位锻炼，并且这样能激发出积极的治疗效果。以不同的体位锻炼患者会有许多好处。这些好处包括患者能看到自己的腿；增加或减少运动中重力的影响；使跨双关节的肌肉受到牵拉。每种体位也有不利之处。我们要选择那些能提供最大优点和最少缺点的体位。我们这些体位当中的四种进行图示。

8.8.1　坐位的腿模式

坐位可以使治疗师借助外力限制患者伸髋进行腿的锻炼（Horst 2005）。此体位让患者在锻炼时能看到足和踝。另外，在这种体位下锻炼，对患者的坐位平衡和稳定是一个挑战。使用加强时序很容易固定一条腿并通过交互运动锻炼另一条腿。治疗师在患者坐位能做许多的下肢锻炼，仅有的限制是患者的能力和你的想象力。我们在图 8.20 中图示了三个例子。

8.8.2　俯卧位的腿模式（图 8.21 a ~ f）

在俯卧位可以锻炼髋抗重力伸。这是一个锻炼伸髋伴屈膝组合的良好体位。（图 8.21）

❯ 要注意限制髋关节运动。不允许腰椎过伸。为稳定腰椎，你可以把患者一条腿放到治疗台外边，屈髋，足踩在地板上（图 8.21 c）。

当锻炼伸膝并有重力帮助时，可以用治疗台抗阻屈髋（图 8.21 d，e）。
为锻炼俯卧位屈髋，必须把患者的腿放在治疗台末端之外（图 8.21 f，g）。

8

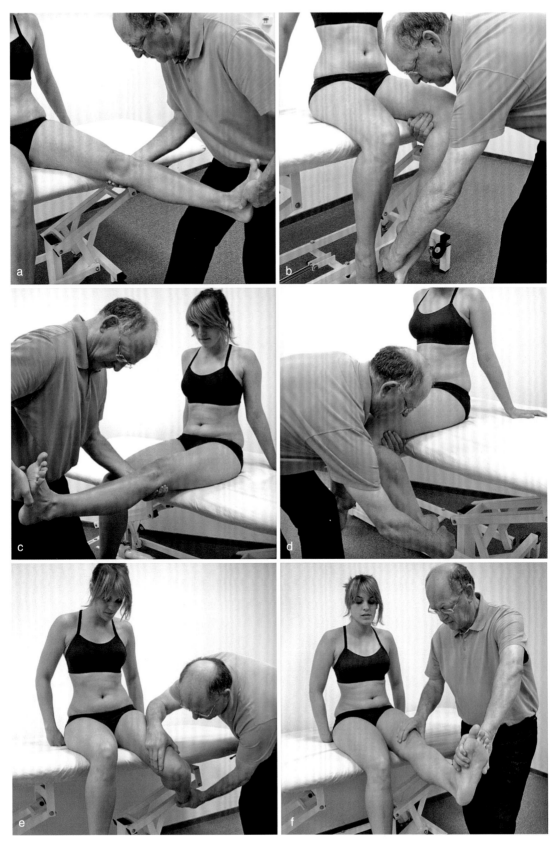

图 8.20 a ~ f. 坐位的腿模式。a，b. 伸—内收伴膝屈；c，d. 伸—外展伴膝屈；e，f. 屈曲—内收伴膝伸

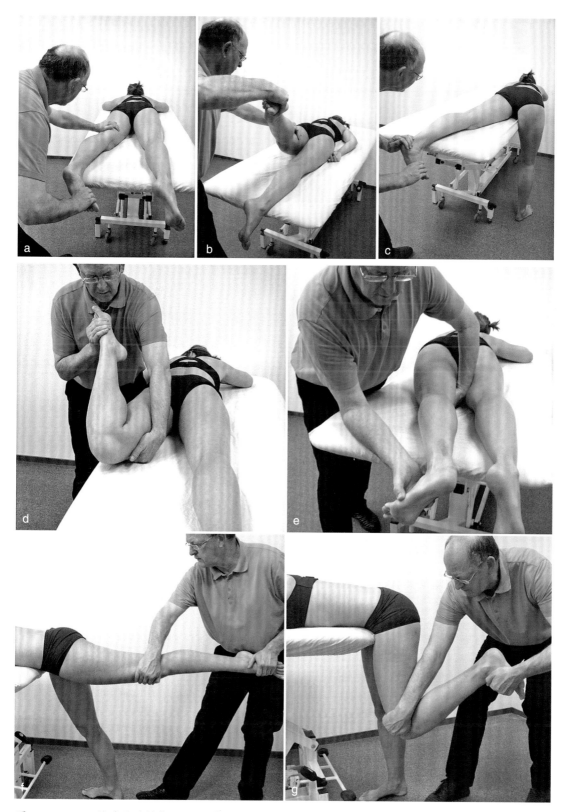

图 8.21 a ~ g. 俯卧位的模式。a，b. 伸—内收伴外旋；c. 一只脚在地板上以稳定腰椎；d，e. 屈—内收伴膝伸；f，g. 左腿屈—外展伴膝屈，右髋屈，足踩在地面上

8.8.3　侧卧位的腿模式（图 8.22）

当患者在侧卧位进行锻炼时，注意患者不能用躯干运动或骨盆旋转代替腿的运动。你可能要给予外部的支撑来稳定患者的躯干，或让患者自己稳定躯干。在此体位下，上面腿的外展肌与下面腿的内收肌对抗重力。此体位还可用于锻炼髋关节过伸。应用挤压和抗旋转阻力以促进运动。抗阻同侧骨盆向后下压将有助于防止腰椎的过伸。

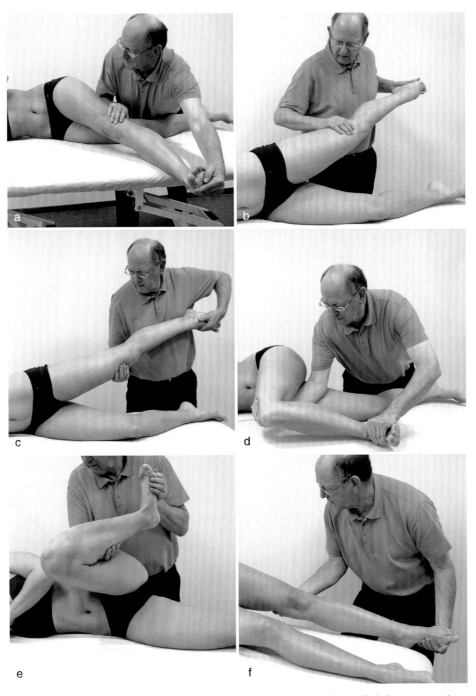

图 8.22　a ~ f. 侧卧的模式。a，b. 伸—外展伴直膝。c，d. 屈—内收伴膝关节屈。e，f. 伸—内收伴膝关节伸。

8.8.4　四足跪位的腿模式（图8.23）

在此体位锻炼，要求患者能稳定其躯干，双上肢和不运动的腿负重。与俯卧位一样，髋伸肌对抗重力。髋关节屈可以在全范围不抗重力的情况下运动。

> 注意

不要让脊柱运动成不希望的体位或姿势。

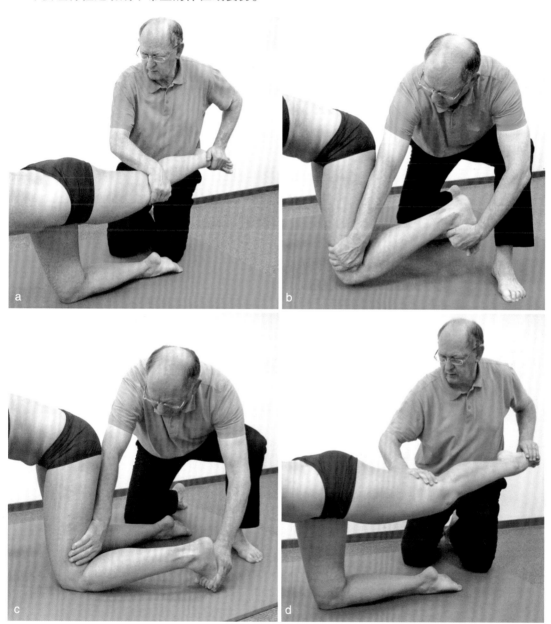

图8.23　a～h.四足跪的腿模式。a，b.屈—外展—内旋伴膝屈；c，d.伸—内收—外旋伴膝伸（接后页）

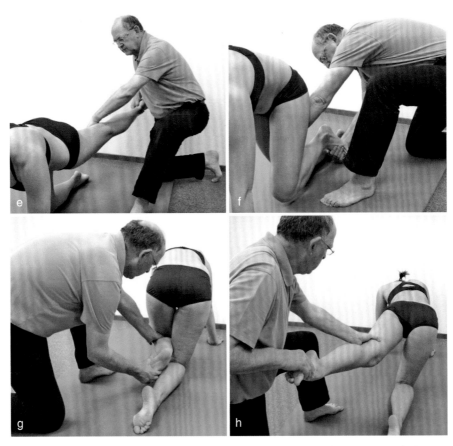

图8.23　（续）e，f. 屈—内收—外旋伴膝屈；g，h. 伸—外展—内旋伴膝伸

8.8.5　站立位的腿模式（图 8.24）

站立或用手支撑的改良站立位可能是做腿模式的良好体位。抗阻强腿的屈—外展，促进站立腿髋和膝的稳定性。

8.9　腿模式的治疗指征

任何时候都要选择正确的模式！治疗师能将模式和活动与不同的技术进行组合。这也使治疗师有了应用其他治疗的选择余地。

直膝的腿模式不是功能性运动，因此你可以在肌力测试低于 3 级时借助重力在结构水平上应用它们，以锻炼腿和躯干肌肉，在肌力测试达到 4 级时进行抗重力锻炼。治疗师还可以应用直腿模式牵拉腿的肌肉或扩散到身体其他部分。

腿模式伴膝屈或伸可以有和直腿模式相同的治疗目标。你还可以应用它们去松动髋、膝或踝关节、

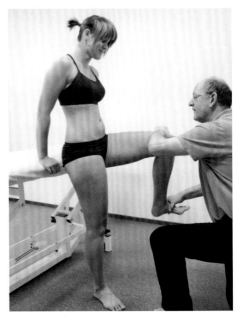

图 8.24　站立位的腿模式

加强腿部肌肉、增加骨盆与腿之间的运动协调，或增加耐力。

在活动水平，这些模式有利于翻身或步态周期的不同阶段，如前行、后行、侧行或上、下楼梯。这些模式还适用于训练日常生活活动或体育活动。

坐位的双腿模式可用作预防措施，以保持膝关节的稳定。还可用于因张力过高引起痉挛的治疗目的。使用强双腿模式还可以加强下部躯干。

其他体位，如侧卧位、俯卧位，或双手和双膝支撑位有利于训练抗重力或利用重力训练。在这些体位的功能训练可以是翻身、爬行或向前向后运动。

站立位的腿模式至少可用于结构水平的治疗（加强力量、协调、运动的训练、髋、膝、踝关节的稳定）。在活动水平，治疗师可在不同的步态阶段使用这些模式。

8.10 知识测试：问题

- 尽管直腿模式不像伴有屈或伸的腿模式那样具有功能性，那么何时用直腿模式适宜？
- 在治疗师促进髋伸伴膝伸时，治疗师需要特别注意什么？

参考文献

Horst R (2005) Motorisches Strategietraining und PNF. Thieme, Stuttgart

Kendall FP, McCreary EK (2005) Muscles, testing and function. Williams and Wilkins, Baltimore

深入阅读

Akbulut T, Agopyan A (2015) Effects of an eight-week proprioceptive neuromuscular facilitation stretching program on kicking speed and range of motion in young male soccer players. J Strength Cond Res 29(12):3412–3423

Alaca N et al (2015) Comparison of the long-term effectiveness of progressive neuromuscular facilitation and continuous passive motion therapies after total knee arthroplasty. J Phys Ther Sci 27(11):3377–3380

Avela J et al (2004) Neural and mechanical responses of the triceps surae muscle groupafter 1 h of repeated fast passive stretches J Appl Physi 96(6):2325–2332

Chalmers G (2004) Re-examination of the possible role of Golgi tendon organ and muscle spindle reflexes in proprioceptive neuromuscular facilitation muscle stretching. Sports Biomech 3(1):159–183

Choi YK, Nam CW, Lee JH, Park YH (2013) The effects of taping prior to PNF treatment on lower extremity proprioception of hemiplegic patients. J Phys Ther Sci 25(9):1119–1122

Chow TPY, Ng GYF (2010) Active, passive and proprioceptive neuromuscular facilitation stretching are comparable in improving the knee flexion range in people with total knee replacement: a randomized controlled trial. Clin Rehabil 24:911–918

Church JB, Wiggins MS, Moode FM, Crist R (2001) Effect of warm-up and flexibility treatments on vertical jump performance. J Strenght Cond Res 15(3):332–336

Davis DS, Ashby PE, Mc Cale KL, Mc Quain JA, Wine JM (2005) The effectiveness of 3 stretching techniques on hamstring flexibility using consistent stretching parameters. J Strength Cond Res 19(1):27–32

Ferber R, Osternig LR, Gravelle DC (2002) Effect of PNF stretch techniques on knee flexor muscle EMG activity in older adults. J Electromyogr Kinesiol 12(5):391–397

Funk DC, Swank AM, Mikla BM, Fagan TA, Farr BK (2003) Impact of prior exercise on hamstring flexibility: a comparison of proprioceptive neuromuscular facilitation and static stretching. J Strength Cond Res 17(3):489–492

Kofotolis ND, Kellis E (2007) Cross-training effects of a Proprioceptive neuromuscular facilitation exercise programme on knee musculature. Phys Ther Sport 8(3):109–116

Mahieu NN, Cools A, Wilde De, Boon M, Witvrouw E (2009) Effect of PNF stretching on the plantar flexor muscle-tendon tissue properties. Scand J Med Sci Sports 19(4):553–560

Medeiros DM, Martini TF (2017) Chronic effect of different types of stretching on ankle dorsiflexion range of motion: Systematic review and meta-analysis. Foot (Edinb) 34:28–35

Moyano FR, Valenza MC, Martin LM, Caballero YC, Jimenez EG, Demet GV (2012) Effectiveness of different exercises and stretching physiotherapy on pain and movement in patellofemoral pain syn-

8

drome: a randomized controlled trial. Clin Rehabil 27(5):409–417

O'Hora J, Cartwright A, Wade CD, Hough AD, Shum GLK (2007) Efficacy of static stretching and PNF stretch on hamstrings length after a single session. J Strength Cond Res 25(6):1586–1591

Rees SS, Murphy AJ, Watsford ML, McLachlan KA, Coutts AJ (2007) Effects of PNF stretching on stiffness and force producing characteristics of the ankle in active women. J Strength Cond Res 21(2):572–577

Schuback B, Hooper J, Salisburg L (2004) A comparison of a self stretch incorporating PNF components and a therapist applied PNF technique on hamstring flexibility. Physiotherapy 90(3):151–157

Sharman MJ, Cresswell AG, Riek S (2006) Prorioceptive neuromuscular facilitation stretching, mechanisms and clinical implications. Sports Med 11:929–939

Shiratani T, Arai M, Kuruma H, Masumoto K (2017) The effects of opposite-directional static contraction of the muscles of the right upper extremity on the ipsilateral right soleus H-reflex. J Bodyw Mov Ther 21(3):528–533

Weerapong P, Hume PA, Kolt GS (2004) Stretching: mechanisms and benefits for sport performance and injury prevention. Phys Ther Rev 9(4):189–206

Wenos DL, Konin JG (2004) Controlled warm-up intensity enhances hip range of motion. J Strength Cond Res 18(3):529–533

Youdas JW, Haeflinger KM, Kreun MK, Holloway AM, Kramer CM, Hollman JH (2010) The efficacy of two modified PNF stretching techniques in subjects with reduced hamstring muscle length. Physiother Theory Pract 26(4):240–250

Youdas JW, Adams KE, Bertucci JE, Brooks KJ, Steiner MM, Hollman JH (2015) Magnitudes of gluteus medius muscle activation during standing hip joint movements in spiral-diagonal patterns using elastic tubing resistance. Physiother Theory Pract 31(6):410–417

Zhou Z, Zhou Y, Wang N, Gao F, Wei K, Wang Q (2015) A PNF integrated robotic ankle-foot system for post stroke rehab. Rob Auton Syst 73:111–122

8

第九章

颈　部

9.1　导论（Introduction）

有许多理由促使我们进行颈部模式的锻炼。最佳的头部控制和颈椎的正确位置和活动性是完成几乎所有日常生活活动的基础。因此，颈部模式可应用于许多有不同病症的不同患者。

治疗目标
- 头和颈部的运动帮助引导躯干的运动。
- 当你要直接治疗颈椎和胸椎的功能障碍时，你可以使用颈部模式。
- 头和颈部的稳定是进行大部分日常活动的基础。

在这一章里，我们介绍基本的颈部模式，以及应用颈部模式促进躯干的运动。

9.2　基本程序（Basic Procedures）

■ 对角运动

和其他模式一样，颈部模式也包括同样的三种运动成分：屈或伸、侧屈及旋转（图 9.1）。通过鼻子、下颌和头顶的这一条线作为该模式的运动轴线。

在颈部模式中，远端成分是上部的颈椎。该运动有时被称为短颈屈或短颈伸。近端成分是下部的颈椎和 T6 以上的胸椎。这个部位所产生的运动，有时称之为长颈屈或长颈伸（表 9.1 和 9.2）。

头部与眼睛的运动相互加强。如果患者不朝头部运动的方向看，颈部的活动范围将受到限制。给患者一个具体的目标点让其注视以引导颈部运动。反之，头部在一个恰当的方向上运动，又可促进眼睛的运动（Lee 和 Lishman 1975；Shumway-Cook 和 Horrak 1990）。

下颌运动与颈部、头部的运动相关联。嘴张开与上部颈椎屈相互加强。嘴的闭合与上部颈椎伸相互加强。

来自颈部屈模式的扩散可引起躯干的屈，来自颈部伸模式的扩散可引起躯干拉长。颈部的充分旋转促进躯干的侧屈。

颈部屈—伸的对角线是：
- 屈伴右侧屈和右旋，伸伴左侧屈和左旋。
- 屈伴左侧屈和左旋，伸伴右侧屈和右旋。

我们建议你在进行颈部模式的锻炼时让患者采取坐位。

■ 患者的体位

坐位（图9.1）是进行颈部运动和稳定的一个功能性体位。在**肘支撑俯卧位**（图9.2，图9.3）颈伸肌必须抗重力收缩，而颈屈却有重力帮助。在**仰卧位**（图9.4），颈部屈将有助于患者的翻身和坐起。然而，在此体位，屈肌必须足够强壮以便抗重力抬起头部。**侧卧位**（图9.5）排除了重力作用对屈和伸运动的影响。在此体位很容易地使用抗阻颈部运动以促进翻身。你可以根据治疗目的和患者颈部的力量选择正确的体位。避免引起患者颈部疼痛或不舒适的体位。

■ 治疗师的体位

为了观察和控制患者的颈部对角运动，你最好的体位是在患者伸侧的中点。例如，当患者进行右屈—左伸的对角运动时，你应站在患者的左侧。对于另一对角线而言，你应站在患者的右侧。当患者仰卧或侧卧时，你应站在患者的后面。当患者俯卧、坐、或站立时，你既可以站在患者的前面，也可以站在患者的后面。不论你站在哪里，你的手臂与对角运动应在一条线上。

治疗师的身体力学必须引导头和颈在正确的方向上。过少的身体运动，尤其伸的方向，可能导致颈伸运动的减少而旋转可能过度（表9.1和9.2）。

表 9.1　颈屈—侧屈—旋转

运动	肌肉：主要成分（Kendall 和 McCreary 2005）
上部颈屈	头长肌，头前直肌，舌骨上肌群（收下颏），舌骨下肌（稳定舌骨）
下部颈屈	颈长肌，颈阔肌，前斜角肌，胸锁乳突肌
旋转	对侧的：斜角肌（全部），同侧胸锁乳突肌，头长肌，颈长肌，头前直肌
侧屈	颈长肌，斜角肌（全部），胸锁乳突肌

表 9.2　颈伸—侧屈—旋转

运动	肌肉：主要成分（Kendall 和 McCreary 2005）
上部颈伸	髂肋肌和头最长肌，头斜肌（上和下），头后直肌（大和小），头半棘肌和头夹肌，斜方肌
下部颈伸	颈髂肋肌，颈最长肌和颈夹肌，多裂肌和回旋肌，颈半棘肌和颈夹肌，斜方肌
旋转	对侧的：多裂肌和回旋肌，头半棘肌，同侧上斜方肌，头下斜肌，颈夹肌，头夹肌
侧屈	颈髂肋肌，横突间肌（颈部的），头最长肌，头上斜肌，颈夹肌，头夹肌，斜方肌

■ 抓握

做颈部模式时，抓握在下颏和头部。抓握在下颏可以控制上部（短）颈屈或伸及旋转。在下颏的中间加压，以避免下颌关节的侧向负荷。抓握在**头部**可控制下部（长）颈屈或伸、旋转及侧向运动。抓握稍微偏离侧向运动的中心，手指的旋转指向需要的运动方向。

我们发现抓握患者的下颏最好用在伸侧的手。另一只手放在头上。采用这种抓握的原因是保持压力不在这一侧的面部和下颌关节。

　　患者坐位做左屈—右伸对角运动。你站在患者后面的右侧（伸侧）。用你的右手抓握下颏，左手放在头上。

　　患者肘支撑俯卧位做左屈—右伸对角运动。你站在患者的前面右侧。左手放在下颏，右手放在头上（你的左手是在患者的颈伸侧，因为你是面对患者的）。

　　■ 阻力

　　保持对颈部运动施加的阻力在患者的运动能力范围内，或以不引起疼痛或扭伤为度。沿着下颌线，对下颏施加阻力。在抗阻旋转时，向外牵引可以抗阻屈，向内推可以抗阻伸。

　　你用近端的手（放于头部的手）抗阻旋转、侧向运动和向前、向后运动。

　　■ 正常时序

　　颈部模式的正常时序是从远端（下颏运动）到近端（颈部运动）。在屈和伸模式中，头部沿着一条对角的直线运动，且始终伴随着旋转运动。上部颈椎的运动首先使下颏部全范围的屈（收下颏）或伸（上提）。然后，其他关节使头部保持运动。旋转在整个运动中始终是平顺地进行。

9.3　指征（Indications）

　　我们可以使用颈部模式治疗躯干的问题（如偏瘫、背痛、由于各种原因引起的躯干肌无力），肩的问题（如肩—颈综合征、肩关节活动度下降）或行走、翻身等功能性问题。

　　可用颈部模式获得对身体其他部位的扩散作用。例如，全髋关节置换的患者，在仰卧位或俯卧位抗阻颈伸模式将引起扩散到髋伸和外展。你可以发现很多用颈部模式扩散到全身的方法。

　　你可以用颈部模式直接治疗颈椎问题。然而，PNF 原理将指导你从身体更强的、无痛的部位开始，比如骨盆、腰、下肢，以及急性期之后患者的肩胛和上肢问题。

9

> **记忆要点**
>
> － 正常时序是由远端（上颈部）到近端（下颈部）。
> － 上部胸椎的运动是颈模式的基本部分。
> － 颈旋转是该模式整体的一个部分。其运动与其他运动同时发生。

9.4　屈向左，伸向右（Flexion to the Left, Extension to the Right）（图 9.1）

　　在本节我们将描述和图示屈向左侧、伸向右侧的对角线（图 9.1）。如果要做另一对角线的锻炼，可将说明中的"左侧"和"右侧"对调即可。

9.4.1　屈—左侧屈—左旋（图 9.1 c，d）

　　■ 患者的体位

　　患者取坐位。你站在患者的后方中线的右侧。

■ 抓握

你的右手指尖置于患者的下颏下，左手扶住患者头顶中线偏左侧，使左手和手指指向对角线，用手指和手掌施加阻力。用近端手进行牵引，用左手腕脊钩住患者的头后部，并沿对角线方向上提。

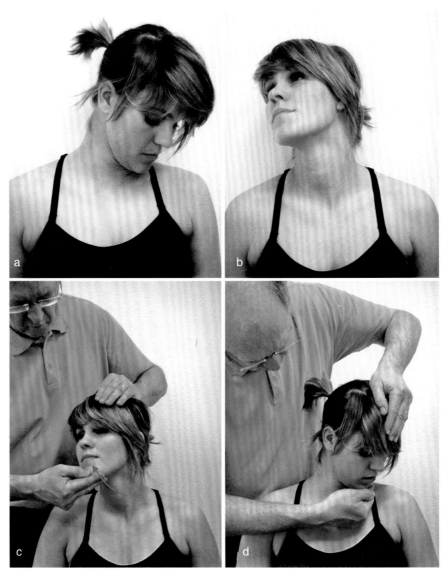

图 9.1　a ～ e. 屈向左、伸向右的对角线。a，b. 全范围的主动运动；c，d. 颈屈向左（接后页）

颈部

屈，左侧屈和左旋。　　　屈，右侧屈和右旋。

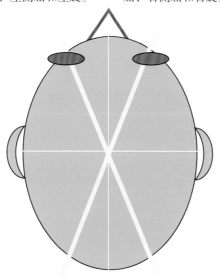

伸，左侧屈和左旋。　　伸，右侧屈和右旋。

图 9.1（续） e.颈部运动模式

9

■ 拉长的体位

下颏被抬起，颈部被拉长。在颈椎和上胸椎之间均匀地伸。头部被旋转并向右侧倾斜。患者的下颏、鼻子及头顶均处于中线偏右侧。治疗师应该看到和感到患者颈部左侧前面的软组织被拉紧。椎关节不应该处于被挤压的位置。如果你通过颈部给予牵引，则患者的躯干被拉长并旋向右侧。

■ 体位和身体力学

站在患者的后面，稍偏右侧。你的肩部和骨盆朝向对角线，你的手臂与运动成一线。让患者的运动推你的体重向前。允许你的身体稍向前运动。

■ 牵引

应用轻柔的牵引拉长整个模式。

■ 指令

"下颏收回，低头，看你的左髋部。"

■ 运动

随着患者下颏收回并向左侧旋转，患者的下颌下压。颈部随下颌线屈，带动患者的头朝胸部方向低头。

■ 阻力

你的右手置于患者的下颏部，沿下颌线给予牵引并抗阻向左侧旋转。你的左手用置于患者头部，向起始位的方向给予头后部旋转力。

用该手掌根部勾住患者的枕部进行牵引。

■ 结束位置

患者的头、颈和上部胸椎充分屈曲。旋转和侧屈使鼻、下颏和头顶运动到中线的左侧。患者的鼻子朝向左髋部。

■ 患者体位的变化

患者可以用肘支撑俯卧，治疗师站在患者的后面（图 9.2），或治疗师站在患者的前面（图 9.3），仰卧位（图 9.4），或侧卧位（图 9.5）。

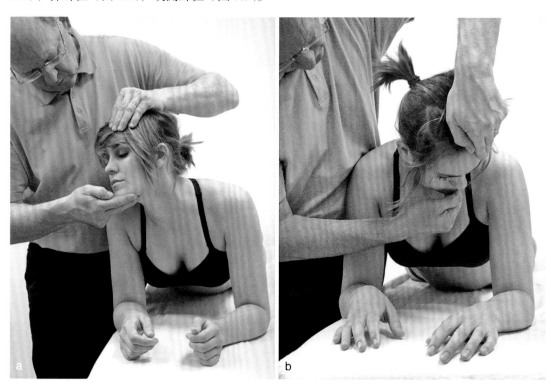

图 9.2 a，b.颈屈向左侧，肘支撑俯卧位

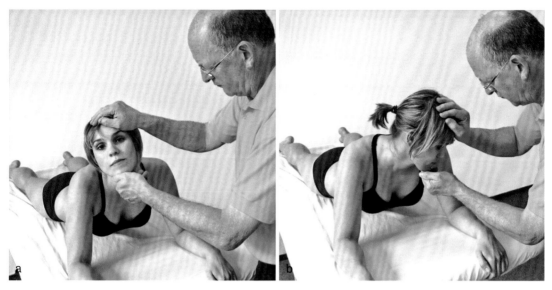

图 9.3　a，b. 颈屈向左侧，肘支撑俯卧位，治疗师站在患者的前面

9

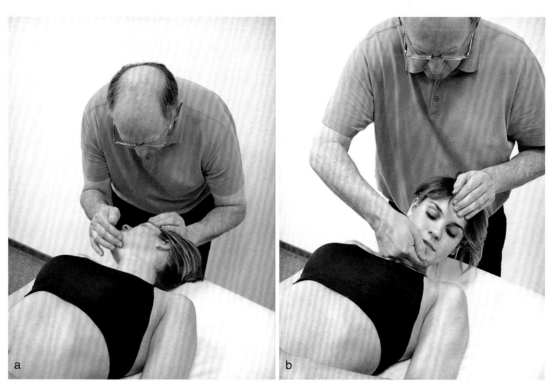

图 9.4　a，b. 颈屈向左侧，仰卧位

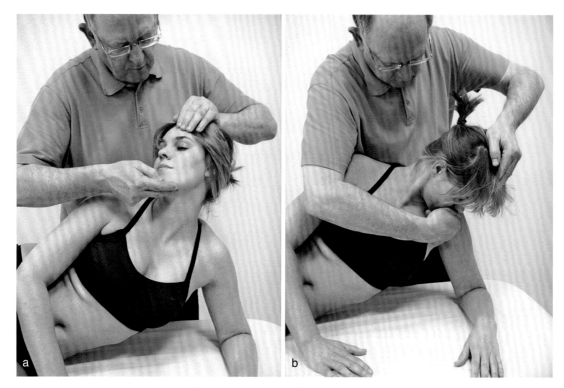

图 9.5 a，b.颈屈向左侧，左侧卧位

9.4.2 伸—右侧屈—右旋（图9.6）

■ 患者的体位

患者坐位。你站在患者的后面，中线的右侧。

■ 抓握

将你的右手拇指置于患者下颏的中间。用左手把住患者头顶的中线稍偏右侧。你的左手及手指指向对角线。通过这种抓握，用手掌和腕施加阻力。用近端手进行牵引，腕钩于枕骨下。

■ 拉长的体位

下颏部收回，颈部屈。头部向左侧旋转并倾斜。患者的下颏、鼻子和头顶均位于中线的左侧。你应该看到和感觉到患者颈后右侧软组织被拉紧。椎关节不应该处于被挤压的位置。如果你通过颈部给予牵引，患者的躯干屈并向左侧旋转。

■ 体位及身体力学

站在患者的后面，稍偏右侧。你的肩部和骨盆朝向对角线，你的手臂与运动线对齐。允许患者的运动推你的体重向后移，允许你的身体运动离开患者。

■ 牵引

对患者的头部给予柔和的牵引，以拉长颈部。经下颌线对下颌进行柔和的挤压。

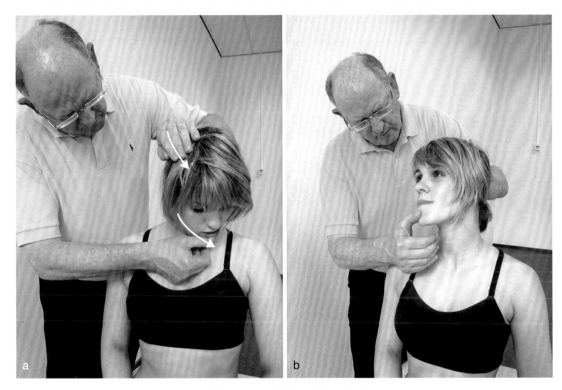

图 9.6　a，b.颈伸向右侧，坐位

■ 指令

"抬起你的下颌，抬起头，向上看。"

■ 运动

患者的下颌部伸出，下颌抬起并向右旋转。颈和上部胸椎沿下颌线伸。随着头部的抬起，患者的颈部和上部脊柱拉长。

■ 阻力

你的右手置于患者下颌，沿下颌线加压，并对右侧旋转施加阻力。你的左手置于头部朝向起始位施加旋转力。在运动的初期，通过头部给予牵引。随着患者的颈部接近伸位，你可以通过患者的头顶进行轻柔的挤压。

■ 结束位置

患者的头、颈和上部胸椎处于伸和拉长位。旋转和侧屈使患者的鼻子、下颌和头顶处于中线的右侧。

➤ **注意**

不要让颈椎的中段过伸。颈部必须拉长，而不是缩短。

如果挤压引起疼痛，就尝试使用牵引。

■ 患者体位的变化

患者可以取肘支撑俯卧位，治疗师站在患者的后面（图9.7）或站在患者的前面，仰卧位，或侧卧位。

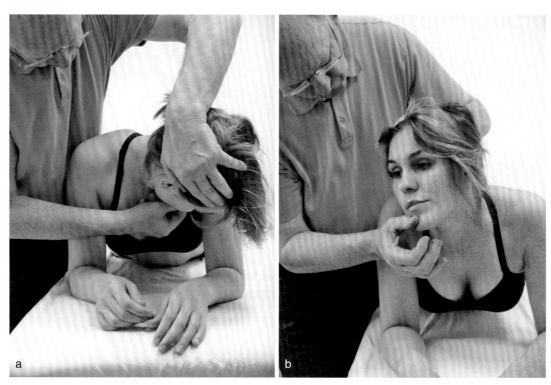

图9.7　a，b. 颈伸向右侧，肘支撑俯卧位

9.5　用颈部促进躯干（Neck for Trunk）

当颈部有力且无疼痛时，你可以用颈部作为把手以锻炼躯干肌。静态和动态技术的效果都很好。如果运动有可能引起疼痛，应把颈部预先置于期望的活动范围的终末位，然后使用静态收缩。

➤ 头部和颈部作为把手，作用发生在躯干。

当使用颈屈模式时，阻力的主要成分是牵引。当使用伸模式时，通过对头顶进行轻柔地挤压将促进躯干的拉长和伸。

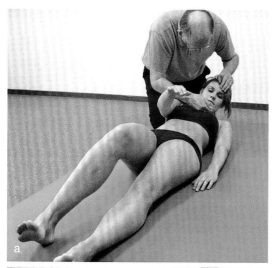
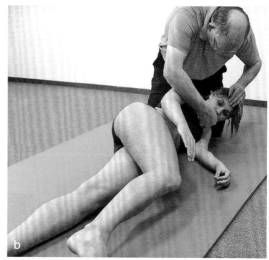
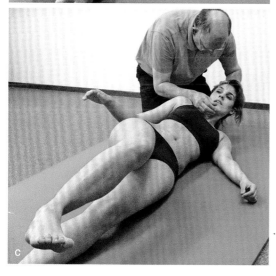

图 9.8　用颈部促进躯干屈和伸。a，b. 颈屈促进向前翻身；c. 颈伸促进向后翻身

9.5.1　用颈部促进躯干屈和伸

患者取仰卧位，使用颈部促进向前翻身（图 9.8 a，b）。如果患者的躯干具有良好的潜在肌力，可使用颈部促进患者从仰卧位到坐位的活动。患者取侧卧位或俯卧位，使用颈伸，以促进向后翻身（图 9.8 c）。患者的头取中线位，抗阻静态的颈部屈和伸模式，以促进坐位躯干肌的静态收缩。为应对患者坐位平衡的挑战使用反转技术，既可以使用静态的，也可以使用小的反转运动。

当患者在站立位进行锻炼时，给予颈部模式以轻柔的阻力。把该阻力与对肩或骨盆的阻力相结合。

记忆要点

- 头和颈作为把手，以促进躯干活动。
- 你可以用一只手抗阻肩胛或骨盆。

9.5.2　用颈部促进躯干侧屈

该活动可以在所有的体位应用。活动侧的缩短将引起另一侧的拉长。通过下颌收回（上部颈椎屈）、旋转和侧屈，可以促进躯干的侧屈。头部由患者进行主动定位。在头部定位后所有进一步的运动均发生在躯干。这种锻炼可以通过屈偏转或伸偏转完成。

记忆要点

- 头和颈是把手，以促进躯干活动（图9.10 b）。
- 头和颈的位置在无痛范围。

用颈部促进躯干侧屈的基本组合是：

- 完全的颈椎旋转
- 同侧的侧屈
- 上部颈椎（短颈）屈
- 下部颈椎（长颈）伸

9.5.3　用颈部促进躯干右侧屈并屈偏转（图9.9 a～c）

开始时患者的下颌收回，转头使下颌朝向右肩的前面。

■ **体位和身体力学**

站在患者的左侧，与旋转方向相对。

■ **抓握**

把你的右手放在患者的头右侧（靠近右耳）。左手放在患者下颌下。

■ **体位和抓握的变化**

你站在朝向患者的位置。把你的左手放在靠近患者的右耳。你的右手指放在患者的下颌下。

■ **指令（预备）**

"头向右转，把下颌放在这里（触碰右肩的前面）。"

■ **指令**

"保持下颌在右肩上，别让我运动你的头。""现在把你的下颌进一步拉向右肩。""现在再来一次。"

■ **阻力**

你的远端手（下颌下）抗阻患者上（短）颈部屈、旋转和侧屈。你的近端手抗阻患者下（长）颈部伸、旋转和侧屈。

■ 运动

上躯干向右侧弯曲，右肩朝向右髂骨运动。运动包括屈和右旋（图 9.10）。

9.5.4 用颈部促进躯干右侧屈伴伸偏转（图 9.9 d～f）

开始时，患者的下颌部收回和转头，使下颌指向右肩的后面。

■ 体位和身体力学

站在患者的左侧，与旋转方向相对。

■ 抓握

抓握的手法与前面的抓握相同。

■ 体位和抓握的变化

与前面的相同。

■ 指令（预备）

"头向右转，尝试将下颌部转向右肩的后方。"

■ 指令

"保持下颌在你的肩上，耳朵朝后；别让我运动你的头。""现在尽量使你的下颌拉向肩后。""现在再来一次。"

■ 阻力

你远端的手（下颌）抗阻患者上（短）颈部屈、旋转和侧屈。你近端的手抗阻下（长）颈部伸、旋转和侧屈。

◆ 当患者取俯卧位时，旋转阻力离治疗师而去（朝向患者的前方）。所以，你的左手抓握在头部，右手抓握下颌。

■ 运动

上部躯干向右侧弯曲伴伸，右肩向右髂骨的后方运动。运动包括躯干的伸和右旋（图 9.9 d～f）。

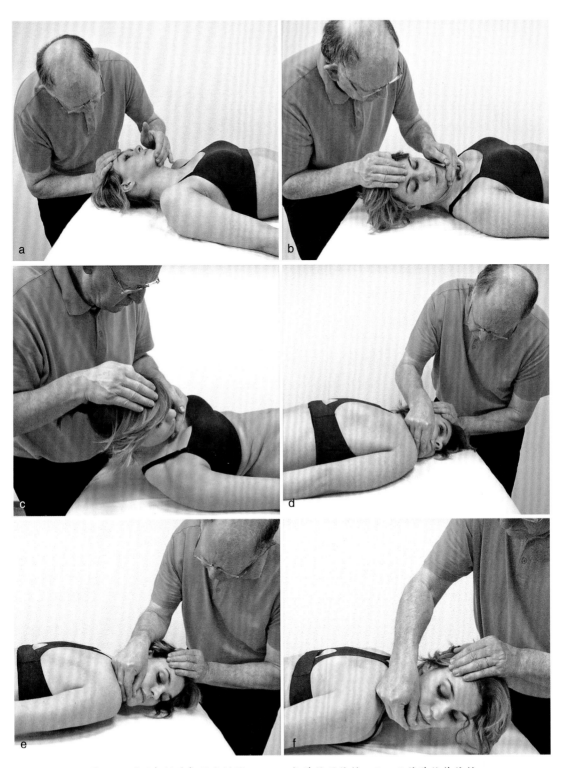

图 9.9　用颈部促进躯干右侧屈。a ~ c. 仰卧位屈偏转；d ~ f. 俯卧位伸偏转

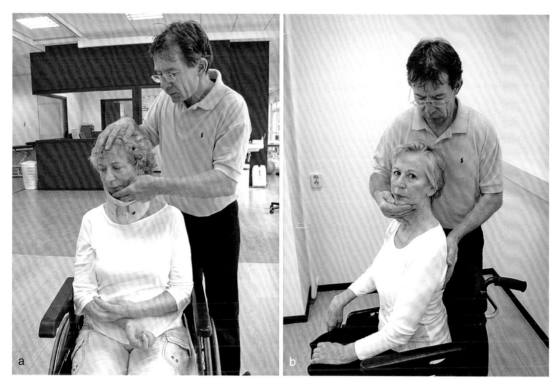

图 9.10　a，b.C2 和 C6 创伤性骨折后不完全四肢瘫患者。a. 屈、侧屈并旋向右。b. 颈旋向左以便躯干良好地伸向左，进行加强时序锻炼

9.6　知识测试：问题

　　— 你如何应用颈模式促进躯干？

　　— 眼睛运动引导颈运动。治疗师如何把它整合到治疗中？

参考文献

Kendall FP, McCreary EK (2005) Muscles, testing and function. Williams and Wilkins, Baltimore

Lee DN, Lishman R (1975) Visual proprioceptive control of stance. J Human Mov Studies 1:87–95

Shumway-Cook A, Horak FB (1990) Rehabilitation strategies for patients with vestibular deficits. Neurol Clin 8:441–457

深入阅读

Deccicco PV, Fisher FM (2005) The effects of proprioceptive neuromuscular facilitation stretching on shoulder range of motion in overhand athletes. J Sports Med Phys Fit 45(2):183–187

Epifanov VA, Shuliakovskii VV (2000) The rehabilitative therapy of patients with osteochondrosis of the cervical spine and manifestations of hyper mobility by means of therapeutic physical exercise. Vopr Kurortol Fizioter Lech Fiz Kult 1:8–11 (Russian)

Godges JJ, Matsen-Bell M, Thorpe D, Shah D (2003)

The immediate effects of soft tissue mobilization with proprioceptive neuromuscular facilitation on glenohumeral external rotation and overhead reach. J Orthop Sports Phys Ther 33(12):713–718

Hwangbo PN, Kim KD (2016) Effects of proprioceptive neuromuscular facilitation neck pattern exercise on the ability to control the trunk and maintain balance in chronic stroke patients. J Phys Ther Sci 28(3):850–853

Maicki T, Trabka R, Szwarczyk W, Wilk Franzcuk M, Figura B (2012) Analysis of therapy results in patients with cervical spine pain according to PNF concept and elements of manual therapy. Medsportpress 12(3):263–273

Maicki T, Bilski J, Szczygiel E, Trabka R (2017) PNF and manual therapy treament results of patients with cervical spine osteoarthritis. J Back Musculoskelet Rehabil 30(5):1–7

Olivo SA, Magee DJ (2007) Electromyogrphic activity of the masticatory and cervical muscles during resisted jaw opening movement. J Oral Rehabil 34(3):184–194

Stepien A, Fabian K, Graff K, Podgurniak M, Wit A (2017) An immediate effect of PNF specific mobilization on the angle of trunk rotation and the TPHA range of motion in adolescent girls with double idiopathic scoliosis – a pilot study. Scoliosis Spinal Disord 12:29

9

第十章

躯　干

10.1　导论（Introduction）

身体要具备良好的功能，强有力的躯干活动是必要条件。躯干控制是支撑四肢运动的基础。例如，支撑躯干的肌肉与手臂运动协同收缩（Angel 和 Eppler 1967；Dudel 等 1996），甚至参与手臂的运动。这在患有神经疾病的患者身上表现得十分明显。当躯干不稳定时，肢体的正常运动是不可能的。如果躯干能够有效地运动和保持稳定，患者的手臂和腿的控制就能得到改善（Davies 1995）。当一只手抓握另一只手使两手臂联合起来时，或者当两腿接触并一起运动时，将加强躯干。

加强躯干肌只是在患者的治疗中使用躯干模式的原因之一。使用这些模式的其他用途是：

— 抗阻下部躯干模式为治疗颈和肩胛肌肉的间接治疗提供扩散作用。

— 持续的上部躯干模式通过骨盆在股骨上的运动锻炼患者的双髋。

— 抗阻躯干运动将产生扩散到其他肢体的作用。例如，当你抗阻下肢促进躯干屈和伸时，患者的上肢肌也收缩以帮助稳定。

— 治疗脊柱后凸、前凸或侧凸。

在第 6 章中，我们已阐述了使用肩胛和骨盆模式促进躯干肌的活动。在第 9 章里，描述了使用颈部模式促进躯干的活动。在第 11 章我们将描述坐位的某些特殊的躯干活动（图 11.28，图 11.29 和图 11.30）。第 11 章（垫上运动）和第 12 章（步态）里描述的许多体位和活动也影响躯干，或者躯干就是主要治疗目标。双臂模式（见第 7 章 7.7 推出与缩回组合）和双腿模式（见第 8 章 8.6 伸—外展—内旋）均涉及四肢活动以及躯干活动。在本章中我们的重点在于使用四肢来锻炼躯干肌。

10.2　治疗程序（Treatment Procedures）

■ 对角运动

躯干的屈和伸模式和其他模式一样，同样有三种运动成分：屈或伸、侧屈和旋转。屈和伸模式运动轴的走向大致是从喙突到对侧髂前上棘。侧屈（侧弯）模式也有三种成分。这个活动的重点是躯干的侧弯伴随旋转和屈或伸。

作者认为旋转必须是整个上部或下部躯干，而不是个别脊椎段。因此，上部躯干左旋是带动右肩朝向左髂骨的运动。下部躯干的左旋是带动右髂骨朝向左肩的运动。

在本章中我们将描述和图示向左侧屈，向右侧伸的对角运动。

躯干屈向左—左侧屈—躯干左旋

运动	肌肉：主要组成（Kendall 和 McCreary 2005）
向左斜砍	左侧腹外斜肌，腹直肌，右侧腹内斜肌
双下肢屈向左	左侧腹内斜肌，腹直肌，右侧腹外斜肌

躯干伸向右—右侧屈—躯干右旋

运动	肌肉：主要组成（Kendall 和 McCreary 2005）
向右上抬	所有的颈和背伸肌，左侧多裂肌和回旋肌
双下肢伸向右	所有的背和颈伸肌，右侧腰方肌，左侧多裂肌和回旋肌

躯干侧屈向右（右侧弯）

运动	肌肉：主要组成（Kendall 和 McCreary 2005）
伴伸偏转	腰方肌，腰髂肋肌，胸最长肌，背阔肌（当臂固定时）
伴屈偏转	右侧腹内斜肌，右侧腹外斜肌

当用另一条对角线时，请将指令中的"左"和"右"对调。

10

■ **患者的体位**

当锻炼躯干肌时，患者可采取任何体位。我们发现下面的组合效果很好：

— 仰卧位：上、下部躯干屈和伸，侧屈

— 侧卧位：上、下部躯干屈和伸

— 俯卧位：上部躯干伸，侧屈

— 坐位：上部躯干屈和伸，使用颈部使躯干上部侧弯，从上部躯干扩散到下部躯干及髋部运动

更多的体位在其他节中描述（见 10.3.1 "斜砍"，10.3.2 "上抬" 及 10.4.1 "双腿屈模式伴膝屈以促进下部躯干"）。

■ **阻力**

阻止肢体的起始运动，直到你感到或看到患者的躯干肌收缩。然后再让肢体运动，保持足够的阻力，以保持躯干肌持续收缩。

■ **正常时序**

应用这些组合模式，在躯干肌保持稳定的同时肢体开始运动。在肢体完成全范围运动之后，躯干也完成其运动。

■ **加强时序**

在肢体活动到运动范围的末端时固定肢体。使用肢体作为把手以锻炼躯干肌。

10.3 斜砍和上抬（Chopping and Lifting）

这些组合模式使用双侧的、不对称的上肢模式与颈部模式相结合以锻炼躯干肌。双臂作为一个整体被抗阻。要成功地使用这些组合模式至少需要一侧臂是强壮的。

> 你可以使用肩部模式中肘的任何运动。在这些图示中我们使用了直臂模式（图 10.1，图 10.2 和图 10.3）。

10.3.1 斜砍

双侧不对称性上肢伸伴颈屈用于促进躯干屈。使用这些模式的其他用途是：
- 促进功能运动，如向前翻身或坐起。把足抬起放到轮椅上（躯干和髋伸肌离心肌做功）。为促进从仰卧翻身到侧卧位，最好使用上抬的反转（见图 10.3f）。
- 当躯干屈肌强时，锻炼屈髋。

图 10.1 和图 10.2 展示了向左侧斜砍。其成分是：
- 左臂（引导臂）：伸—外展—内旋。
- 右臂（跟随臂）：伸—内收—内旋。跟随手（右手）抓握引导手（左）的腕部。
- 颈：屈向左侧（包括联合的旋转和侧屈成分）。

■ 患者的体位
患者仰卧，靠近治疗台的左侧。

■ 体位及身体力学
治疗师跨步站立在治疗台的左侧，面对患者的手。这与抗阻单臂的伸—外展—内旋模式的体位相同。让患者的运动推你的体重后移。在患者的手臂接近运动范围的末端时，你转身面向患者的双足。

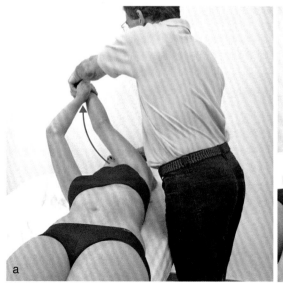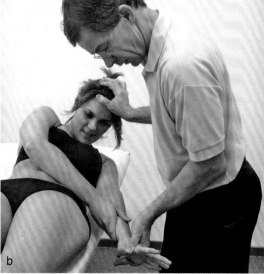

图 10.1 a，b.仰卧位，斜砍向左侧

10

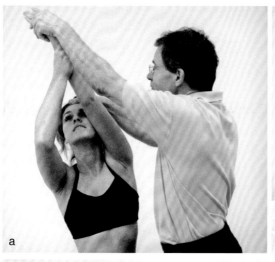
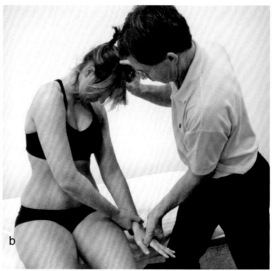
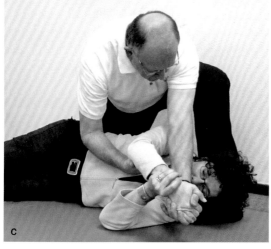

图 10.2　a，b. 坐位，斜砍向左侧；c. 斜砍的反转

■ 抓握

■■ 远端的手

你的左手抓握患者的左手（引导手）。你的左手可以环绕患者腕部，这样在你通过该臂使用挤压以及再牵拉以促进躯干活动时可保护该关节。

■■ 近端的手

你的右手置于患者的前额，手指朝向患者的头顶。

■ 拉长的体位

患者的左臂处于屈—内收—外旋。右手抓握左手腕，右臂调整为屈—外展—外旋。患者看着左手，颈部调整为伸向右侧。（图 10.1 a）。

■ 牵拉

牵引左侧臂和肩胛，直到你感觉到躯干肌被拉长。继续牵引，以便给予双臂和躯干牵拉。

■ 指令

"手臂对着我朝下推，收下颏。向下转头。现在保持双臂向下到这里，再用力向下推。"
"伸向你的左膝。"

■ 运动

患者的左臂以伸—外展—内旋模式进行运动，右臂伴随运动成伸—内收—内旋。患者的头和颈向左侧屈。同时，患者的上部躯干开始运动成屈伴旋转和向左侧屈。

■ 阻力

主要阻力施加在臂的运动上并通过双臂**朝向对侧肩的方向**，以促进躯干。对于头部的阻力是轻微的，主要作用是引导头和颈部的运动。

使用阻力以保持手臂在运动的起始位，直到你感觉到和看到腹肌开始收缩。然后让患者的双臂和头部对抗足够的阻力完成运动，以保持躯干的屈肌收缩。当躯干开始屈时，通过双臂**朝向对侧肩的方向**加上挤压。

■ 结束位置

左臂伸在患者的侧面，患者的颈屈向左侧。患者的上部躯干尽可能向左侧屈。

■ 正常时序

只要双臂和头开始运动，腹肌就开始收缩。当双臂和头完成它们的运动时，上部躯干处于屈并左旋和左侧屈。

■ 加强时序

使用挤压和旋转阻力把双臂固定在终末范围。用固定的双臂作为把手以锻炼躯干屈。

■ 斜砍的反转

这不同于上抬模式，在上抬模式中没有停顿来变换抓握或模式。当你希望使用反转技术时，比如从向前翻身转到向后翻身，斜砍就比较实用。用这种方法，在两个运动之间没有停顿或放松发生。

> 在结束位置，双臂和头部是把手并且保持不动。锻炼时，只有躯干运动。

你可以用不同的技术使用加强时序，如等张和拮抗肌的反转组合。在进行垫上锻炼时，使用斜砍和斜砍的反转，以帮助患者向前和向后翻身。稍微改变阻力的角度以使患者进行翻身。

使用斜砍帮助患者从仰卧位到坐位。通过双臂的旋转阻力和挤压促进和抗阻患者的坐起运动。

■ 体位的变化
■■ 坐位

你的目标是用重力的帮助使躯干屈或用来自双臂和躯干的扩散作用引起屈髋。使用此体位以训练躯干和髋屈肌的离心性收缩（图 10.2 a，b）。

10

记忆要点
- 在模式的终末只有躯干运动，双臂是把手。
- 近端的手可以抗阻对侧肩胛向前下压的运动。

10.3.2　上抬

双侧不对称性上肢屈伴颈伸（包括旋转和侧屈）用于促进躯干伸。上抬模式的其他用途是：
- 当躯干伸肌强时，可锻炼伸髋
- 促进功能性运动，比如向后翻身或从塌腰的姿势坐直或站直。

向左侧上抬如图 10.3 d，e 所示。其成分是：
- 左臂（引导臂）：屈—外展—外旋
- 右臂（跟随臂）：屈—内收—外旋。跟随手（右手）抓握在引导手（左手）的腕部
- 颈：伸向左侧

■ **患者的体位**
患者仰卧并靠近治疗台的左边（图 10.3 a，b）。

■ **体位和身体力学**
跨步站立在治疗台头端靠左侧，面朝患者的手。让患者的运动推动你的体重后移。当患者的手臂接近活动范围的终末位时，沿对角线后退一步。

■ **抓握**
■■ **远端的手**
你的左手抓握患者的左手（引导手）。用正常的远端抓握促进屈—外展—外旋模式。
■■ **近端的手**
你的右手放在患者的头顶，手指指向患者颈部的左侧。

■ **拉长的体位**
患者的左臂处于伸—内收—内旋位。右手抓握左腕，右臂调整为伸—外展—内旋。患者注视着左手，使颈部屈向右侧（图 10.3 a）。

■ **牵拉**
牵引左臂和肩胛，直到你感觉到臂和躯干肌拉长。继续牵引以使手臂和躯干得到牵拉。牵引患者的头部以拉长颈伸肌。

■ **指令**
"朝向我抬起手臂，头向后仰。眼睛看着手。现在，保持双臂和头向后在这里，再向后推。"

■ 运动

患者的左臂进行屈—外展—外旋模式的运动，右臂随着做屈—内收—外旋。患者的头和颈开始伸向左侧。同时，患者的上部躯干开始运动成伸伴向左侧旋转和左侧屈。

■ 阻力

阻力作用于臂和头部并通过它们朝向对侧髋关节方向作用于躯干。使用阻力保持手臂和头部在运动的起始位，直到你感觉到和看到背部伸肌开始收缩。然后，让手臂和头部在充分抗阻下完成它们的运动，以保持躯干伸肌的收缩。

■ 结束位置

双臂完全屈，左臂靠近患者的左耳边。患者的头伸向左侧。躯干向左侧伸和拉长。如果患者的肌力允许，这种伸可延续至腿部。

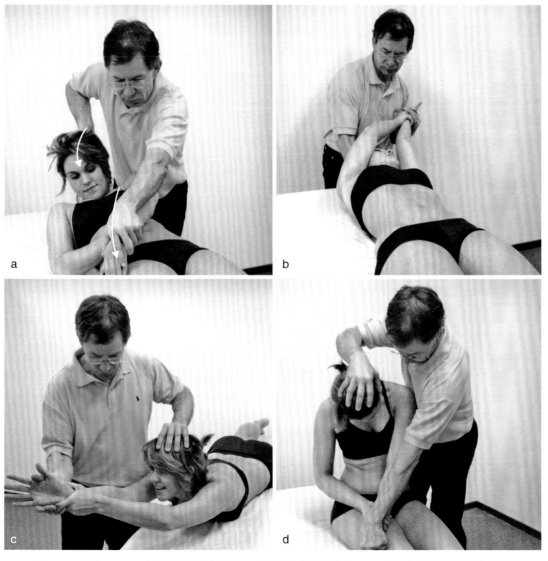

图 10.3 上抬。a，b.仰卧位向左侧上抬；c.俯卧位向右侧上抬；d.坐位向左侧上抬（接后页）

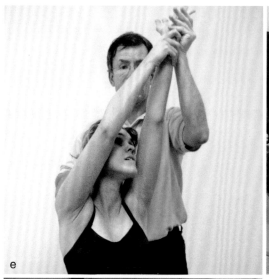
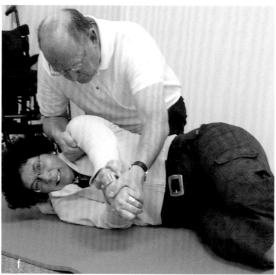
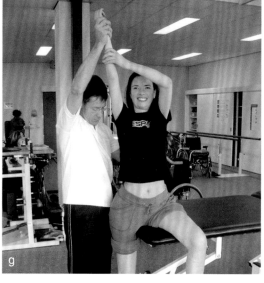

图 10.3（续） e.坐位上抬向左侧；f.上抬的反转以促进翻身成俯卧；g.上抬的扩散以促进躯干伸和步态的支撑期

■ 正常时序

只要双臂和头部开始运动，背部伸肌也开始收缩。当手臂和头完成运动时，躯干向左侧拉长，伴左旋和轻微的左侧屈。

■ 加强时序

在终末范围固定双臂和头。使用抗阻旋转和挤压将手臂固定，用抗阻旋转和伸固定颈部。使用双臂和头作为把手，以锻炼躯干的伸（拉长）。在锻炼躯干时，手臂与头部均应保持不动。当患者躺在垫子上时，使用上抬的反转目的是锻炼向前翻身（图 10.3 f）。

■ 上抬的反转

这不同于斜砍模式，在斜砍模式中没有停顿来变换抓握或模式。

当你希望使用一种反转技术，比如从向后翻身变成向前翻身时，上抬的反转常有帮助。这样在两个运动之间就不会有停顿或放松发生（图 10.3 f）。

■ 体位的变化

■■ 俯卧

在运动的终末范围进行抗重力的锻炼。此体位尤其适用于更强壮和体重更重的患者（图 10.3 c）。

■■ 坐位

你的目的是拉长躯干。不要让患者的颈椎和腰椎在运动中过度前凸。

使用上抬以促进从弯曲（屈）至直立（伸）位的运动。上抬对训练患者保持身体直立姿势也十分有益（图 10.3 d，e）。

记忆要点

- 在模式的终末只有躯干运动，双臂是把手。
- 理想的活动是躯干拉长，无腰椎过伸。

10.4　用双腿模式促进躯干（Bilateral Leg Patterns for the Trunk）

这些组合使用双侧的、不对称的下肢模式以锻炼躯干肌。将双腿握在一起并作为一个整体进行抗阻。这些组合模式成功地应用至少需要一条腿是强有力的。

10

❯ 你可以在髋部模式中使用膝的任何运动。典型的组合是屈髋伴屈膝，伸髋伴伸膝。

10.4.1　双下肢屈，伴膝屈，促进下部躯干屈（右）（图 10.4）

■ 开始体位

将患者置于紧靠治疗台的边缘。患者的双腿并拢，左腿处于伸—外展—内旋位，右腿为伸—内收—外旋位。

■ 身体力学

面向对角线跨步站立。身体后倾以便拉长和牵拉此模式。随着患者腿向上运动成屈，你的后腿向前跨一步。使用你的体重抗阻运动。

■ 抓握

■■ 远端的手

你的左手把握住患者的双足，手接触患者双足的背面和侧面。不可将手指置于患者的双足之间。如果足太大难于抓握，可让患者的一只足部分地放在另一足之上，以减小宽度。

■■ 近端的手

你的右手臂放在患者大腿的下面。用此手臂抱住患者的双腿。

■ 拉长的体位

躯干向左侧伸和拉长，伴左侧旋转和侧弯。

❯ 注意

要避免腰椎过伸。

■ 牵拉

牵引和旋转腿部，以拉长和牵拉下肢和躯干屈肌。

❯ 不要把腰椎拉成过伸。

■ 指令

"抬足，腿向上弯曲，双膝向右肩方向运动。"

■ 运动

当足背屈时，躯干屈肌开始收缩。双腿一起屈，右腿成屈—外展—内旋，左腿成屈—内收—外旋。当双腿运动到达其终末范围时，继续进行下部躯干旋转和向右侧弯的运动。

■ 阻力
■■ 远端的手

该手通过向起始位的牵引，抗阻躯干和髋部的旋转。像做单腿模式一样，用这只手抗阻膝部运动。如果双膝保持伸直，则通过胫骨线给予牵引。如果用屈膝，对这个运动的抗阻将控制躯干。

■■近端的手

用该手臂继续保持大腿在一起。用手在大腿外侧缘的压力抗阻旋转。通过股骨线给予牵引。

❯ 注意

对屈髋的阻力过大将引起腰椎过伸。

■ 结束位置

右腿处于全屈—内收—内旋，左腿处于全屈—内收—外旋。下部躯干屈伴旋转及向右侧屈。

■ 正常时序

只要双足开始背屈，或恰好在足背屈之前，躯干屈肌就收缩。在双髋达到它们的终末范围之后，运动继续伴下部躯干屈。如果患者腹肌的力量不足以稳定骨盆于适当的体位上，则开始的体位从髋处于屈位开始（图 10.4 b）。

❯ 注意

不要让腰椎被拉成过伸。如果躯干屈肌不能在运动开始时稳定骨盆，则以屈腿开始运动。

■ 加强时序

　　固定下肢于结束位置。使用腿部作为把手，以锻炼躯干的运动。你可以使用静态的或动态的锻炼。

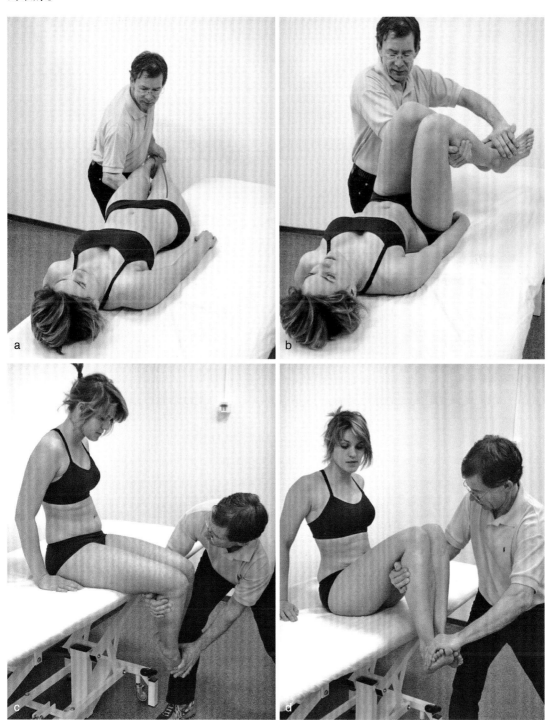

图 10.4　a～d. 双侧下肢屈伴膝屈促进下部躯干屈。a，b. 仰卧；c，d. 坐位

10

❯ 在结束位置双腿作为把手。在锻炼躯干时，只有骨盆运动。加强的重点可以变为躯干侧屈。见 10.4.3"躯干侧屈"。

为了锻炼颈部和上部躯干屈，使用腿和下部躯干肌肉持续的静态收缩。当患者的双臂肌肉太弱，以至于不能用作上部躯干的锻炼时，以这种方式使用双腿和下部躯干的效果良好。当患者的颈部和上部躯干有疼痛时，这样的组合运动也是十分有益的。

■ 体位的变化

在垫上使用这种下肢组合，可以促进患者从仰卧翻身到侧卧位或短腿坐位（图 10.4 c，d）。

记忆要点

－腰椎绝不能拉成过伸。
－双腿变成把手；只有骨盆运动以锻炼躯干。

10.4.2　双下肢伸，伴伸膝，促进下部躯干伸（左）（图 10.5）

■ 开始体位

将患者置于靠近治疗台的左侧。

■ 身体力学

面向对角线跨步站立。身体前倾以便牵拉该模式。当患者的双腿运动成伸时，你的前腿后退一步。使用你的体重抗阻该运动。

■ 抓握
■■ 远端的手

你的左手把住患者的双足，接触靠近足趾的双足跖面和侧面。如果患者的双足太大难于抓住，可让患者的一只足部分地放于另一足之上，以减小宽度。
■■ 近端的手

你的右手臂置于患者的大腿下面。用该手臂将双腿抱拢。

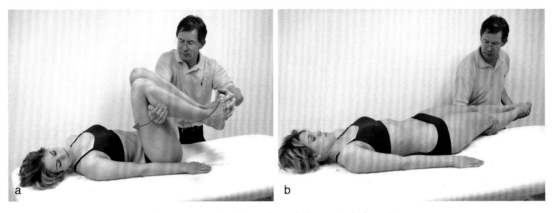

图 10.5　a，b. 双下肢伸伴膝伸促进下部躯干伸

■ 拉长的体位

患者的双腿屈向右侧。右腿屈—外展—内旋伴屈膝，左腿屈—内收—外旋伴屈膝。下部躯干屈伴旋转和右侧屈。

■ 牵拉

通过大腿的牵引和旋转，以增加躯干向右屈。

■ 指令

"足趾向下，对着我向下蹬。"

■ 运动

当双足跖屈时，躯干伸肌开始收缩。两腿一起伸，左腿伸—外展—内旋，右腿伸—内收—外旋。当腿达到运动的终末范围时，以下部躯干的拉长伴旋转和左侧弯曲继续进行运动。

■ 阻力

■■ 远端的手

用对足施加的压力抗阻躯干和髋的旋转。像你在使用单腿模式时一样，用这只手向患者的臀部推足跟，抗阻伸膝。用远端的手在运动的起始位抗阻伸膝将防止髋和躯干的过度旋转。

如果膝保持伸直，通过胫骨线给予挤压。

■■ 近端的手

当你抗阻髋和躯干运动时，用此手臂继续将双大腿抱拢。

■ 结束位置

左腿处于完全地伸—外展—内旋，右腿处于完全地伸—内收—外旋。下部躯干被拉长伴旋转及向左侧屈。

■ 正常时序

只要双腿开始运动，或恰好在开始运动之前，躯干的伸肌就开始收缩。当腿的运动完成时，躯干被完全地拉长。

❷ 注意

结束位置是躯干拉长，而不是腰椎过伸。

■ 加强时序

为了锻炼颈和上部躯干的伸，对腿和下部躯干的肌肉使用持续的静态收缩。当患者的双臂肌肉太弱而不能用于上部躯干锻炼时，以这种方式使用双腿和下部躯干锻炼的效果良好。这种组合还用于患者的颈部和上部躯干有疼痛时。加强的重点可以变成躯干侧屈。见 10.4.3 "躯干侧屈"。

双腿伸的加强时序也可以在俯卧位进行。治疗师应该特别注意不要增加腰椎的负荷。

■ 体位的变化

在垫上使用这种下肢组合模式，以促进从侧卧或俯卧向仰卧翻身。

10

记忆要点

  — 用远端的手抗阻伸膝控制躯干活动。

  — 理想的活动是躯干拉长，而不是腰椎过伸。

10.4.3　躯干侧屈

可以用躯干的屈偏或伸偏做侧屈模式。为锻炼这种运动，使用双腿屈或伸模式伴充分的髋部旋转。

左侧屈伴屈偏

以双下肢短范围开始屈向左侧。如果患者的状况需要如此，你就可以把患者的腿放置在这里。

  ■ 指令

"摆动双足离开我（向左）。"如果你用直腿模式，一个良好的指令是："转你的足跟离开我。"

  ■ 阻力

用你的近端手通过大腿给予牵引，以锁定髋于屈位。侧向的压力抗阻髋部侧向运动。用你的远端手固定双膝和双足并抗阻髋的旋转。

  ■ 运动

双髋和双膝屈向左。当双髋左旋通过屈模式的轨迹时，腰椎向左侧弯，骨盆向肋骨方向运动。

记忆要点

  — 通过股骨牵引锁住躯干屈肌。

  — 控制躯干侧弯的是髋的旋转。

右侧屈伴伸偏（图 10.6）

我们可在腿部模式的长活动范围或短活动范围内进行这种运动的锻炼。

  ■ 在长范围内

以患者双腿充分屈向左开始（双下肢伸向右侧的长范围）（图 10.6 a）。

  ■ 身体力学

跨步位站立于患者的左肩旁。用你的体重抗阻患者的腿和躯干的运动。

  ■ 指令

"双足向右摆动，双腿向下推。"如果双腿太有力，就让患者做伸髋和膝的静态收缩而不是动态收缩（图 10.6）。

  ■ 阻力

用你的近端手抗阻伸髋和侧向运动。你的远端手固定膝和足的运动，并抗阻髋部的动态旋转。

■ 运动

双髋完全旋向右侧。腰椎伸并向右侧弯（图 10.6 b）。

❯ 允许髋和膝小角度伸向右。

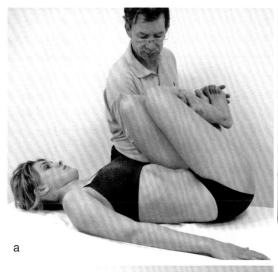

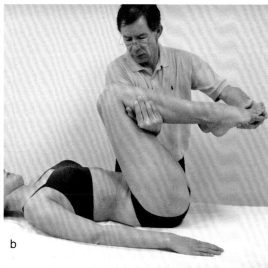

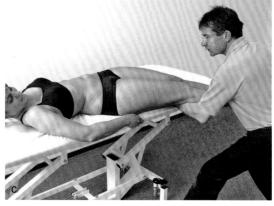

图 10.6　a ~ c. 右侧屈伴伸偏。a，b. 长范围的侧屈；抗阻双侧不对称的腿伸：旋转成分的运动引起躯干侧屈。c. 短范围的侧屈

10

■ 在短范围内

置患者的双腿充分地伸向右（图 10.6 c）。

■ 身体力学

站在患者的右侧，用你的体重如同你做躯干伸向右侧的模式一样。

■ 指令

"保持你的双腿向下，将足跟转向我。"

■ 阻力

给予的阻力与给患者做躯干伸时相同。允许髋完全地旋转。

■ 运动

患者的双腿伸向右侧伴充分的髋部旋转。腰椎伸并向右侧弯曲（图10.6）。

记忆要点

- 在长范围内通过股骨牵引固定躯干伸肌。
- 控制躯干侧弯的是髋的旋转。

10.5 用组合模式促进躯干（Combining Patterns for the Trunk）

你可以组合上、下躯干模式，以满足患者的需要。当治疗成年患者时，你可以在舒适的体位下完成模式。你可以事先将患者的双臂和双腿放置在锻炼模式的短范围内。选择的技术要适合患者的需要和肌力（Johnson 2002）。

10.5.1 躯干的组合运动

综述

- 上部和下部躯干屈：
  —用躯干的反向旋转：斜砍向左侧伴双腿屈向右侧（图10.7）。
  —不用躯干的反向旋转：斜砍向左伴双腿屈向左侧。
- 上部躯干屈伴下部躯干伸：
  —用躯干的反向旋转：斜砍向左侧伴双腿伸向右侧。
  —不用躯干的反向旋转：斜砍向左侧伴双腿伸向左侧。
- 上部和下部躯干伸：
  —用躯干的反向旋转：向右侧上抬伴双腿伸向左侧。从屈位使用下肢伸模式的静态收缩（图10.8）。
  —不用躯干的反向旋转：向左侧上抬伴双腿伸向左侧。

❯ 在屈位使用下肢伸模式的静态收缩。

综述

上部躯干伸伴下部躯干屈：
- 用躯干的反向旋转：上抬到左侧伴双腿屈向右侧。
- 不用躯干的反向旋转：上抬到左侧伴双腿屈向左侧（图10.9）。

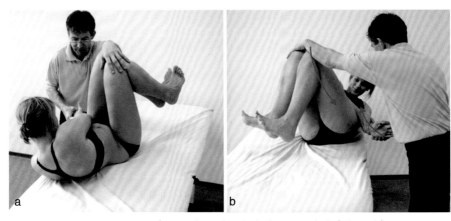

图 10.7　a～c.躯干组合：斜砍向左伴双腿屈向右（接后页）

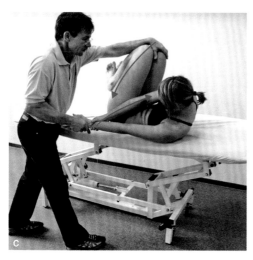

图 10.7（续） a ~ c.躯干组合：斜砍向左伴双腿屈向右

10

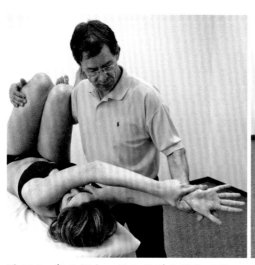

图 10.8 躯干组合：用上抬到右侧和双腿伸向左侧进行上部和下部躯干伸

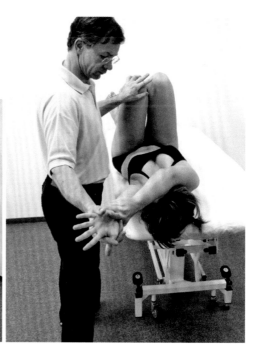

图 10.9 躯干组合：上抬到左侧伴双腿屈向左侧

10.5.2 脊柱侧弯的治疗

由阿格涅丝卡·史蒂芬（*Agnieszka Stepien*）提供

本体感觉神经肌肉促进技术（PNF）可能有助于治疗儿童和青少年的脊柱侧弯。国际脊柱侧弯矫形与康复协会（International Society on Scoliosis Orthopaedic and Rehabilitation Treatment, SOSORT）推荐个体化的物理治疗锻炼、三维自动矫正技术、ADL 训练、矫正姿势的稳定，以及患者的教育，作为治疗的第一步，以预防或限制特发性脊柱侧弯的进展和减少对支具的依赖（Negrini 等 2012）。

PNF方法能满足这些需求中的大部分。脊柱、肩和骨盆运动模式的三维矫正可以在不同类型的脊柱侧弯患者身上达到（图 10.10～图 10.13 和图 10.15）。

呼吸刺激对改善脊柱的三维矫正提供了可能性，并可预防或治疗呼吸功能障碍（图 10.13 和图 10.14）。

一些 PNF 技术特别有助于治疗特发性脊柱侧弯患者。节律性起始和复制技术可用于矫正运动和自动矫正。保持—放松和收缩—放松技术可能用于治疗脊柱疼痛综合征，并增加关节活动范围。稳定性反转和节律性稳定被推荐用于改善三维矫正的稳定性（图 10.15）。

等张组合可在日常生活活动训练中使用。在步态模式紊乱的情况下，可以在步态的各个阶段中引进促进技术。

已经证明了 PNF 的特殊松动对患有双特发性脊柱侧弯少女的躯干旋转角度和脊柱旋转灵活性的即时效果（Stępień 等 2017）。PNF 方法的长期效果尚未得到科学研究的证明。

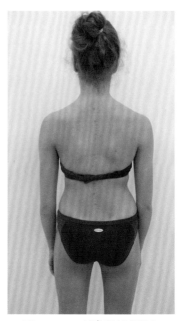

图 10.10　双侧脊柱侧弯的女孩。Cobb 角：胸廓曲线 T5－T11 22°，胸腰椎曲线 T12－L4 44°

10

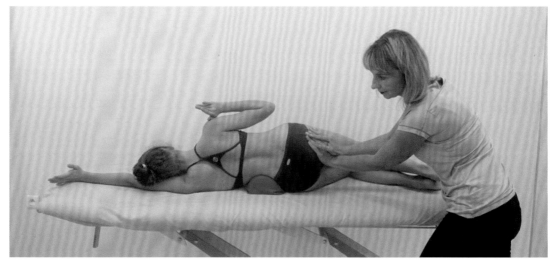

图 10.11　双臂模式：屈曲—外展—外旋，和屈—伸—外展—内旋伴肘屈—胸椎矫正。骨盆向后下压—腰椎矫正

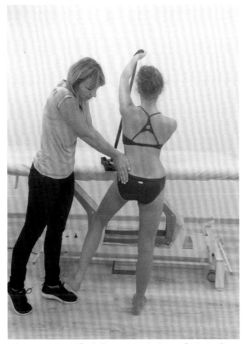

图 10.12 双臂模式—屈—内收—外旋和伸—内收—/ 内旋—胸椎矫正。 开始侧向迈步—腰椎矫正

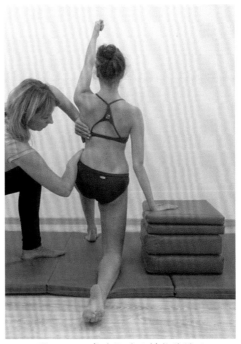

图 10.13 半跪位呼吸刺激的矫正

10

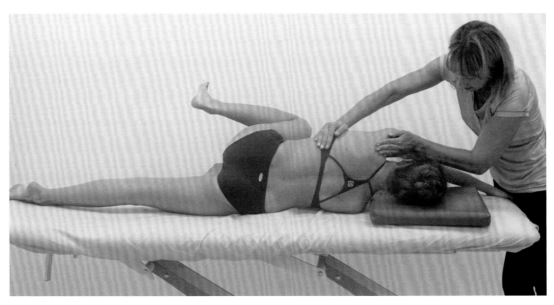

图 10.14 侧卧位呼吸刺激的矫正

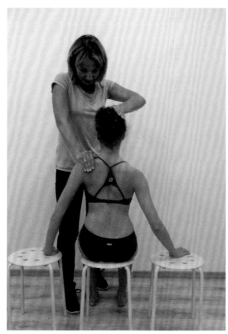

图 10.15   坐位稳定性反转的矫正

儿童特发性脊柱侧弯的治疗原则：

— 分析脊柱侧弯的类型
— 根据脊椎在三个平面的变形调整模式
— 了解疼痛情况
— 在不同的体位应用正确的锻炼
— 用正确的姿势训练日常活动
— 治疗期间使用呼吸刺激

10.6   知识测试：问题

— 用 PNF 促进躯干有许多方法，请说出七个。

参考文献

Angel RW, Eppler WG Jr (1967) Synergy of contralateral muscles in normal subjects and patients with neurologic disease. Arch Phys Med 48:233–239

Davies PM (1995) Steps to follow. A guide to the treatment of adult hemiplegia, Springer, Berlin Heidelberg New York

Dudel JR, Menzel R, Schmidt RF (1996) Neurowissenschaft. Springer, Berlin Heidelberg New York

Johnson GS, Johnson VS (2002) The application of the principles and procedures of PNF for the care of lumbar spinal instabilities. J Man Manip Ther 10(2):83–105

Kendall FP, McCreary EK (2005) Muscles, testing and function. Williams and Wilkins, Baltimore

Negrini S, Aulisa AG, Aulisa L, Circo AB, de Mauroy JC, Durmala JC, Grivas TB, Knott P, Kotwicki T, Maruyama T, Minozzi S, O'Brien JP, Papadopoulos D, Rigo M, Rivard CR, Romano M, Wynne JH, Villagrasa M, Weiss HR, Zaina F (2012) SOSORT guidelines: orthopaedic and rehabilitation treatment of idiopathic scoliosis during growth. Scoliosis 7:3

Stępień A, Fabian K, Graff K, Podgurniak M, Wit A (2017) An immediate effect of PNF specific mobilization on the angle of trunk rotation and the trunk-pelvis-hip angle range of motion in adolescent girls with double idiopathic scoliosis—a pilot study. Scoliosis Spinal Disorders 12:29

深入阅读

Bovend'Eerdt TJ, Newman M, Barker K, Dawes H, Minelli C, Wade DT (2008) The effects of stretching in spasticity: a systematic review. Arch Phys Med Rehabil 89:1395–1406

Gontijo LB, Pererla PD, Neves CDC, Santos AP, Castro Dutra Machado D, Vale Bastos, VH (2012) Evaluation of Strength and Irradiated Movement Pattern Resulting from Trunk Motions of the Proprioceptive Neuromuscular Facilitation. Rehabilitation Research and Practice 2012: (Article ID 281937). ► https://doi.org/10.1155/2012/281937

Hwang YI, Park DJ (2017) Comparison of abdominal muscle activity during abdominal drawing-in manoeuvre combined with irradiation variations. J Exerc Rehabil 13(3):335–339

Hwangbo PN, Kim KD (2016) Effects of proprioceptive neuromuscular facilitation neck pattern exercise on the ability to control the trunk and maintain balance in chronic stroke patients. J Phys Ther Sci 28(3):850–853

Khanal D, Singaravelan M, Khatri KM (2013) Effectiveness of pelvic proprioceptive neuromuscular facilitation technique on facilitation of trunk movement in hemiparetic stroke patients. J Dent Med Sci 3(6):29–37

Kim BR, Lee HJ (2017) Effects of proprioceptive neuromuscular facilitation-based abdominal muscle strengthening training on pulmonary function, pain, and functional disability index in chronic low back pain patients. J Exerc Rehabil 13(4):486–490

Kim JJ, Park SY (2016) Immediate effects of the trunk stabilizing exercise on static balance parameters in double-leg and one-leg stances. J Phys Ther Sci 28(6):1673–1675

Kim JJ, Lee SY, Ha K (2015) The effects of exercise using PNF in patients with a supra spinatus muscle tear. J Phys Ther Sci 27(8):2443–2446

Kofotolis N, Eleftherios K (2006) Effects of two 4-week PNF programs on muscle endurance, flexibility, and functional performance in women with CLBP. Phys Ther 86(7):1001–1012

Mavromoustakos S, Beneka A, Malliou V, Adamidis A, Kellis E, Kagiaoglou A (2015) Effects of a 6-week proprioceptive neuromuscular facilitation intervention on pain and disability in individuals with chronic low back pain. J Phys Activity Nutr Rehabil 1(1):1–13

Park SI, Moon SH (2016) Effects of trunk stability exercises using PNF with change in chair height on the gait of patients who had a stroke. J Phys Ther Sci 28(7):2014–2018

10

第十一章
垫上活动

11.1 导论：为什么做垫上活动（Introduction：Why Do Mat Activities）

垫上程序涉及患者在活动中将运动与稳定二者结合起来。其运动范畴从单一的运动，例如单侧的肩胛运动，到需要稳定和运动二者之间复杂的组合，例如爬行或跪行。这些活动可以在不同的体位进行，以促进功能以及改变反射或重力的影响。治疗师还可以选择那些能帮助控制不需要的运动或异常运动的体位。垫上治疗包括了 PNF 原理的所有部分。在这种垫上状态下很容易进行有力的、无痛的活动，以及改善那些需要改善的功能性活动。因为垫上活动涉及身体的很多部位，所以来自强壮部分的扩散很容易到达其他部位。最后（也是很重要的）垫上活动可以做得很有乐趣。

当对婴幼儿进行治疗时，可能需要采用适合个体发育水平的活动逐步治疗。对成年患者，可使用一些更成熟或更高级的活动。随着年龄增长，治疗师必须记住要根据年龄段来改变我们完成体力活动的方式（Van Sant 1991）。功能性目标指引垫上活动的选择。一项活动，例如从仰卧位到坐位，可以分解成不同的部分，各部分可以分别练习。由于一个人可用很多不同的方式去完成任何活动，因此治疗应该包括各种各样的运动。例如，为增加躯干和腿的力量，患者可以在坐位或侧坐位用抗阻锻炼开始治疗。然后治疗可以逐步扩展到肢体负重更多的体位上。随着患者能力的增加，锻炼可以结合使用一些桥式、四足跪位、跪位中的平衡与运动。通过所有的功能性活动，患者学习：

1. **活动性**　运动成一种体位或开始一个运动。
2. **稳定性**　稳定（平衡）于该体位并控制重力的影响。
3. **稳定基础上的活动**　能在一个稳定体位的基础上控制运动于任何体位。
4. **技能**　所有的运动都能完成，所有的身体部位都可以运动并在所有方向上得到控制。

根据患者的状况，开始活动时可以进行稳定性活动，也可以进行灵活性活动。例如，一位四肢瘫的患者在练习坐起（活动性）之前，可能需要练习坐位稳定。

在每一种新体位中，我们能加强运动控制方面的一部分或多部分，这要根据我们的治疗目标来定。为达到这些目标，我们使用 PNF 的基本程序和技术。

一旦患者在活动中达到了理想程度的活动能力，他们便可以独自或在很少监督下在垫上安全地练习。为了自理和步行必须学习和练习各种技能，当患者感到安全或舒适时，对他们而言练习就会更加容易。垫上活动是非常具有功能性和主动性的活动，因此这些活动对于患者来说具有激励作用。

我们可以用垫上活动完成很多功能性治疗目标：

— 教授或练习功能性活动，如翻身及从一种体位活动到另一种体位
— 训练在不同体位下的稳定性
— 改善协调性
— 加强功能性活动
— 增加关节和肌肉的可活动性
— 使肌张力正常化

11.2　基本程序（Basic Procedures）

治疗师应该使用所有的基本程序，以提高患者的能力，并以最低的疲劳程度获得更高的活动效率。**挤压**促进稳定、力量和平衡。**牵引**和**牵拉**（刺激或反射）增强患者的运动能力。使用正确的**抓握**和适当的**体位**，使治疗师能引导患者的运动。**阻力**可增进和加强对某项活动的学习。适当强度的阻力可以加强较弱的运动。抗阻强运动可以为弱运动或肌肉提供扩散作用。**加强时序**使治疗师能使用强运动去锻炼弱运动。使用适当的**模式**（源自评价）能改善功能活动的完成。**指令**应该清晰并与功能性目标相关联：或稳定或运动。

11.3　技术（Techniques）

在第 3 章里描述的许多技术都适用于垫上活动：

— 为加强**稳定性**使用：稳定性反转，节律性稳定。
— 为加强**活动性**使用：等张组合，节律性起始，动态反转，反复牵拉。
— 为加强**技能**使用：运动与稳定技术的组合。例如，在坐位用稳定性反转稳定躯干，结合等张组合以便进行有控制的功能性活动：进行手臂、腿、头的活动，或这些部位的组合运动。

11.4　垫上活动（Mat Activities）

在垫上治疗中，我们可以进行俯卧位或仰卧位，更多的是直立位的活动，但还有很多体位和活动的形式。必要时，训练患者在每一种新体位下保持稳定。

下面这些垫上活动和锻炼的例子（见表 11.1）并非全部，仅是举例而已。当你对患者进行治疗时，将发现许多其他的体位和活动可以帮助他们实现其功能目标。

表 11.1　垫上活动和锻炼的例子

俯卧位活动	仰卧位活动
从仰卧翻身到俯卧	从俯卧翻身到仰卧
从俯卧翻身到侧卧	从仰卧翻身到侧卧
肘支撑俯卧	从仰卧到侧坐位
手支撑俯卧	侧坐扭动
四足跪	从侧坐到四足跪

续表

俯卧位活动	仰卧位活动
侧坐	从侧坐到长坐位
坐在足跟上	长坐位扭动
跪	短坐位（腿在治疗台的边缘外）
半跪	短坐位扭动
手足立位（弓形体位）	站起
站起	

11.4.1 翻身（Rolling）

某些功能性活动，比如翻身，正常情况下具有一些向心性运动成分和离心性运动成分。

如果治疗师要促进从仰卧翻身到俯卧位，活动的第一步是屈肌链（躯干屈肌、颈屈肌和髋屈肌）的向心性活动（见图 11.2 a，b）。当患者从中间位置（见图 11.3 b）翻身成俯卧位时，我们看到伸肌链（躯干伸肌、颈伸肌和髋伸肌）的离心性活动。为促进这些离心性活动，我们应该将我们的双手移到坐骨结节和肩的后上部以抗阻伸肌链。我们要求患者让我们推他向前，但要缓慢地进行。

翻身既是功能性活动，也是全身性锻炼。通过观察患者翻身，治疗师可以了解到患者的许多情况。有些人利用屈运动进行翻身，另一些人使用伸运动，还有些人用一只手臂或腿推。有人发现，从某一个方向翻身比其他方向或从某一个开始位翻身更困难。对个体而言，理想的是根据他们的情况可以调整成任何状态并仍能够容易地翻身。

治疗目标

翻身的目标可能是：

— 加强躯干肌力
— 提高患者的翻身能力
— 松动躯干、肩胛、肩或髋
— 使肌张力正常化，等等

治疗师可以用肩胛、骨盆或肢体运动的任何组合以便最佳地促进和加强所期望的运动。

■ 肩胛

抗阻肩胛向前模式可促进向前翻身。抗阻肩胛向后模式的可促进向后翻身。根据选择的肩胛模式使用适当的抓握。为增加促进，告诉患者以和肩胛运动相同的方向运动头部。

所发出的指令可以是指明方向的或简洁的动作指令。用肩胛向前下压促进翻身的明确指示应该是"把你的肩朝对侧髋部下拉，抬头，向前翻。"用于同样动作的一个简单动作指令是："下拉"。用肩胛向后上提向后翻身的简单指令为："向后推"或"耸肩"。告诉患者朝向肩胛运动的方向看，是对头部运动很好的指令。

开始时，置肩胛于拉长的活动范围，以牵拉肩胛肌。为牵拉躯干肌，在相同的对角线上继续运动肩胛，直到躯干肌被拉长为止。充分抗阻肩胛在起始位的收缩，以保持肩胛运动在起始

11

位，直到你感觉到或看到患者的躯干肌收缩为止。当躯干肌开始收缩时，允许肩胛和躯干开始运动。你可以通过给予更大的阻力或挤压，在肩胛活动范围的终末锁住它。然后通过反复收缩锻炼躯干肌和翻身运动。

　　■■ 向前上提

　　通过躯干腹肌的活动，用躯干旋转和伸，向前翻身。用在翻身运动方向上的颈伸和旋转促进（图 11.1 a）。

　　■■ 向后下压

　　用躯干伸、侧屈和旋转向后翻身。用在翻身运动方向上的颈部侧屈和充分旋转促进（图 11.1 b）。

　　■■ 向前下压

　　用躯干屈向前翻身。用在翻身运动方向上的颈部屈促进（图 11.1 c）。

　　■■ 向后上提

　　用躯干伸翻身向后。用在翻身运动的方向上的颈部伸促进（图 11.1 d）。

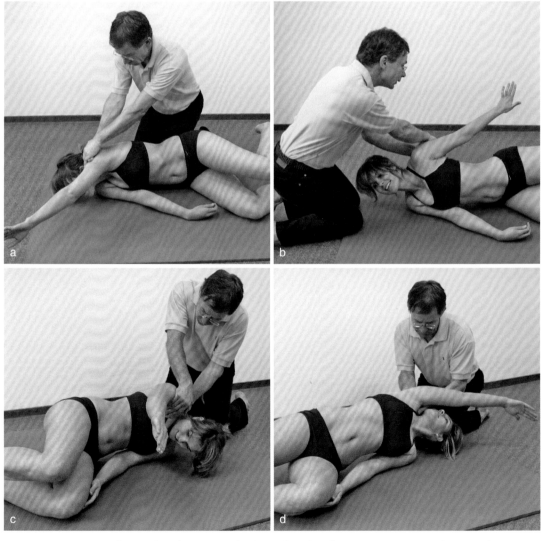

图 11.1　a ~ d. 利用肩胛促进翻身：a. 用向前上提促进向前翻身；b. 用向后下压促进向后翻身；c. 用向前下压促进向前翻身；d. 用向后上提促进向后翻身

■ 骨盆

抗阻骨盆向前模式促进向前翻身，抗阻骨盆向后模式促进向后翻身。根据选择的模式使用适当的抓握方式。要求颈屈以加强向前翻身，颈伸以加强向后翻身。

用于骨盆运动的指令类似于用于肩胛运动的指令。为促进向前翻身，利用向前上提的明确指令可以是："将你的骨盆向上提并向前翻转。" 同样的运动所使用的简单指令为"上提"，为促进向后翻身，使用向后下压的具体指令是"坐向我的手并向后翻转"，这个动作的简单指令是"后推"。并用颈部的适当运动促进翻身。

开始时，把骨盆置于其拉长的范围内。为了进一步牵拉躯干，要使骨盆在这同一对角线方向上继续运动，直到躯干被完全拉长为止。抗阻骨盆在起始位的收缩，直到你感觉到或观察到所期望的全部躯干肌收缩为止。然后允许骨盆和躯干开始运动。你可以通过给予更大的阻力并给予牵引或挤压，在肩胛活动范围的终末锁住它。然后通过反复收缩躯干肌锻炼翻身运动。

■■ 向前上提

用躯干屈，向前翻身，用颈屈促进（图 11.2 a）。

■■ 向后下压

用躯干伸，向后翻身，用颈伸促进（图 11.2 b）。

■■ 向后上提

用躯干侧面缩短向后翻身，用颈旋向同侧促进。

■■ 向前下压

用躯干伸和旋转向前翻身，用颈伸和旋转向那个方向促进。

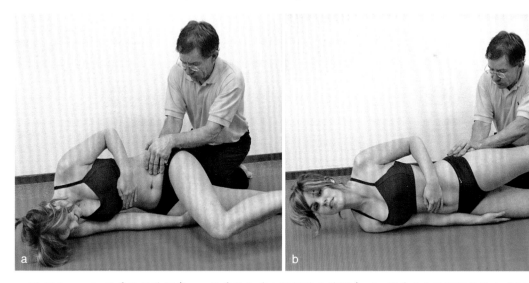

图 11.2　a，b. 用骨盆促进翻身：a. 用骨盆向前上提促进向前翻身。b. 用骨盆向后下压促进向后翻身

— 翻身是活动；肩胛和骨盆是把手。

— 因为用肩胛或骨盆促进，应该发生翻身。

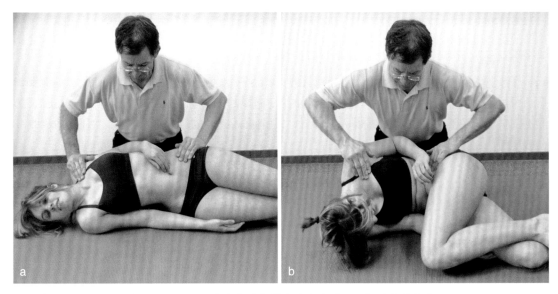

图 11.3   a，b. 用骨盆向前上提和肩胛向前下压促进向前翻身

■ 肩胛和骨盆

向前翻身的组合运动是：骨盆向前上提，肩胛向前下压（图 11.3）。

向后翻身的组合运动是：骨盆向后下压，肩胛向后上提（图 11.4）。

11

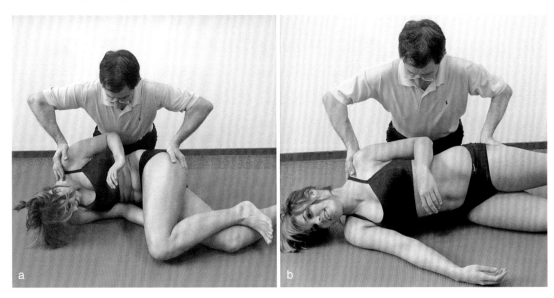

图 11.4   a，b 用骨盆向后下压和肩胛向后上提促进向后翻身

另一个组合运动是：肩胛和骨盆都向前上提，以促进向前翻身成侧卧，肩胛和骨盆都向后下压以促进向后翻身。

■ 上肢

当患者的手臂强壮有力时，臂与肩胛联合以加强躯干肌并促进翻身，其方式与单独用肩胛模式相同。内收（向前）模式促进向前翻身，外展（向后）模式促进向后翻身。肘可能屈、伸或在活动中保持在某个位置。抗阻最强的肘部肌肉以便扩散到躯干肌。患者的头应与手臂一起运动。

你的远端抓握在患者的手或前臂远端并能控制整个肢体。你的近端抓握可变化：手在肩胛或肩胛附近的抓握常常是最有效的。你近端抓握的手还可用于引导和抗阻患者的头部运动。

你所用的指令可以是具体的或简洁的。为使用伸—内收模式促进向前翻身，具体的指令可以是："握紧我的手，臂向对侧髋部下拉。抬头，翻身。" 简洁的指令应该是"握紧，拉，抬头。"为使用屈—外展模式促行向后翻身，具体的指令可以是："腕向后，手臂上举，眼睛看着手的运动，向后翻。"简洁的指令可以是"手臂上举，看着你的手。"

将患者的手臂置于拉长的范围并牵引，以牵拉手臂和肩胛肌。用牵引进一步拉长将牵拉或拉长躯干的协同肌。保持手臂起始运动向后，直到你感到或看到患者的躯干肌收缩，然后让手臂和躯干运动。你可以在活动范围内的任何强点上锁住患者手臂，然后应用反复收缩锻炼躯干肌和翻身。**锻炼是针对躯干肌而不是肩部肌肉（改变支点）。**通过手臂的挤压抗阻旋转能很好地锁住手臂于运动的终末范围。

■■ 使用单臂

— 用躯干—伸、侧屈和旋转向前翻身。用在翻身方向上的颈伸和旋转促进。

— 模式：屈—内收—外旋（图 11.5 a）。

— 你还可以使用尺侧推出模式（图 11.5 并参见 7.7.1 节）。

— 用躯干伸、侧屈、和旋转向后翻身。用在翻身方向上的颈侧屈和充分旋转促进。

— 模式：伸—外展—内旋（图 11.5 b）。

— 你还可以使用尺侧缩回模式（参见 7.7.1 节）。

— 躯干屈向前翻身。用在翻身方向上的颈屈促进。

— 模式：伸—内收—内旋（图 11.5 c，d）。

— 你还可以使用桡侧推出模式（参见 7.7.2 节）。

— 用躯干伸向后翻身。用在翻身方向上的颈伸促进。

— 模式：屈—外展（图 11.5 e，f）。

11

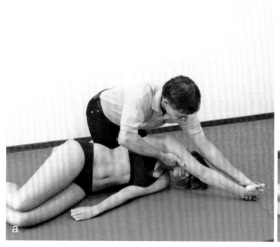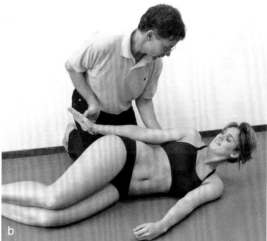

图 11.5 a ~ g. 用单臂促进翻身。a. 用屈—内收向前翻身；b. 用伸—外展促进向后翻身（接后页）

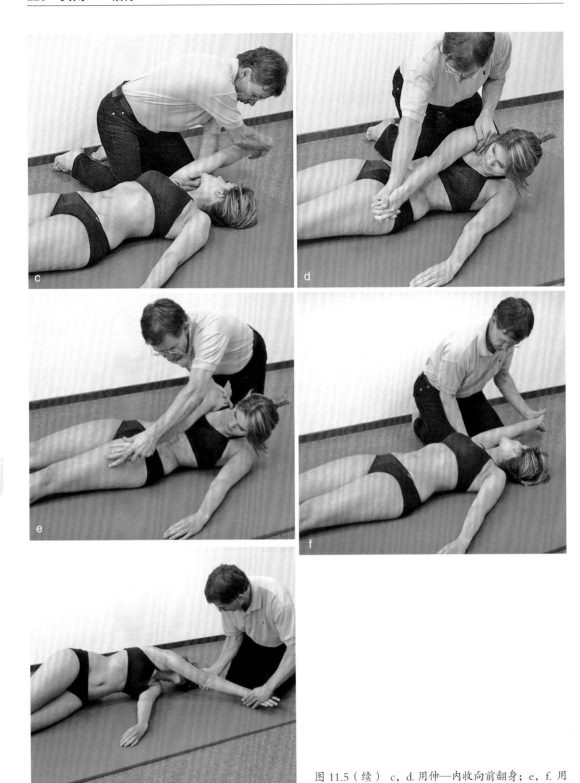

图 11.5（续）　c，d. 用伸—内收向前翻身；e，f. 用
屈—外展促进向后翻身；g. 用尺侧推向前翻身

■■ 使用双侧组合

— 向前翻身伴躯干屈：斜砍（图 11.6 a）或上抬的反转（图 11.6 d）。

— 向前翻身伴躯干伸：斜砍的反转（图 11.6 e）或上抬（图 11.6 b，c）。

— 向后翻身伴躯干伸：上抬（图 11.6 c, d）或斜砍的反转。

— 在使用一种反转技术时或患者只能用一手抓握时，使用斜砍或上抬的反转。

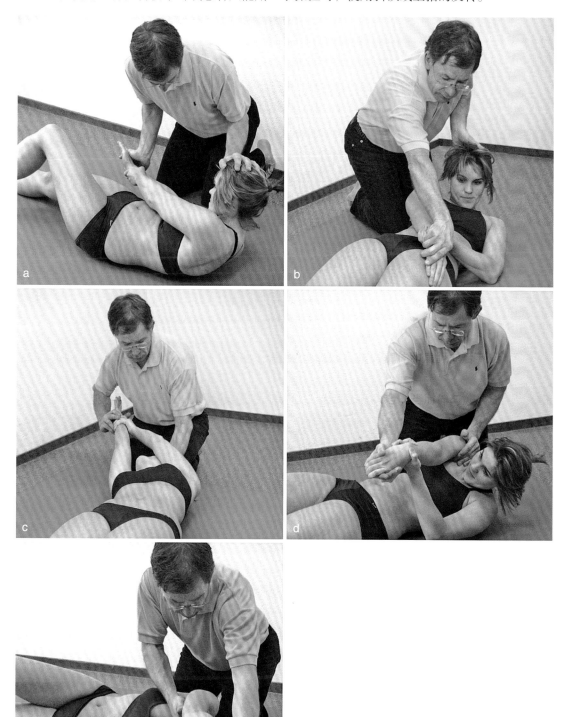

图 11.6　a ~ e. 使用双臂促进翻身。a. 用斜砍向前翻身；b, c. 用上抬促进向后翻身；d. 用上抬的反转促进向前翻身；e. 用斜砍的反转促进向前翻身

- 翻身是活动，手臂是把手。
- 这些技术应用于躯干以促进翻身动作。

■ 下肢

使用患者的腿以促进翻身并加强躯干肌力，与使用手臂模式的方式相同。膝可以屈、伸或保持于一种体位。就像肘那样，抗阻膝最强肌以促进翻身。屈（向前）模式可促进向前翻身，伸（向后）模式可促进向后翻身。患者头屈可促进向前翻身，头伸可促进向后翻身。

你远端的抓握在患者的足并能控制整个肢体。为了使该活更有效果，给予的主要阻力在膝部而不是髋部。你近端的抓握可以在大腿或骨盆。当使用屈—外展模式时，你可能要将近端的手置于患者对侧髂嵴上，以促进躯干屈。

指令可以是具体的或简洁的。使用屈—外展促进向前翻身的具体指令是："抬足，向上、向外抬腿，向前翻转。"简洁的指令是："向上抬腿。"使用伸—内收模式促进向后翻身的具体指令是："足向下推，腿向后蹬，朝向我向后翻转。"简洁的指令可以是"向后蹬。"

把患者的腿置于该模式拉长的活动范围，使用牵引以牵拉下肢肌肉和下部躯干肌。向后固定腿部的运动，直到你看到或感觉到患者的躯干肌收缩为止。然后让腿和躯干开始运动。在腿部运动范围内的任何强点上锁定，并用反复收缩锻炼躯干肌和翻身运动。

- 翻身是活动，腿是把手。
- 这些技术应用于躯干以促进翻身运动。

■■ 使用单腿
- 屈—内收（图 11.7 a，b）：用躯干屈，向前翻身。
- 伸—外展（图 11.7 c，d）：用躯干伸和拉长向后翻身。
- 屈—外展（图 11.7 e）：用躯干侧屈、屈和旋转向前翻身。
- 伸—内收（图 11.7 f）：用躯干伸、拉长和旋转向后翻身。

■■ 双腿组合
- 下肢屈（图 11.8 a）：用躯干屈，向前翻身。
- 下肢伸（图 11.8 b）：用躯干伸，向后翻身。

■ 颈模式（图 9.8）

头和颈的运动伴随所有的翻身运动。如果患者的肩胛和手臂存在疼痛或没有强有力的运动，可能需要单独使用颈部以促进翻身。当使用颈屈时主要力量是牵引，用颈伸则使用轻柔的挤压。

- 颈屈：从仰卧到侧卧向前翻身（图 9.8 a，b）。
- 颈伸：从侧卧到仰卧向后翻身（图 9.8 c）。

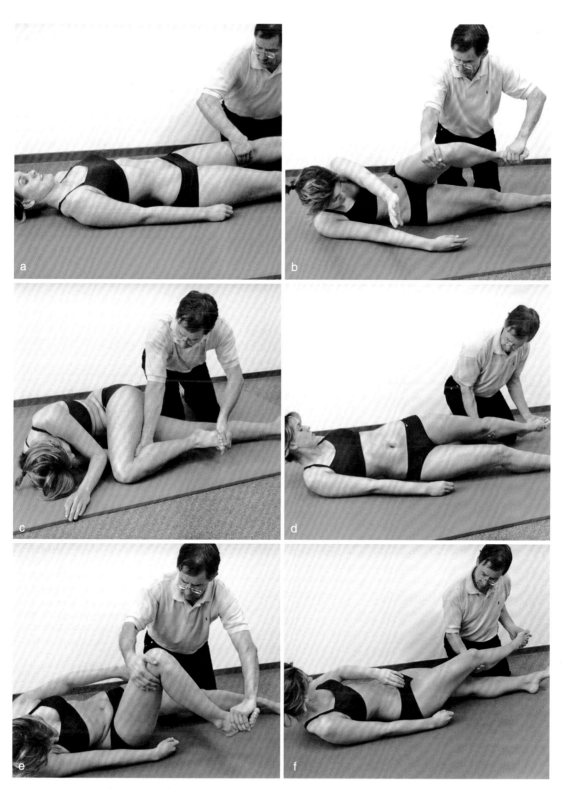

11

图 11.7　a ~ f. 用单腿促进翻身。a，b. 用屈—内收向前翻身；c，d. 用伸—外展向后翻身；e. 用屈—外展向前翻身，f. 用伸—内收向后翻身

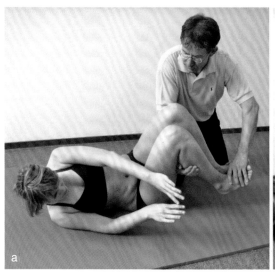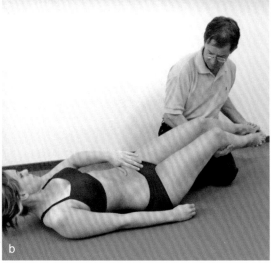

图 11.8　a，b. 用双腿促进翻身。a. 用双腿屈向前翻身；b. 用双腿伸向后翻身

记忆要点

- 翻身是活动，颈是把手。
- 为进一步侧向运动，允许颈进一步旋转。
- 这些技术应用于躯干以促进翻身运动。

11.4.2　肘支撑（前臂支撑）俯卧位 [Prone on Elbows（Forearm Support）]

　　肘支撑俯卧位对头、颈、肩的稳定性锻炼是一种理想的体位。在此体位下，能对颈部进行有效的抗阻活动并且不引起疼痛。抗阻手臂的运动不仅能加强运动臂，同时也能加强负重臂的肩部及肩胛肌的力量。该体位也是锻炼面部肌肉和吞咽的良好体位。

　　■■ **活动：采取的体位**

　　患者可以从许多体位转变成肘支撑俯卧位。作者建议用以下三种方法促进那些不能独立采取这种体位的患者：

　　- 从侧坐位到肘支撑俯卧位
　　- 从仰卧位翻身到肘支撑俯卧位
　　- 从俯卧位到肘支撑俯卧位（图 11.9 a ~ d）

　　如果患者抗重力运动至肘支撑俯卧位（比如从俯卧位转至肘支撑俯卧，图 11.9 c，d），抗阻患者的向心性收缩。如果运动有重力帮助（比如从侧坐位运动至肘支撑俯卧位），则抗阻患者的离心控制。

　　■ **稳定**

　　当患者摆好这种体位时，治疗师通过肩胛挤压和对角线上及旋转方向上的抗阻开始进行体位的稳定。患者保持他们的肩胛处于功能位十分重要。不要让他们的躯干下陷。保持头、颈与躯干对齐，对头部施加轻柔的阻力以促进稳定（图 11.9 e）。此时，用节律性稳定效果良好。对那些不能做等长收缩的患者，可使用稳定性反转技术。

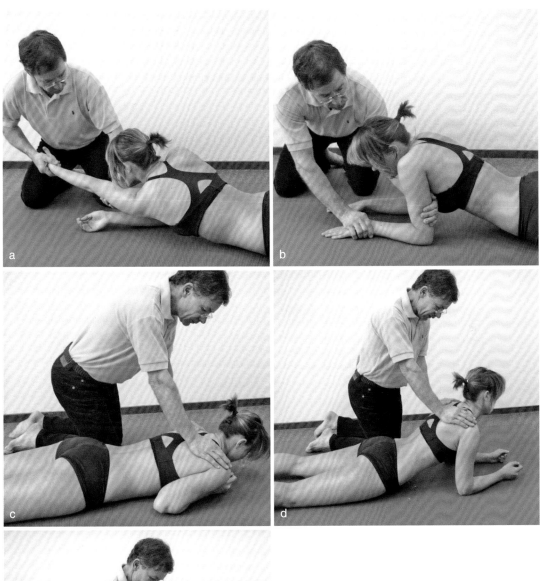

11

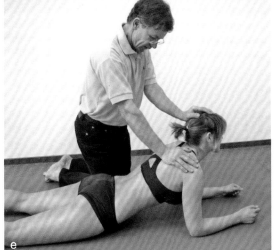

图 11.9 a～e. 肘支撑俯卧位。a, b. 用抗阻手臂模式从俯卧位运动成肘支撑俯卧位；c, d. 用肩胛上的促进，从俯卧位运动成肘支撑俯卧位；e. 稳定该体位

■ 运动：受控制的活动

在患者肘支撑俯卧位，你能对患者的头、颈、上部躯干和双臂进行锻炼。在这里只描述几种锻炼方法，不过，你可以运用自己的想象力发现其他的练习方法。

— 头与颈的运动：抗阻屈、伸和旋转。尝试使用动态反转和等张组合。

— 上部躯干旋转：把这种运动与头和颈部的旋转结合起来。使用动态反转并抗阻肩胛或肩胛和头部（图 11.10 a，b）。

— 体重转移：将体重完全转移至一侧手臂上，等张组合与动态反转技术结合。另一种可能的体位是前臂和足支撑位（图 11.10 e）。

— 手臂运动：体重转移后，抗阻活动臂的任何模式。使用等张组合，随后对拮抗模式进行主动的反转运动。对负重侧使用稳定性反转（图 11.10 c，d）。

记忆要点

— 这是一种主动的体位。患者不应该"悬起"肩胛骨。

— 如果该体位引起背痛，你可以在患者腹部下面放一支撑物。

11.4.3 肘支撑侧卧和侧坐（Side Lying Leaning on Elbows and Side-Sitting）

这是介于躺下和坐位之间的体位。通过一侧的手臂、腿和躯干负重。另一侧手臂可用来支撑或进行功能性活动。为促进功能，患者应学习在此体位的活动能力（扭动）。

肘支撑侧卧（图 11.11 b ~ d）和侧坐（图 11.11 e）是锻炼肩胛和骨盆模式的良好体位。以交互的肩胛和骨盆组合运动促进躯干的活动。交互模式的稳定性收缩促进躯干的稳定。

下面我们列出一些常见活动。但是你不要受所提供活动的限制，让你的想象力引导你的治疗。

— 采取肘支撑侧卧或侧坐（活动）

– 从侧卧到肘支撑侧卧或侧坐位

– 从肘支撑俯卧（图 11.11）到肘支撑侧卧或侧坐位

– 从坐位到肘支撑侧卧或侧位

– 从四足位肘支撑侧卧或侧坐到位

— 平衡（稳定性）

– 对肩胛和骨盆进行稳定性抗阻（图 11.12 a ~ d）

— 受控制的活动

– 动态的肩胛和骨盆运动（图 11.12 a ~ d）

– 动态锻炼一侧上肢，另一侧负重（图 11.12 e）

– 腿模式（图 11.12 f）

– 扭动（图 11.12 g，h）

– 运动成坐位（图 11.12）

– 运动成肘支撑俯卧位

– 运动成四足跪位

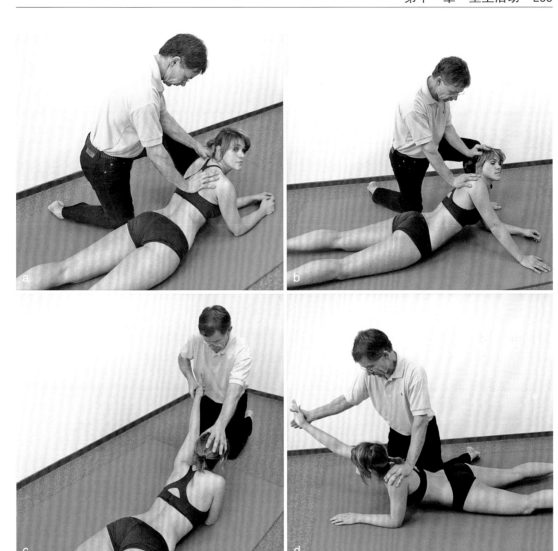

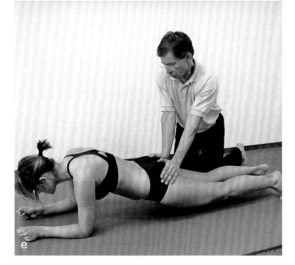

图 11.10　a～e. 肘支撑俯卧位：稳定与运动。
a. 相反的肩模式；b. 抗阻头和肩胛；c. 抗阻头
和抬起的手臂；d. 抗阻抬起的手臂和对侧肩胛；
e. 前臂和足支撑，抗阻骨盆

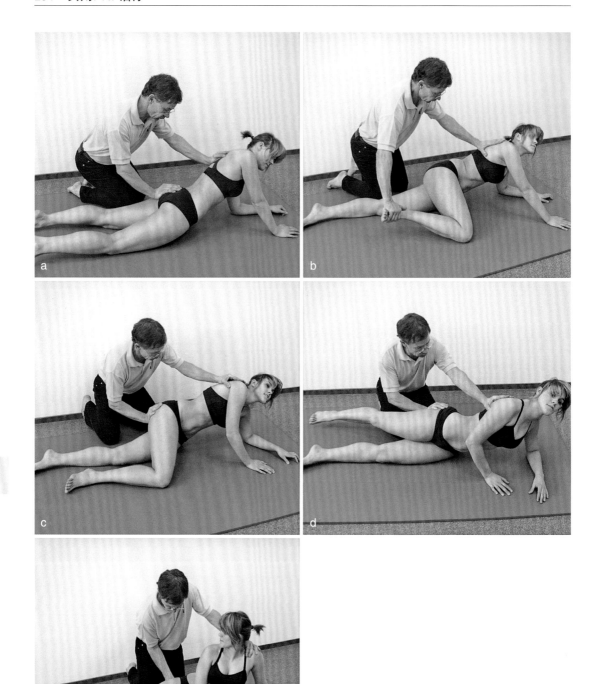

图 11.11　a～e.从肘支撑俯卧位运动成侧坐位。a.抗阻体重向左转移；b.稳定上部躯干并抗阻右腿向前运动；c～e.抗阻肩胛和骨盆

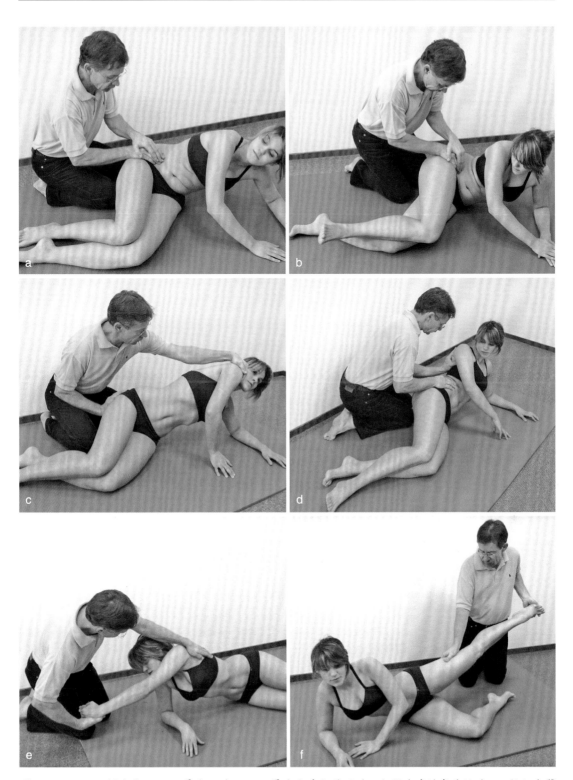

图 11.12　a～h. 侧坐位。a, b. 骨盆运动；c, d. 骨盆和肩胛的运动，加强左肩的负重活动；e. 抗阻左臂屈—内收并抗阻以促进左侧躯干拉长；f. 髋伸—外展（接后页）

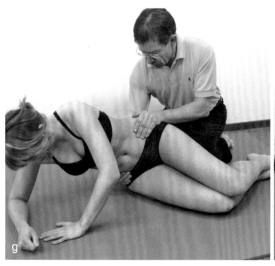
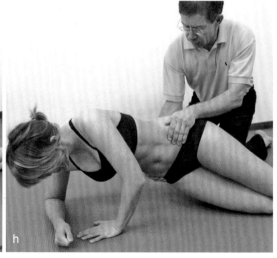

图 11.12（续） g，h. 侧坐向前运动

11.4.4　四足跪位（Quadruped）

在四足跪位，患者能锻炼他们的躯干、双髋、双膝和双肩部。以此体位在地面上运动的能力是功能性活动的需要。患者可以移动到一件家具上、轮椅跟前，或移动到其他房间。

应确保肩胛肌足够强壮，以支撑上部躯干的体重。膝部必须无疼痛。因为脊柱处于非负重的体位，所以当脊柱疼痛或稳定性有问题时，在此体位下将能做很多活动。

使用稳定性反转和节律性稳定技术，以获得躯干和四肢关节的稳定性。使用等张组合，动态反转（缓慢反转）和这些技术的组合对所有方向上的摇摆运动进行抗阻（图 11.16 a ~ c），以锻炼肢体的负重。抗阻爬行运动可以增强患者的运动和稳定。

当患者采取四足跪体位锻炼时，治疗师在患者肩胛或骨盆、在头部以及在这些部位的组合给予阻力。

- 活动：采取的体位
  - 从肘支撑俯卧位到四足跪位（图 11.13 a ~ e）
- 从侧坐位到四足跪位（图 11.13 f，g）
- 稳定：平衡（图 11.14）
- 躯干锻炼（图 11.15）
- 受控制的活动（图 11.16）
- 手臂和腿的锻炼（图 11.17）
- 技能：爬行—除了抗阻肩胛、骨盆和颈以外，治疗师还抗阻：
  - 腿的运动（图 11.18）
  - 手臂的运动

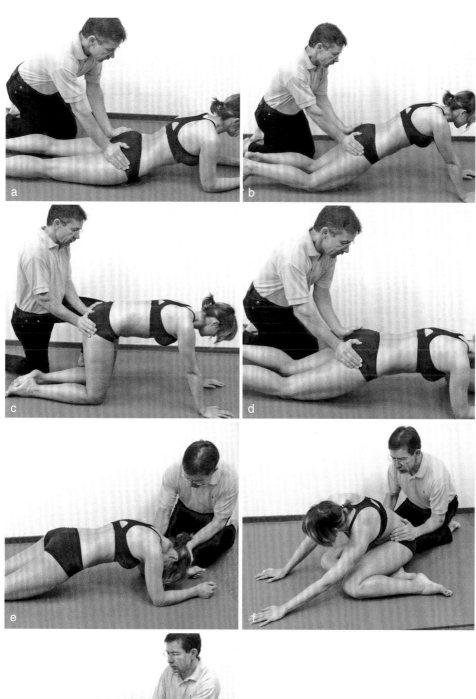

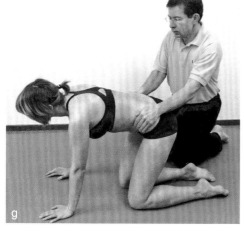

图 11.13　a ~ g. 运动成四足跪。a ~ c. 从肘支撑俯卧位，抗阻骨盆；d. 从肘支撑俯卧位、中间位，抗阻骨盆；e. 抗阻颈屈；f, g. 从侧坐运动成四足跪，抗阻骨盆

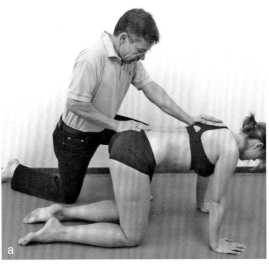
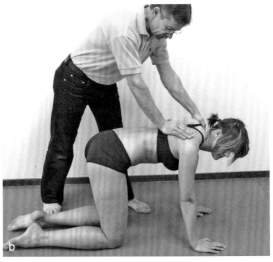

图 11.14　a，b. 四足跪的平衡

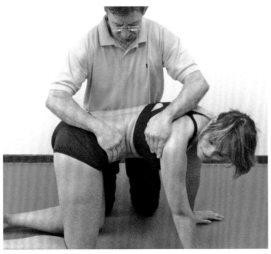

图 11.15　四足跪，躯干侧屈的锻炼

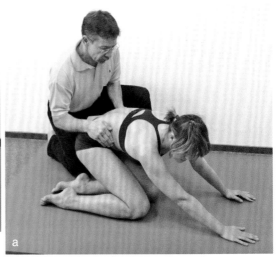

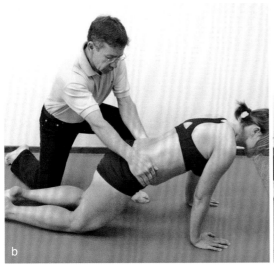
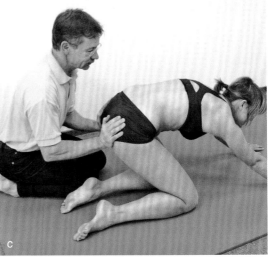

图 11.16　a ~ c. 四足跪，向前和向后摇摆

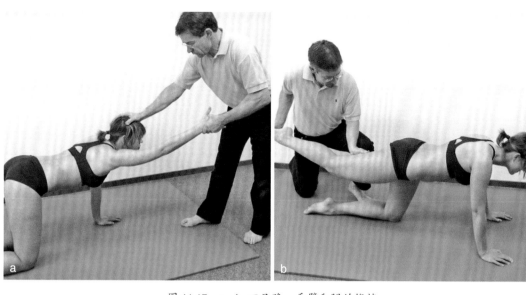

图 11.17　a，b. 四足跪，手臂和腿的锻炼

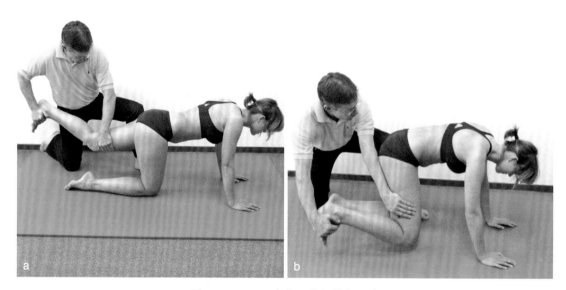

图 11.18　a，b. 爬行：抗阻腿部运动

11.4.5　跪（Kneeling）

在跪位，患者可以锻炼躯干、双髋和双膝，同时手臂是空闲的或用来支撑。为了功能活动，患者可以从跪位到站立位，或在地面上移动到一件家具旁，比如床或沙发。如果患者不能以跪位活动，比如膝关节疼痛，大部分跪位活动可以在跪坐位（跪坐在双足上）进行。

为了增强躯干的肌力、协调性及稳定性，治疗师使用稳定性反转或节律性稳定技术抗阻肩胛和骨盆。为增加髋和膝的肌力、协调和关节活动范围，锻炼患者在跪位和侧坐位之间来回运动。等张组合可以锻炼向心性和离心性肌肉的功能。

– 活动：采取的体位
　　– 从侧坐位（图 11.19 a，b）或跪坐位（坐在双足上）到跪位（图 11.19 c，f）

　　 – 从四足跪位到跪位（图 11.19 g, 图 11.20）

 – **稳定：平衡**

　　 – 抗阻肩胛（图 11.21 a）和头（图 11.21 b）

　　 – 抗阻骨盆

　　 – 抗阻骨盆和肩胛（图 11.21 c）

　　 – 抗阻躯干和头（图 11.21 d）

　　 – 抗阻双臂，患者跪坐（11.21 e，f）

 – **双膝的技能**

　　 – 向前运动（图 11.22 a，b）

　　 – 向后运动（图 11.22 c）

　　 – 侧向运动（图 11.22 d，e）

11.4.6　半跪（half-Kneeling）

　　这一体位是从跪位到站立过程中的最后体位。为完成在此体位的活动，患者应该采用任意一条腿在前的半跪位。从跪位转换成半跪位需要患者把体重从双腿负重转移到一条腿负重，移动非负重腿时要保持平衡。该活动对患者的平衡、协调、关节活动范围和肌力是个挑战。使用稳定和运动两项技术，以增强躯干和下肢肌的力量。将重心前移到前足上可以促进踝背屈活动范围的增加。

 – **活动：采取的体位**

　　 – 从跪位到半跪位（图 11.23）

　　 – 从站立位到半跪位

 – **稳定：平衡**（图 11.24 a，b）

 – **受控制的活动**：通过躯干拉长转移体重到后腿上（图 11.24 c）

　　 – 体重转移至前腿

　　 – 站起（图 11.25）

11.4.7　从手—足立位（四肢支撑弓背位）至站立位，再回到手—足立位（图 11.26）（From Hands-and-Feet Position to Standing Position and Back to hands-and-Feet position）

　　用这种体位进行功能活动的患者，通常都是那些膝关节需要保持伸直的人。例如，穿戴双侧长腿支具［膝踝足矫形器（KAFOs）］或双侧配戴膝上假肢的患者，可以用此体位从站立位到地面上或从地面到站立。儿童和老年人经常使用这种方式从地面上站起来。使用这种体位需要腘绳肌有足够的长度。治疗师站在患者的后面并促进患者的体重转移。只有在患者完全把体重转移到双足上，双手才能离开地面站起来。双手和双足的运动锻炼还可以在四足跪位进行。

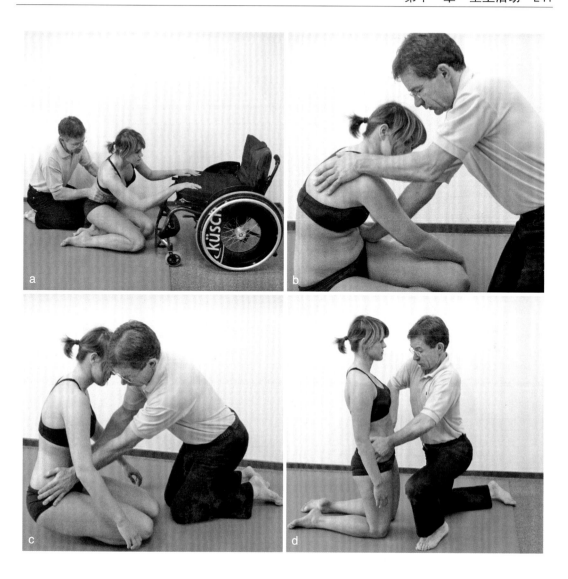

11

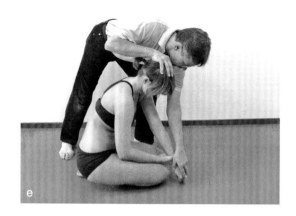

图 11.19 a ~ g. 采取跪位。a，b. 从侧坐位到跪位；c，d. 从跪坐位运动成跪位，抗阻骨盆；e. 抗阻向左上抬（接后页）

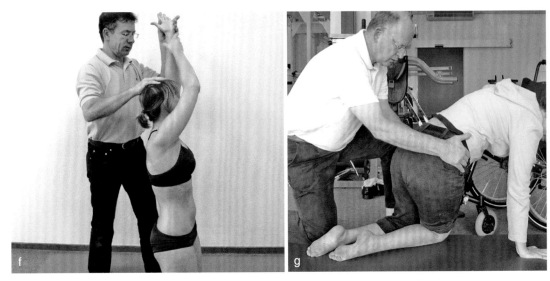

图 11.19（续）　f. 抗阻向左上抬；g. 跪在地面上向轮椅转移

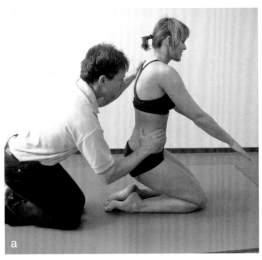

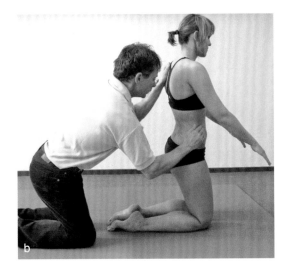

图 11.20　a，b. 从四足跪运动成跪位

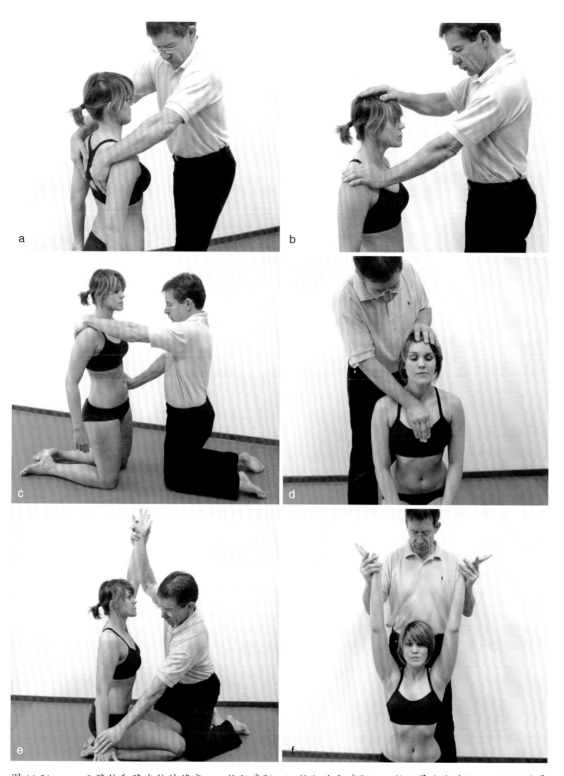

图 11.21 a ～ f. 跪位和跪坐位的稳定。a. 抗阻肩胛；b. 抗阻头和肩胛；c. 抗阻骨盆和肩胛；d. 抗阻胸骨
和头，稳定跪坐位；e. 双侧不对称相反的手臂模式；f. 双侧对称的手臂模式

11

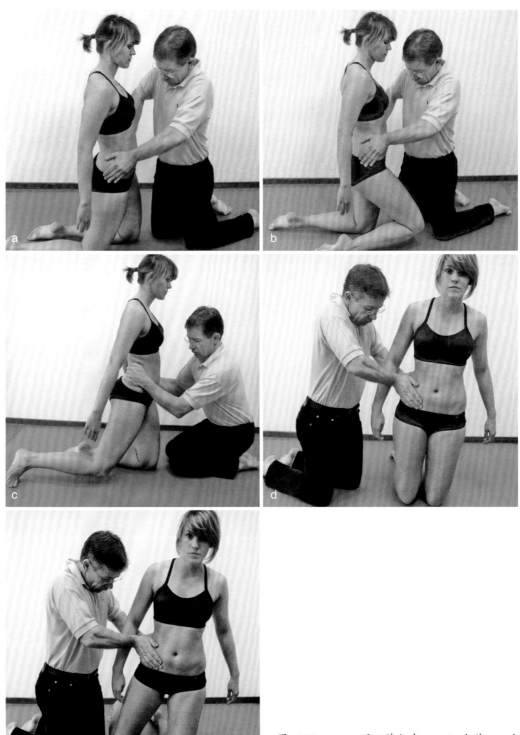

图 11.22　a ~ e. 用双膝行走。a，b. 向前；c. 向后；d，e. 向两侧

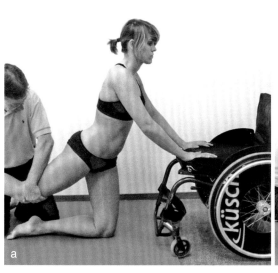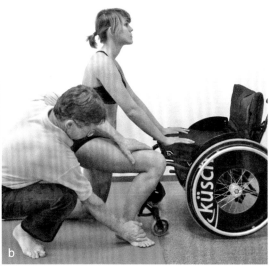

图 11.23　a，b. 从跪位到半跪位

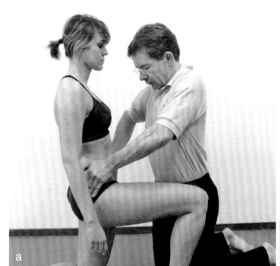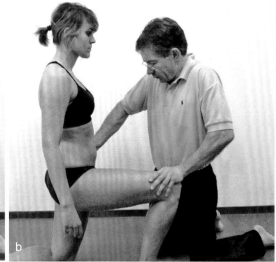

11

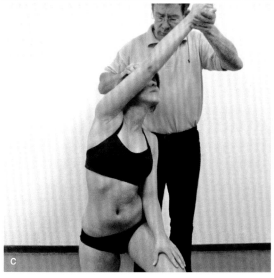

图 11.24　a ~ c. 半跪位的平衡和体重转移。a. 抗阻骨盆；b. 抗阻骨盆和前腿；c. 抗阻手臂和头以拉长躯干

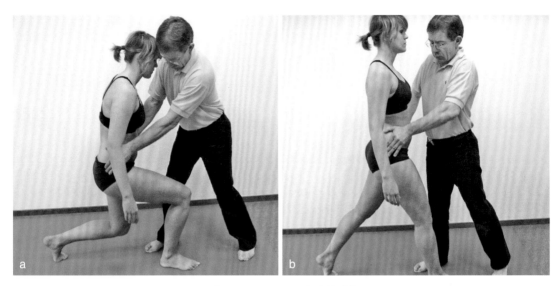

图 11.25　a，b.从半跪位站起

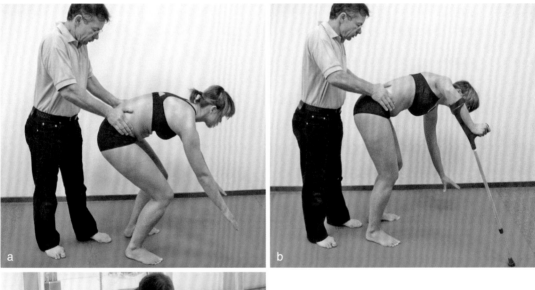

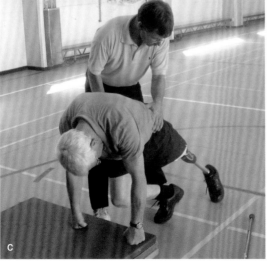

图 11.26　a ~ c.移动到地面上再站起来。a，
b.抗阻骨盆；c.引导骨盆，患者左腿截肢

11

11.4.8　坐位的锻炼（Exercise in a Sitting Position）

■ 长坐位

患者可以使用这种体位在床上进行功能性活动，尤其是那些不得不在床上进食或穿衣的患者。可以使用所有的稳定技术以增强患者在此体位的平衡。由于患者可以坐在地上的垫子上，这对于进行独立的平衡练习是一种安全的体位。长坐位对于增强患者的手臂和躯干的力量也是一种良好的体位。所有肌力锻炼都适合在此体位进行。患者可以练习抬起身体以便转移的所有活动。

- 活动：采取的体位
  - 从侧坐位到长坐位
  - 从仰卧位到长坐位
- 稳定：可用或不用上肢支撑（图 11.27 a）
- 受控制的活动：向上撑起的锻炼
  - 抗阻骨盆和肩部（图 11.27 b ~ d）
  - 抗阻双腿（图 11.27 e ~ h）
- 技能：扭动向前（图 11.27 i）和向后

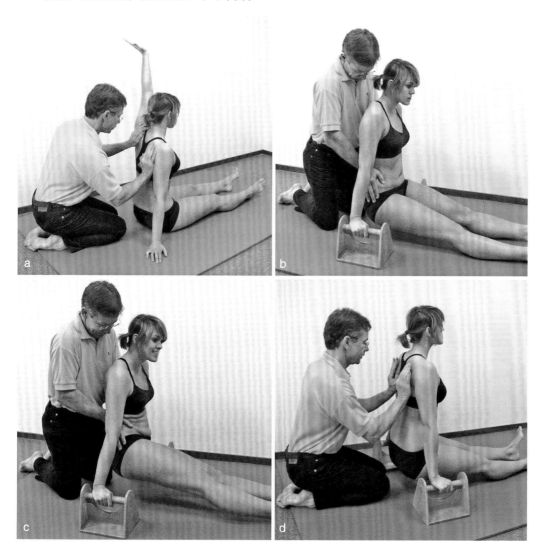

图 11.27　a ~ i. 长坐位的锻炼。a. 稳定；b ~ c. 向上撑起，抗阻骨盆；d. 向上撑起，抗阻肩胛（接后页）

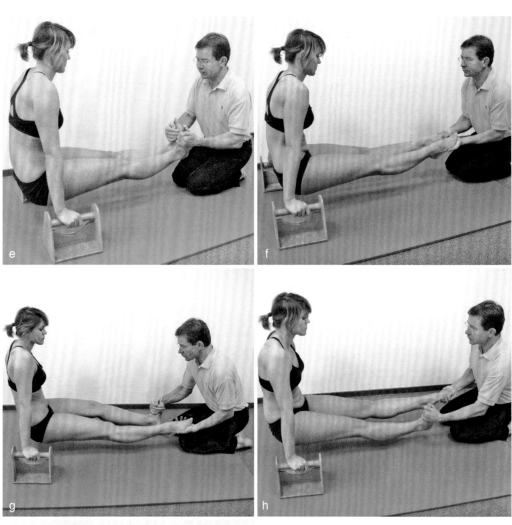

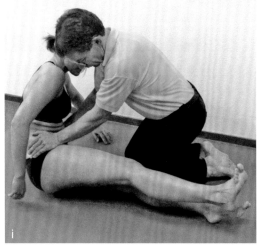

图 11.27（续） e，f.向上撑起，抗阻双腿；g，h.向上撑起，抗阻相反的腿模式；i.向前扭动

■ 短坐位

为使用双手臂能进行其他活动，患者需要尽量控制躯干。为了够到远处的物品，患者既需

要躯干的稳定也需要躯干、髋和手臂的运动。当患有脊柱问题的患者伸手拿东西时可以学习稳定他们的背部，同时运动髋部。

患者不仅需要在垫上进行练习，还需要坐在床边和椅子上进行练习。短坐位下的静态锻炼将增加患者躯干和髋的稳定。动态锻炼将增强躯干和髋部的运动能力。对患者强臂的抗阻运动将可提供扩散作用，以促进较弱的躯干和髋部肌肉。静态和动态技术组合使用，将促进患者的平衡与运动相结合的能力。

- **活动：采取从侧卧位转换成短坐位**（图 11.28）
  - 抗阻患者的向心性收缩，同时运动成坐位。
  - 当患者躺下时，抗阻离心性控制。
- **稳定：保持平衡**

  使用稳定性反转或节律性稳定技术，以增加躯干的稳定。抗阻肩、骨盆和头（图 11.29）。
  - 使用或不用上肢支撑
  - 使用或不用下肢支撑
- **受控制的活动：躯干锻炼**

  使用动态反转（缓慢反转）和等张组合，以增加患者躯干的力量及协调。抗阻肩胛（图 11.30 a，b）或使用斜砍（图 11.30 d）及上抬组合，以增加扩散作用。
  - 躯干屈（图 11.30 c）和伸
  - 向前和向侧方伸手臂，然后返回：这需要髋屈、伸、侧向运动和旋转而躯干保持稳定。

■■ **技能：运动**

这些活动教患者在坐位学习活动并锻炼骨盆和髋肌。

- 向前和向后运动（图 11.30 e）
- 从一侧向另一侧运动

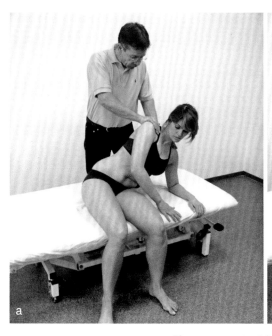
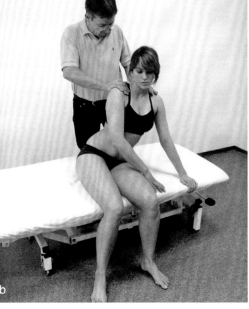

图 11.28 a，b. 从侧卧运动成短坐位

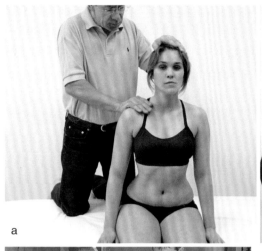

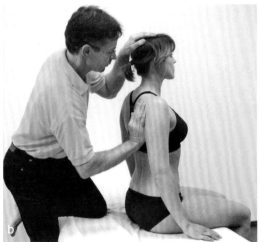

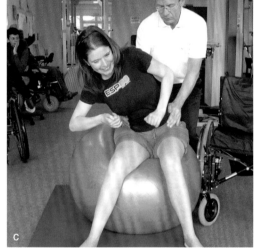

图 11.29　a，b. 短坐位的稳定；c. 在 Pazzi 球上的稳定

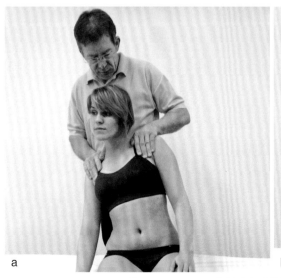

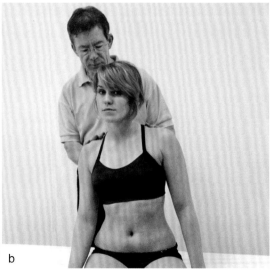

图 11.30　a ~ e. 短坐位的躯干锻炼。a，b 抗阻肩胛（接后页）

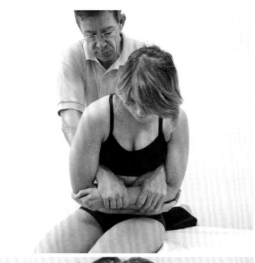

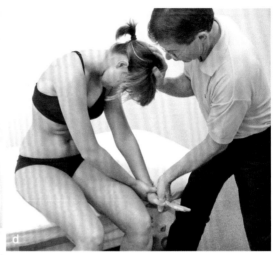

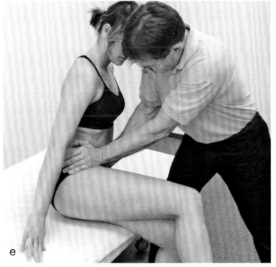

图 11.30（续） c. 屈，通过手臂牵引；d. 斜砍；e. 抗阻骨盆，向前移动

11

11.4.9 桥式运动（Bridging）

在屈腿仰卧位，患者可通过双足负重锻炼，并且无跌倒的危险。从支撑面上抬起骨盆可使患者更容易地进行床上移动和穿衣。

在屈腿仰卧位的练习需要下部躯干屈肌和腿部肌肉的一些选择性控制。患者必须在伸髋和足下压的同时保持屈膝。当患者用手臂向下推垫子时，他们的上部躯干、颈部和上肢肌肉得到了锻炼。抗阻向心性、离心性和稳定性的收缩，以增加躯干与下肢的肌力和稳定性。

－ 活动：采取屈腿仰卧位

如果患者不能独立地采取这种体位：

－ 从侧卧位屈髋屈膝运动成此体位。在膝、髋或这些部位的组合进行促进

－ 从仰卧位转变成此体位，引导并抗阻屈髋并屈膝的双侧模式

－ 稳定（图 11.31 a）

－ 从远端股骨对骨盆进行挤压结合稳定性抗阻

－ 从远端股骨对足进行挤压结合稳定性抗阻

－ 稳定性抗阻，不挤压

对双腿抗阻和挤压促进下肢和躯干的稳定性。阻力施加在所有的方向上。在对角线上的抗阻将募集更多的躯干肌活动。当患者肌力增强时，应减少挤压的力量。可以对双腿一起抗阻和分别抗阻。在相同的方向对双腿一起抗阻以及在相反的方向上分别对两腿抗阻。

　　－ 受控制的活动：屈腿仰卧位下部躯干旋转

这种运动开始以双腿对角地（远端）朝向地面向下运动。当髋完成其旋转后，骨盆旋转，接着是脊柱的旋转。腹肌可以防止腰椎前凸。返回至垂直位需要与此相反的运动顺序。首先是腰椎必须反向旋转，然后是骨盆，最后是腿部。这种活动的正确顺序很重要。根据患者控制此运动的能力来限制双腿的下降距离。图 11.31b 显示了抗阻下部躯干向右侧旋转返回至腿垂直位。你可以使用等张组合和缓慢反转以训练和加强这个活动。

　　－ 桥式运动
　　　－ 对所有方向进行抗阻以稳定骨盆于中立位（图 11.32 a，b. 从下面抗阻；图 11.32 c，d. 从上面抗阻）
　　　－ 以一侧骨盆引导进行桥式运动
　　　－ 抗阻骨盆的静态和动态旋转
　　　－ 骨盆向两侧扭动
　　使用等张组合以增强患者的抗重力控制。

> **注意**
> 当患者骨盆上提时，监督和控制腰椎的位置。

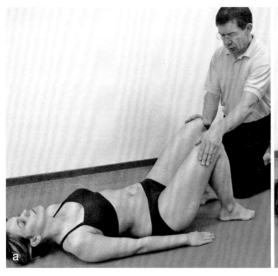 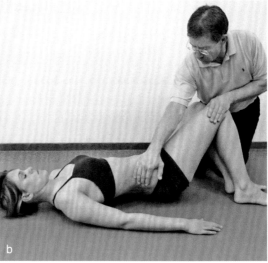

图 11.31　a，b. 屈腿仰卧位。a. 稳定；b. 下部躯干旋转

　　－ 其他桥式活动
　　　－原地踏步
　　　－足行走：分开，并拢，朝一侧，向下（成伸直）然后返回
　　　－单腿桥式运动（图 11.33）。该锻炼可以有多种变化，患者可以只用足跟负重，或只用

足掌负重，或只用双足的侧面负重。通过减小支撑面或使支撑面更不稳定来增加难度，例如，使用一个球或一个治疗用平衡盘、平衡板等。腹肌保持骨盆于水平位，支撑侧的髋肌收缩以防止侧向摇摆。上提的腿伸或外展的越多，对支撑肌肉的要求越高

—双臂负重的桥式运动（图 11.34，图 11.35，图 11.36）正常情况下，桥式运动在仰卧位进行。通过用双前臂或双手负重做桥式运动可以增加难度。还有很多桥式运动的变化可以做。治疗师应该有创意并尝试其他组合

❷ 在描述的体位中，你可以更多地使用我们以前列出的各种变化。因此，治疗师能改变和适应不同的可能性。

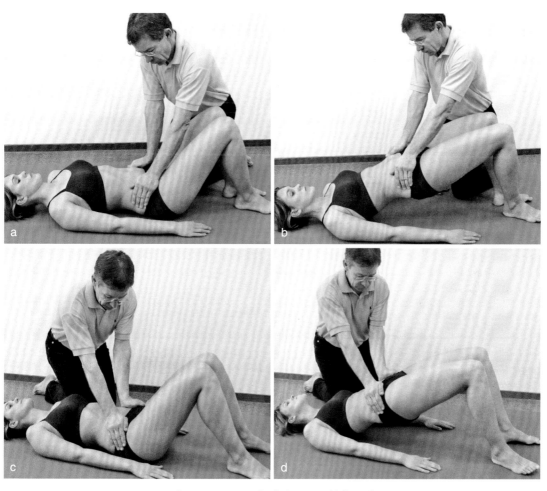

图 11.32　a ～ d. 仰卧位双腿做桥式运动

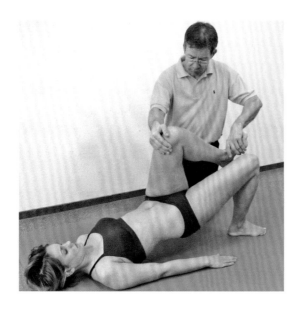

图 11.33　单腿做桥式运动

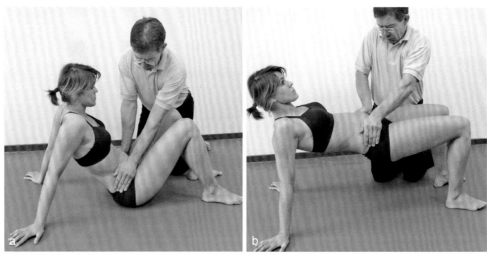

图 11.34　a，b. 双手支撑的桥式运动

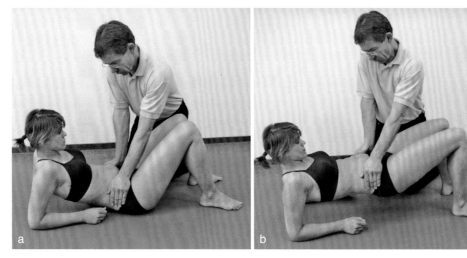

图 11.35　a，b. 双肘支撑的桥式运动

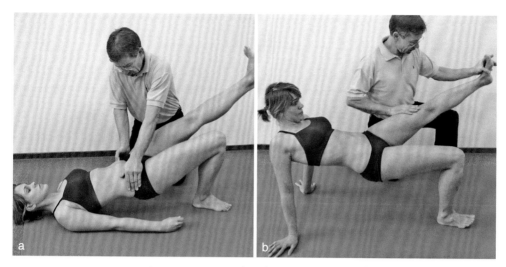

图 11.36 a，b. 双臂和单腿支撑的桥式运动

11.5 PNF 在儿科的应用（PNF in Pediatrics）

由阿格涅丝卡·史蒂芬（*Agnieszka Stepien*）提供

本体感觉神经肌肉促进技术可以用于患有神经系统疾病、肌肉骨骼系统疾病，以及普通运动困难的儿童。治疗程序取决于年龄。通常 3 岁及更大的儿童可以有效合作。对于婴儿、幼儿和有认知障碍的儿童，可以有选择地应用 PNF 观念的程序。

对儿童进行物理治疗需要了解运动发育的基本原理。儿童的发育顺序是从头到脚，从近端到远端（Jacobs 1967）。在生命的初期阶段，儿童学习运动头部，然后活动上肢，最后活动下肢。头部控制的质量决定进一步的运动发育（Bentzley 等 2015）。躯干控制的发育是上肢进行选择性运动的基础（Rachwani 等，2015；Moreira da Silva 等 2016）。

因此，运动发育障碍的儿童应定期检查和治疗很重要。刺激躯干旋转尤为重要，这对于平衡反应、步行和许多日常活动是一个先决条件。躯干和四肢肌肉的刺激最常在垫子上进行（图 11.37 a，b，图 11.38 a，b）。

治疗应在儿童能接受的游戏位置上进行。由于眼球的运动影响颈部和躯干肌肉的活动，所以在进行治疗期间应使用视觉刺激（Lee 和 Lishman，1975；Shumway-Cook 和 Horak，1990）。儿童成长到 7 岁，由于身体的中枢神经系统尚未发育成熟，在治疗期间可以使用玩具和吉祥物。运动任务应该易于激发儿童的兴趣。与儿童父母的合作在治疗过程中也是非常重要的。

进行儿童治疗的原则
- 以正确的头部控制进行治疗
- 加强对躯干的刺激，尤其是旋转
- 使用视觉刺激
- 垫子活动是刺激儿童躯干和四肢肌的最佳选择

11

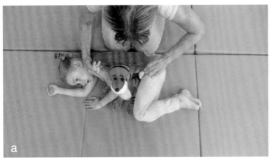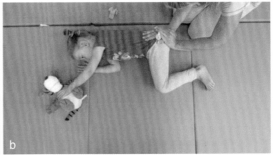

图 11.37　a. 用骨盆向前上提和肩胛向前下压促进颈屈和腹肌。b. 使用骨盆向后下压刺激上肢的屈—内收—外旋

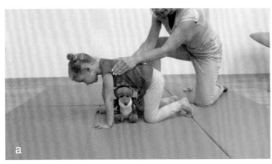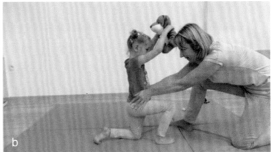

图 11.38　a. 四足跪位刺激躯干肌。b. 在半跪位刺激髋部肌肉

11.6　垫上活动的患者实例（Patient Cases in Mat Activites）

- 患者 1　不完全四肢瘫伴右肩关节活动受限的患者（图 11.39）
- 患者 2　亚急性期不完全截瘫（图 11.40）
- 患者 3　强直性脊柱炎（图 11.41）
- 患者 4　吉兰—巴雷综合征后不完全四肢瘫，上下肢无力（图 11.42）

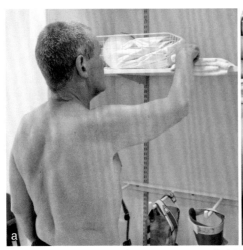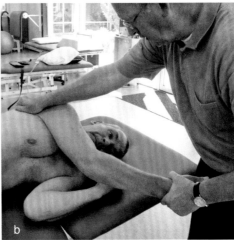

图 11.39　a ~ g. 不完全性四肢瘫的患者（接后页）

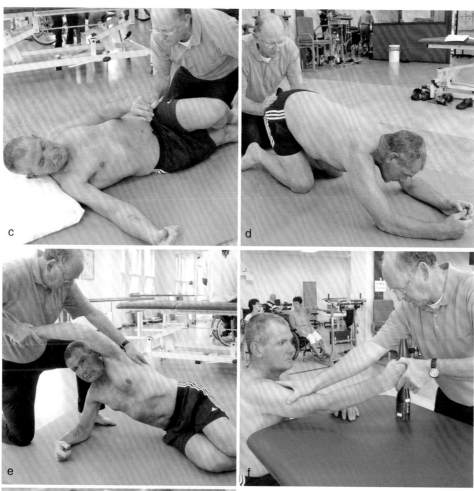

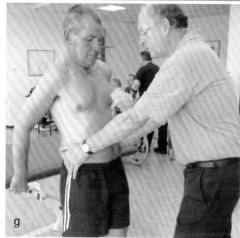

11

图 11.39（续）　a～g. 不完全性四肢瘫的患者。a. 患者表现出右肩关节活动度受限；b. 对短缩的肩伸肌和肩胛后缩肌进行收缩—放松治疗。肩胛固定，抗阻伸—外展—内旋的手臂模式；c. 右肩的松动：间接治疗，下部躯干相对于固定的右肩运动；d. 通过骨盆向下和向后的运动，间接松动肩成屈；e. 右肩负重，抗阻左臂诱发扩散到右肩；f. 右肩的功能性活动；g. 直立位，在伸、内旋的方向上加强和松动

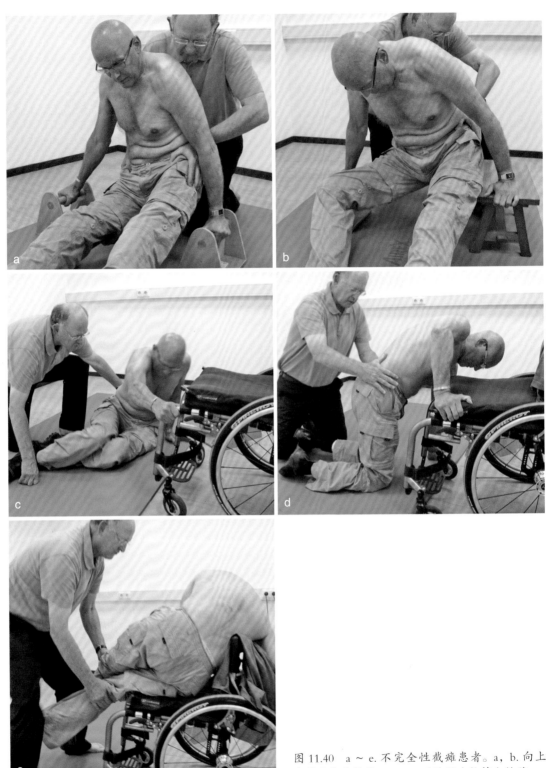

图 11.40　a ~ e. 不完全性截瘫患者。a，b. 向上支撑和体重转移；c ~ e. 从地面向轮椅上转移

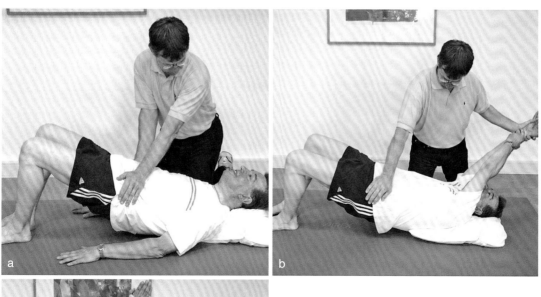

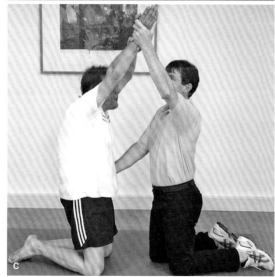

图 11.41　a. 桥式运动；b. 桥式运动结合手臂向右上抬；c. 跪位手臂上抬

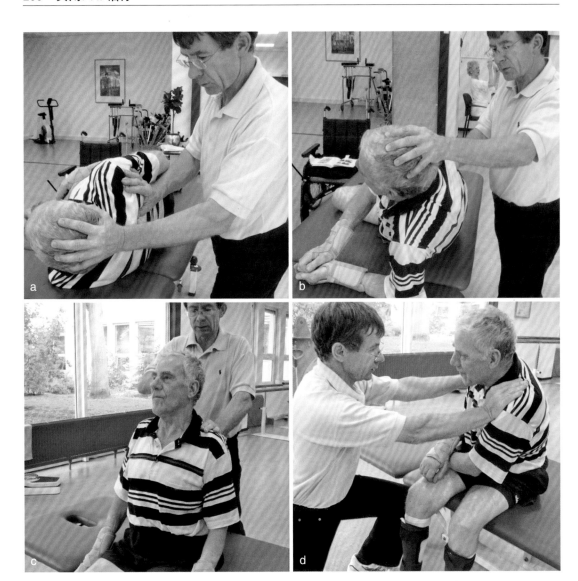

图 11.42   a ~ d. 吉兰—巴雷综合征的患者。a, b. 侧卧和侧坐；c, d. 坐位躯干的稳定

11.7   治疗性应用（Therapeutic Applications）

选择正确的模式和活动。你可以将所有的模式和活动与不同的技术组合使用，治疗师也可以使用其他治疗观念。

翻身，肘支撑俯卧、肘支撑侧卧和侧坐的活动是在结构水平进行治疗的良好体位：

— 加强躯干、颈部、肩部和手臂肌肉

— 松动躯干、颈部、肩部和髋关节

— 增加或降低躯干的张力

— 矫正脊柱后凸或侧弯的姿势

— 稳定这些体位

— 加强躯干和四肢协调

在功能水平，这些体位对日常生活活动也是非常有用的（够物、抓握、穿衣和脱衣）或从一个位置移动到另一个位置。

四足跪位对上述的大部分治疗目标来说也很有用：

- 使用重力或抗重力训练腿部肌肉
- 减少躯干疼痛，因为这是一个非负重的体位

这是一个与职业相关的体位，例如用于家务、街上活动等。坐轮椅患者可以在这个体位活动或从地板转移到轮椅上和相反。

坐在脚后跟上，跪，半跪位在结构水平上很有用：

- 增加平衡性和稳定性
- 加强躯干和四肢肌肉
- 松动髋关节、膝关节和踝关节

在功能上，这些体位也是与提到的职业相关。它们用于活动到站立位置或相反。

半跪也是一个从地面上拾起某物的体位。

坐和长坐体位在**结构**水平有用：

- 加强和提高躯干的稳定性和髋部肌肉
- 增加平衡
- 矫正体位
- 在稳定的躯干上增加手臂和颈部的协调

在**功能水平**，这些应用非常多，这就是我们在日常生活和职业活动中使用这些体位的原因。

桥式运动用于稳定和加强躯干和四肢肌肉，以便于稳定性活动。在功能上，我们使用这些体位在床上进行穿衣、脱衣和床上大小便活动。

手足支撑立位（熊立）可以用于加强躯干和四肢肌肉，在**功能水平**从地板上活动到站立，这主要用于儿童和老年患者（图 12.31f）。

11.8 知识测试：问题

- 下面的陈述哪个是正确的？
  a. 垫上活动总是应该遵循正常的运动发育顺序。
  b. 以全屈翻身总是很重要。
  c. 当骨盆运动成向后下压及肩胛运动成向前上提时，不允许翻身。
  d. 控制活动的四个阶段只用于垫上活动。

参考文献

Bentzley JP, Coker-Bolt P, Moreau NG, Hope K, Ramakrishnan V, Brown T, Mulvihill D, Jenkins D (2015) Kinematic measurement of 12-week head control correlates with 12-month neurodevelopment in preterm infants. Early Hum Dev 91(2):159–164

Jacobs MJ (1967) Developmental of motor normal behavior. Am J Phys Rehabil 46(1):41–51

Lee DN, Lishman R (1975) Visual peoprioceptive control of stance. J Human Mov Studies 1:87–95

Moreira da Silva ES, Lopes Dos SG, Righetto Greco AL, Tudella E (2016) Influence of different sitting positions on healthy infants' reaching movements. J Mot Behav 23:1–8

Rachwani J, Santamaria V, Saavedra SL, Woollacott

11

MH (2015) The development of trunk control and its relation to reaching in infancy: a longitudinal study. Front Hum Neurosci 24(9):94

Shumway-Cook A, Horak FB (1990) Rehabilitation strategies for patients with vestibular deficits. Neurol Clin 8:441–445

VanSant AF (1991) Life-span motor development. In: Contemporary management of motor control problems Proceedings of the II SEP conference. Foundation for Physical Therapy, Alexandra

深入阅读

de Barros Ribeiro Cilento M et al (2006) Evaluation of the efficacy of training protocols of sit-to-stand activity in elderly women. Fisioter Bras 6(6):412-418.

de Britto SVL, Correa R, Vincent MB (2014) Proprioceptive neuromuscular facilitation in HTLV – I – associated myelopathy/tropical spastic paraparesis. Rev Soc Bras Med Trop 47(1):24–29

Hoogenboom BJ, Voight ML (2015) Rolling revisited: using rolling to assess and treat neuromuscular control and coordination of the core and extremities of athletes. Int J Sports Phys Ther 10(6): 787–802

Klein DA, Stone WJ et al (2002) PNF training and physical function in assisted living older adults. J Aging Phys Act 10:476–488

Portney LG, Sullivan PE, Schunk MC (1982) The EMG activity of trunk-lower extremity muscles in bilateral-unilateral bridging. Phys Ther 62(5):664

Richter RR, VanSant AF, Newton RA (1989) Description of adult rolling movements and hypothesis of developmental sequences. Phys Ther 69:63–71

Schunk MC (1982) Electromyographic study of the peroneus longus muscle during bridging activities. Phys Ther 62(7):970–975

Sullivan PE, Portney LG, Rich CH, Langham TA (1982a) The EMG activity of trunk and hip musculature during unresisted and resisted bridging. Phys Ther 62(5):662

Sullivan PE, Portney LG, Troy L, Markos PD (1982b) The EMG activity of knee muscles during bridging with resistance applied at three joints. Phys Ther 62(5):648

Teixeira de Carvalho F, de Andrade Mesquita LS, Pereira R, Neto OP, Amaro Zangaro R (2017) Pilates and proprioceptive neuromuscular facilitation methods induce similar strength gains but different neuromuscular adaptations in elderly women. Exp Aging Res 43(5):440–452

Troy L, Markos PD, Sullivan PE, Portney LG (1982) The EMG activity of knee muscles during bilateral-unilateral bridging at three knee angles. Phys Ther 62(5):662

Wong YH, Cheung KW, Ko Y, Tse HC, Law YL, Hwang SS, Ngai PC (2017) Effect of a 4-week Theraband Exercise with PNF Pattern on Improving Mobility, Balance and Fear of Fall in Community-Dwelling Elderly. J Korean Soc Phys Med 12(4):73–82

11

第十二章
步态训练

12.1 导论：步行的重要性（Introduction: The Importance of Walking）

能够步行是大部分患者的主要目标。有效的步行要求具有改变方向的能力，既能向前行走，也能向后、向侧方行走。能够上、下台阶、楼梯和斜坡，开门和关门更增加了活动的实用性。要具备全部的功能，个体应该能够自己坐到地上并重新站起来。

步行必须变成一种熟练的技能：它必须是高度**自主的**，只有这样，人才能将其注意力转移到环境需要上，比如一边步行，一边注意交通情况。为了步行的安全，一个人必须能在失去平衡时恢复平衡，不管失去平衡是由步行活动本身引起的，还是由其他外力引起的。为了能走得更远一些，而不是仅仅能走几步，要求步行尽可能地节省能量。为了能以一个合理的时间在房前屋后走动，要求以低于在超市走动或穿过马路所用的能量和速度行走。个体要有足够的耐力和技能，以实用的速度行走需要的距离（Lerner-Frankiel 等 1986）。

了解正常步行的成分将有助于分析病理性步态，并计划治疗性锻炼。

12.2 正常步态的基础（Basics of Normal Gait）

12.2.1 步态周期（The Gait Cycle）（图 12.1 和图 12.2）

为理解正常步态，我们必须了解与步态分析有关的基本术语。步态周期重复一个基本的运动顺序。在文献中我们发现典型的步态周期（Inman 1981）有七个期，但是使用最广泛的步态分析是由来自 Rancho Los Amigos 的 Jacquelin Perry 的八个期的步态周期。该系统提供了一个很好的评估正常步态以及病理性步态模式的概括（Perry 2010; Kirsen Götz-Neumann 2003）（图 12.1，图 12.2，图 12.3）。这个运动周期或步态周期以一条腿的足跟触地开始，以这条腿的足跟再次触地结束。它被分成两个主要阶段：支撑期和摆动期。**支撑期（stance phase）**（图 12.1 a ～ e，图 12.2 a ～ e 和图 12.3 a ～ e），该期是肢体着地期，占周期的 60%。**摆动期（swing phase）**，腿抬离地面迈向身体前面，占周期的 40%。

步态周期另外还分为双腿支撑期，即双足接触地面，及单腿支撑期，即单足接触地面。有两个双支撑期。**第一个**发生在足跟触地时，到足趾离地之前。**第二个**双腿支撑期发生在另一侧足跟触地时（Perry 2010）。

支撑期，有五个亚期，可以分为触地初期（initial contact, IC），也称足跟触地期（heel strike, HS），是在足跟初接触地面时，负重反应期（loading response, LR），支撑中期（Mid-stence, Mst），支撑末期（terminal stance, Tst），和摆动前期（pre-swim, Psw）。支撑期开始于足最初与地的接触。负重反应期紧接着足触地之后开始。身体体重开始向该足上转移，准备以另一足开始其摆动期。这期间该腿不仅要负重还要保持身体向前的运动。

下一个支撑期发生在单腿支撑期间。当另一腿离开地面，身体重心向前超过前足时，支撑中期开始。当足跟开始抬起，直到另一足开始接触地面时，支撑末期开始。这期间身体重量在支撑足的前面。

支撑期的最后一部分是摆动前期。髋和骨盆开始屈，踝跖屈，脚趾仍然与地面接触。对侧的腿现在与地面接触并开始负担体重。

摆动期（图 12.1 f ~ h，图 12.2 f ~ h 和图 12.3 f ~ h）有摆动初期（initial swing, ISw），摆动中期（mind-swing, MSw），和摆动末期（terminal swing, TSw）（Perry 2010）。在摆动初期，摆动腿通过屈髋和膝使足抬离地面。腿从身体后面向前运动到与支撑腿相对的位置。在摆动中期，从支撑腿相对的位置进一步向前运动。在该期末膝开始伸，胫骨垂直于地面，踝背屈成中立位。在摆动末期，腿通过伸膝完成向前的运动。当足跟接触地面时摆动期结束。

12.2.2　正常步态中的躯干和下肢关节运动（Trunk and Lower Extremity Joint Motion in Normal Gait）

步行时人体的重心（center of gravity，CG）位于骨盆区域。步行时重心上、下和左、右移动。最高处发生在支撑中期，重心从那里下降到在双腿支撑期的最低位。重心的侧移是朝向支撑腿。步行期间的能量消耗部分地受重心移动程度的控制。最高效的重心运动是垂直和侧向移动都不大于 10 厘米（3 英寸）。

躯干和骨盆的运动对于获得高效的步态模式也十分重要。在摆动期，同侧骨盆向前旋转 4°，并在触地初期下降。在支撑期末，同侧骨盆完成同样 4° 的旋回。肩的旋转和臂的摆动和骨盆的旋转方向相反。抑制这种相反的旋转将导致能量消耗的增加和速度的下降（Inman 等 1981；Perry 2010）。

■ **支撑期**（图 12.1 a ~ e，图 12.2 a ~ e 和图 12.3 a ~ e）

在**足跟触地**时同侧的骨盆向前旋转，髋屈 25° ~ 30°。膝伸，踝处于中立位。为吸收足跟触地的震动，踝背屈肌的离心性收缩使前足下落到地面，膝屈 15° ~ 20°。

到**支撑中期**，髋、膝和踝运动到中立位（0°）。随着身体继续向前运动，髋达到相当于 20° ~ 30° 的伸，一部分是缘于骨盆向后旋转引起的。在**支撑末期**和摆动前期，髋和膝屈，以准备摆动。同时踝从足跟离地开始的 15° 背屈运动成足趾离地的 20° 跖屈。

■ **摆动期**（图 12.1 e ~ h，图 12.2 e ~ h 和图 12.3 e ~ h）

正好在摆动中期之前，膝处于 65° 的最大屈，髋屈 20°，踝处于中立位。在摆动期末腿减速期间，骨盆旋转向前并下降，髋达到 25° 的屈，膝完全伸，踝保持中立位。

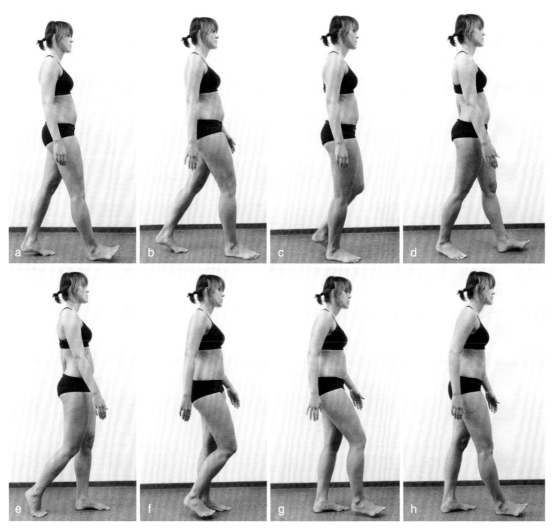

图 12.1　a～h.Perry 步态周期（右腿，侧面观察）。a～e 支撑期，f～h 摆动期。a.足跟触地期或接触初期；b.负重反应期，足放平；c.支撑中期；d.支撑末期；e.摆动前期；f.摆动初期；g.摆动中期；h.摆动末期（图片都是每一期的终末位置）

12.2.3　正常步态中的肌肉活动（Muscle Activity During Normal Gait）（Perry 2010）（图 12.3）

在向前步行的过程中肌肉活动在很大程度上是为了稳定或缓冲身体各部分。身体向前运动的动能为运动提供了大部分动力。

躯干屈肌和**伸肌**在整个步态周期中的作用，既稳定躯干又为髋部肌肉做功提供一个可靠的基础。腹肌和背部伸肌在身体的各平面上稳定躯干。躯干伸肌在足跟触地后更加活跃以便在下肢承重期间稳定躯干。竖脊肌在足趾离地期间也很活跃。腹肌帮助开启摆动期。

髋伸肌肌群从摆动期末到运动肢体的减速期间是最为活跃的。它们的活动作为减震器持续于整个触地初期和负重反应期。在支撑中期这些肌肉基本上无活动，因为在固定的足上面的身体动能提供了伸髋的动力。臀大肌在足跟触地期间最活跃并通过控制伸髋和膝及外旋发挥减震器的作用。在支撑末期这些髋伸肌再次变得活跃以帮助身体向前推进。

12

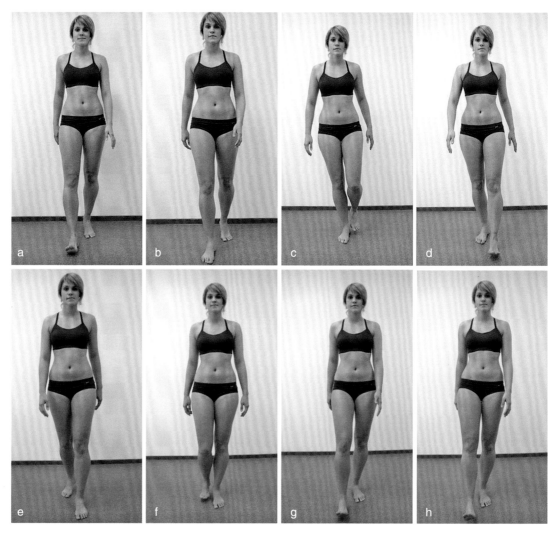

图 12.2　a～h.Perry 的步态周期（右腿，从前面观察）a～e 支撑期，f～h 摆动期。a.足跟触地或接触初期；b.负重反应期，足放平；c.支撑中期；d.支撑末期；e.摆动前期；f.摆动初期；g.摆动中期；h.摆动末期（图片都是每一期的终末位置）

　　髋外展肌肌群在额状面起稳定骨盆作用（防止摆动腿这一侧骨盆过度下降）。髋外展肌群主要在足跟触地期和支撑早期发挥作用。阔筋膜张肌在支撑期的第二部分收缩更强。

　　股四头肌和腘绳肌在摆动期末到支撑期开始做功最大。**腘绳肌**收缩以帮助在支撑期末屈膝并在摆动期末为小腿减速。它们还帮助臀大肌伸髋。股四头肌作为减震器在摆动期末到负重反应期活跃并对抗负重反应期的屈扭矩。不管是腘绳肌还是股四头肌在支撑中期都不活跃。这期间由腓肠肌控制膝关节。股直肌与髂腰肌一起在支撑期末变得活跃以引导腿向前摆动。

　　胫前肌群（背屈肌）在摆动期收缩以抬足到中立位（0°），然后转变成离心收缩以便在足跟触地后前足下落到地面上。**跖屈肌**在足一放平时就开始收缩。

　　首先，比目鱼肌离心性地收缩以控制胫骨的向前运动。胫骨的控制提供了被动的伸膝并帮助伸髋。当身体继续向前运动超过支撑足时，腓肠肌与比目鱼肌一起收缩。在支撑期末，所有的跖屈肌收缩以稳定踝关节并使足跟抬起。这种对踝关节的约束也有助于屈髋和膝的运动。当足趾蹬离地面时它们向心性地收缩以推动身体向前。

12.3 步态分析：观察和徒手评估（Gait Analysis: Observation and Manual Evaluation）

要获得实用的站立和行走，就需要髋、膝和踝关节有足够的**关节活动范围**。这些关节的运动限制，比如关节本身活动受限或由于矫形器的限制，将干扰腿的正常的摆动和支撑，并降低步行效率（Murray 等 1964）。

一个人需要踝、膝、髋和躯干肌肉有足够的**肌力**，才能不用额外支持而站立和步行。需要这些肌群有正确的收缩和放松时序，以获得实用的平衡和步态（Horak 和 Nashner 1986；Eherhart 等 1954）。常用垫上锻炼和治疗台上的锻炼帮助这些肌肉达到功能活动所需要的肌力水平。

为分析步态模式需从三个平面开始观察。在支撑期观察头和颈、肩和上部躯干、腰椎和骨盆、髋、膝和足的排列关系（图12.4）。观察步态不仅要注意下肢运动，还要注意观察腿和骨盆运动的对称、上部躯干的旋转、手臂的摆动。检查助行器，如步行架、手杖、矫形器或假肢，观察鞋的异常穿戴和破损。还要注意速度和耐力以及患者能否独立步行。

观察患者的步态可以从前面和后面以及两侧。除了观察患者前行外，如果可能，还可以观察患者向后行及向侧行。

从**矢状面**观察（图12.1）：
- 躯干、髋、膝和踝关节屈、伸是过度还是减小
- 左腿和右腿的步幅和时程是否对称

从**额状面**观察左侧和右侧是否对称（图12.2）：
- 躯干侧向运动，骨盆倾斜或下降
- 交互的上躯干和下躯干旋转和手臂摆动
- 步态基础面的宽度
- 髋关节的外展、内收或环形运动
- 膝和踝关节的内—外侧稳定性

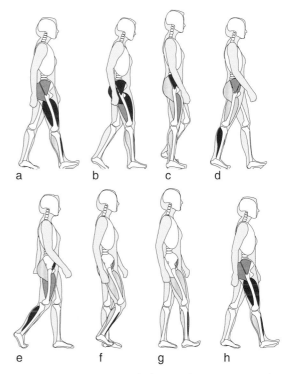

图12.3　a～h.Perry 周期中的肌肉活动。a～e 支撑期；e～h 摆动期。a.接触初期；b.负重反应期；c.支撑中期；d.支撑末期；e.摆动前期，直到足趾离地；f.摆动初期；g.摆动中期；h.摆动末期，直到触地初期［由来自享斯布鲁克的 Ben Eisermann 根据 Perry J（2010）提出的肌肉活动绘图］（图片都是每一期的终末位置）

12

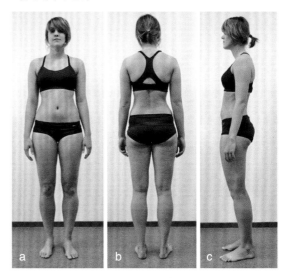

图12.4　a～c.站立时静止观察：a, b.额面；c.矢状面

为了**徒手评估**步态，把你的手放在患者的骨盆上，在无障碍的步行中感觉发生了什么。你的双手放在髂嵴上好像在抗阻骨盆上提。在评估时不要给予阻力或挤压，只是感觉，如果需要，给予帮助（图12.5）。

当然，除了在骨盆的抓握外，在身体其他部位的抓握，对于感受、帮助、抗阻或促进也很有用处（见图12.18，图12.29，图12.30和图12.31）

步态分析还包括姿势控制的评估，例如平衡反应和跌倒反应。我们还要检查患者的步态完成是否处于技能的水平上：有足够的自主性，以便把注意力完全转到环境上以及完成各种类型的双重任务。双重任务的整合训练始终是步态训练的一部分。

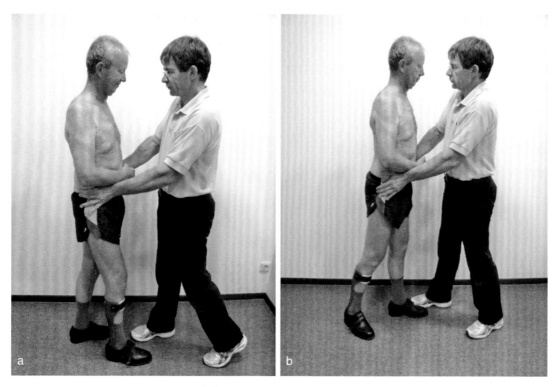

图12.5　a，b.徒手步态评估，不使用阻力或挤压；患者右侧偏瘫

12.4　步态训练的理论（The Theory of Gait Training）

在训练患者站立和步行时，我们使用所有的PNF基本程序和许多PNF技术。比如阻力，运用得当，能增加患者的平衡和运动能力。当抗阻站立和步行的强运动时，扩散作用将会促进躯干弱肌和下肢肌的收缩。这些弱肌不管是否用支具或其他支持物都将收缩。然而，有时患者的医疗或身体状况不允许进行抗阻治疗。在这种情况下，治疗师除了给予需要的**帮助**外，仍然要继续使用所有适当的基本程序，比如语言、手法接触，只要它有效，甚至可以使用挤压。

随着患者能力的增加，应允许和鼓励患者尽可能独立地站立和步行。在做这些练习期间，不应给口头或身体上的提示，只在有安全需要时才给予帮助。让患者自己解决问题和纠正错误。在治疗期间抗阻步行训练和独立步行交替进行。在掌握了一个活动后，可用抗阻作用来进行强化。

抗阻步行活动可用于治疗上肢和下肢具体的关节和肌肉的功能障碍。例如，通过抗阻向侧面迈步锻炼内、外踝肌肉。当患者握住平行杠，同时保持平衡或抗阻运动时，其肩、肘、腕和手得到锻炼。

PNF 技术用于训练患者的步态是十分有用的。节律性起始、复制和等张组合帮助患者学习新的运动或运动成某种体位。使用稳定性反转和节律性稳定以促进稳定。使用动态反转将减轻疲劳并促进协调。使用放松技术可以改善功能性活动。

12.5　步态训练的程序（The Procedures of Gait Training）

步态训练的重点在患者的躯干。通过支撑期对骨盆的挤压和摆动期对骨盆的牵拉反射，促进下肢和躯干的肌肉（S. S. Adler 未发表的讲义 1976）。双手的正确放置使治疗师能控制患者骨盆的位置，根据需要移动骨盆向前或向后倾斜。当促进了骨盆的运动和稳定后，患者的双腿能更有效地发挥功能。治疗师的双手还可以放在患者的肩上和头上，以便稳定或促进躯干旋转。

在对角线方向上对平衡和运动施加**阻力**最为有效。治疗师通过站在所选择的对角方向上控制阻力的方向。治疗师也可以借助体位利用体重进行挤压和作为阻力。

抗阻的步态活动是正常运动的**夸张**动作。体重转移时，大幅度的身体运动被抗阻。步行中骨盆运动幅度更大，迈步更高。抗阻大幅度的运动可帮助患者增加肌力和功能性站立及行走所需要的技能。

12.5.1　挤压和牵拉（Approximation and Stretch）

挤压促进腿的**伸肌群**收缩并促进躯干稳定。在支撑期掌握正确的挤压时机很重要。最初的挤压在足跟触地或刚触地之后开始，以促进负重。挤压可以在支撑期内的任何时间反复进行，以保持适当的负重。

挤压时，把手掌根（腕脊）放在髂嵴的前面，髂前上棘（ASIS）的上方。你的手指指向后下，在力的方向上。保持患者的骨盆轻度后倾。挤压力的方向应通过坐骨结节朝向患者双足跟。用力地使用挤压并在保持挤压的同时加上阻力。

应用挤压的注意事项：

- 你的手腕应伸过中立位仅仅几度，以避免腕损伤。
- 为避免疲劳和肩痛，使用你的体重给予挤压力。保持你的肘接近于伸直位，以便你的体重能通过双臂传下来（图 12.6 a）。
- 你的双手应保留在髂嵴上，以防止疼痛和擦伤腹部组织和髂前上棘。

牵拉反应促进腹肌和摆动腿的屈肌收缩。牵拉的正确时机是当所有的体重离开该足时（趾离地）牵拉。

为在骨盆上应用牵拉反射，手的抓握和使用挤压时的抓握相同。当患者的足不负重时，牵拉该侧骨盆向下和向后。牵拉的方向与用于骨盆向前上提模式的相同。

应用牵拉的注意事项：

- 你的手应保持在髂嵴上，不要下滑到髂前上棘。
- 牵拉应使骨盆向下向后移动。不要使患者的身体绕支撑足旋转（图 12.21）。

12

12.5.2　使用挤压和牵拉反射（Using Approximation and Stretch Reflex）

■ 站立位

使用挤压促进平衡和负重。立即给予阻力以引起肌肉收缩。阻力的方向决定了哪些肌肉被强化：

－阻力方向对角地指向后方，促进并加强前面的躯干和肢体肌肉。

－阻力方向对角地指向前方，促进并加强后面的躯干和肢体肌肉。

－旋转的阻力促进并加强所有的躯干和肢体肌肉，重点在它们的旋转成分上。

通过肩带处的挤压和阻力，更多的是促进上部躯干的肌肉。所以要把双手放在肩带顶部给予挤压。在给予任何向下的压力之前，必须保证患者脊柱处于正确的排列位置（图 12.6 b）。

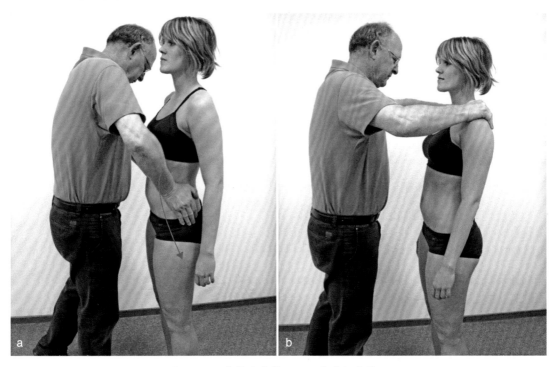

图 12.6　a. 在骨盆上挤压；b. 在肩胛上挤压

■ 步行

下面描述的步行是患者向前步行，治疗师站在患者的前面。当患者向后或向侧方行走时，适用同样的原则。当患者向后走时，站在患者后面，压力朝向下和向前。为了保持侧边的平衡和向侧面步行，治疗师站在患者侧面，压力向下向侧面。

■ 摆动腿

牵拉和抗阻骨盆向上、向前的运动，既促进骨盆运动也促进摆动所需的屈髋。你可以用加强时序进一步促进屈髋。通过锁住骨盆运动做这个运动，直到髋开始屈，腿向前摆动为止。

在正常步行中，骨盆在摆动期初期的倾斜很小，但是躯干和腹肌必须有足够的肌张力以控制正常的腿摆动。

■ 支撑腿

挤压结合抗阻骨盆向前运动，促进并加强伸肌组织。在足跟着地时或足跟刚着地之后，给予支撑腿向下向后的挤压以促进承重。在支撑期任何时间再次挤压以保持完全地负重。

12.6　实用步态训练（Practical Gait Training）

12.6.1　坐位的准备阶段（Preparatory Phase in Sitting）

患者步态训练的一个必要部分是学习如何操控轮椅。这些活动既是步态训练的一部分，也是日常生活活动训练的一部分。应用 PNF 的所有基本程序以帮助患者获得这些活动的技能。反复练习结合抗阻锻炼能使患者在尽可能短的时间内掌握这些活动。

■ 操控轮椅

常规的活动有：

－ 转动轮椅
　－ 向前（图 12.7 a，b）和向后（图 12.7 c，d），给双臂以阻力
　－ 向前，给腿以阻力（图 12.7 e，f）
－ 锁住和放开刹车（图 12.8）
－ 拆下和安上轮椅扶手（图 12.9 a，b）
－ 放置足踏板（图 12.10）

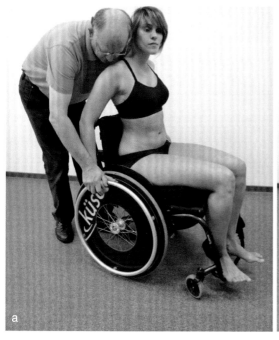
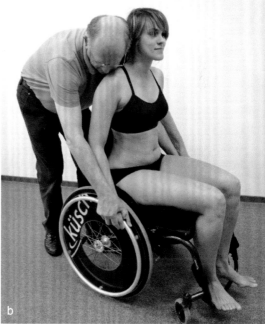

图 12.7　a ~ f. 操控轮椅。a，b. 推轮椅向前（接后页）

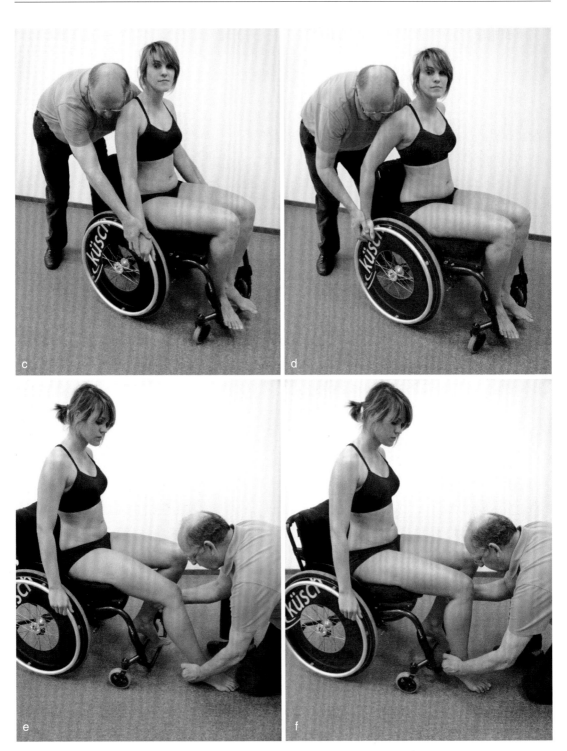

图 12.7（续）　c，d.推轮椅向后；e，f.推向前，阻力加在腿上

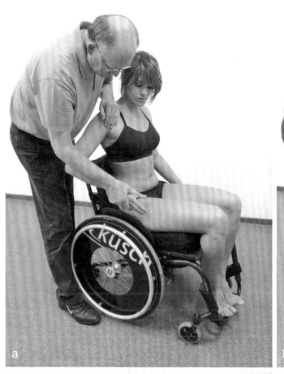

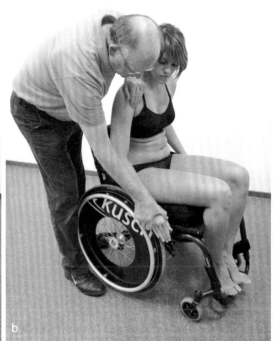

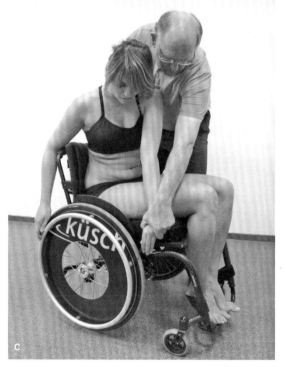

12

图 12.8　a ~ c. 操控刹车

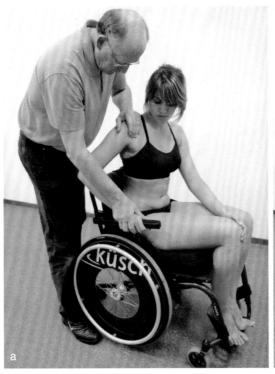
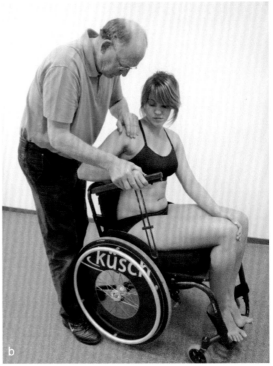

图 12.9 a，b. 拆装扶手

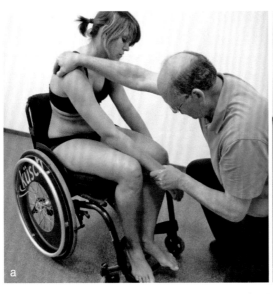
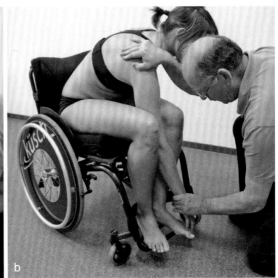

图 12.10 a，b. 控制双腿、双足和足踏板

■ 坐

患者必须能在椅子上**坐直**并能在上面移动。对骨盆的牵拉和阻力能引导患者以适当的挺直姿势用坐骨负重。在肩胛和头部挤压和施加阻力，能训练并加强躯干的稳定。使用牵拉反射和阻力使骨盆适当运动，以训练患者在轮椅上向前和向后运动。在做这些活动时，要评估患者的肌力和活动能力。在坐位处理任何限制功能的问题并在治疗后再评估。

例 你不能使患者骨盆处于正确的坐骨负重位，你的评估表明存在骨盆活动范围受限。

- 将患者放在垫上，用骨盆模式评价骨盆的活动能力
- 治疗活动范围受限，并用骨盆和肩胛模式的锻炼或结合关节锻炼和软组织松动加以巩固
- 治疗后，让患者回到轮椅上，在坐位再次评估患者的骨盆位置

■ 坐位活动

■■ 成直立坐位

- 在头和肩上用等张组合与阻力，以得到上部躯干挺直位（图 12.11）。
- 使用节律性起始和牵拉骨盆以达到骨盆前倾。

■■ 稳定于直立坐位

使用稳定性反转（图 12.12 a，b）

- 在头部
- 在双肩
- 在骨盆
- 所有这些部位的组合

■■ 在轮椅上移动

使用反复牵拉，节律性起始和动态反转

- 骨盆向前上提以促进向前运动（图 12.13）
- 骨盆向后上提以促进向后运动（图 12.14）

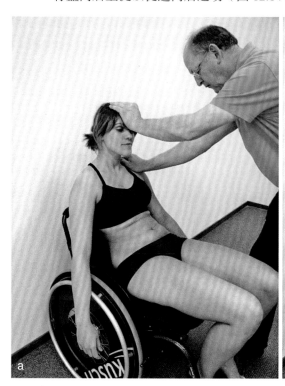
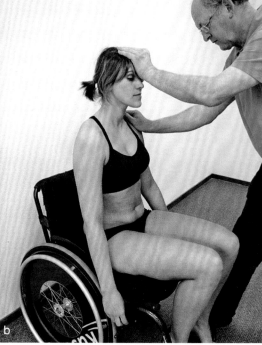

图 12.11 a，b. 成直立坐位

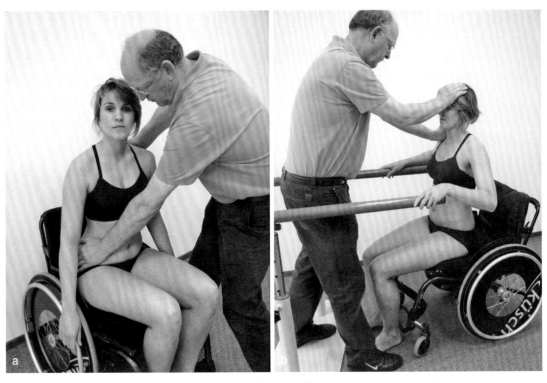

图 12.12　a，b. 稳定于坐位。a. 在骨盆和肩胛抗阻；b. 在头和肩胛抗阻

12

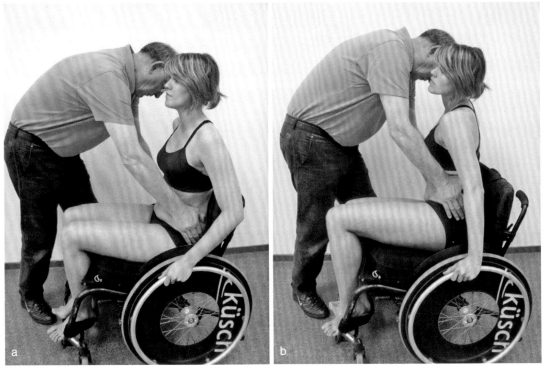

图 12.13　a，b. 在轮椅上向前移动

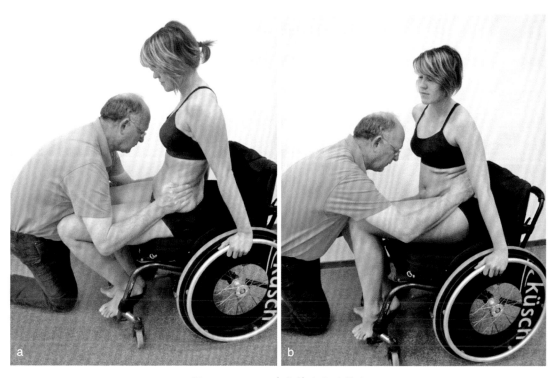

图 12.14　a，b. 在轮椅上向后移动

12.6.2　站起和坐下（Standing Up and Sitting Down）

下面是一组模拟活动。治疗通常按功能进展逐步进行所有的活动。患者在轮椅上向前移动，站起，保持平衡，然后步行。你根据需要中断活动，对那些非功能性的或还不平稳的活动进行锻炼。站起来既是功能性活动，也是步行的第一阶段。计时"起立行走"试验（timed stand up and go test）是评估患者进展的完美试验（Podsiadlo 1991）。人应该能够在不同高度的平面站起和坐下。虽然每个人以不同的方式从坐位站起，但常规的运动可以概括如下（Nuzik 等 1986）：

－ 活动的第一部分（图 12.15 a ~ c）：
　－ 头、颈和躯干运动成屈。
　－ 骨盆运动成相对前倾。
　－ 双膝开始伸并向前运动超过基础支持面。
－ 活动的最后部分（图 12.15 d）
　－ 头、颈和躯干后伸到垂直位。
　－ 骨盆从前倾到后倾。
　－ 双膝继续伸并向后运动，同时躯干移到基础支持面上。

在研究带来不同的信息之前，我们假设坐下就是这些运动的反过程。运动控制来自用于站起肌肉的离心收缩。

为增加患者站起的能力，把你的双手放在患者髂嵴上（图 12.16 a），摇动或牵拉骨盆成后倾，在骨盆运动成前倾时给予阻力或帮助。节律性起始与这种活动共用效果好。通常该运动重复三次足够。在第三次重复时给予站起来的指令。当患者向前站立时引导骨盆向上并前倾。如果需要，帮助做这个运动，但当患者不用帮助能完成动作时，则给予阻力。只要患者直立就引导骨盆到适度后倾。通过骨盆的挤压能促进负重。

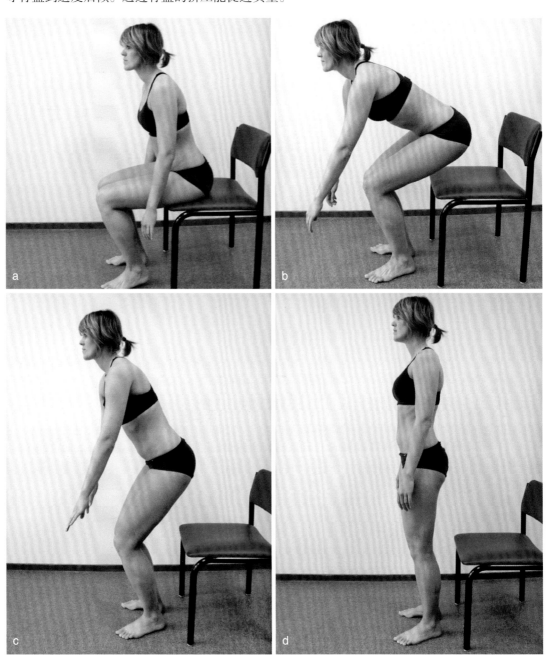

图 12.15　a ~ d. 从椅子上站起来

■ 站起来

— 在椅子上向前移动：与坐位的练习相同。

— 放置双手：使用节律性起始以教会患者手应放在哪里。使用稳定性收缩和等张组合训练他们如何用手臂辅助站立。

　　– 使用平行杠。

　　– 使用椅子扶手。

— 摇摆骨盆：使用节律性起始和牵拉使骨盆前倾（图 12.16 a）。

— 站起来：在骨盆上予以引导和抗阻（图 12.16，和 12.17）。如果患者不能保持上部躯干正确地挺直，在肩上予以引导和抗阻。

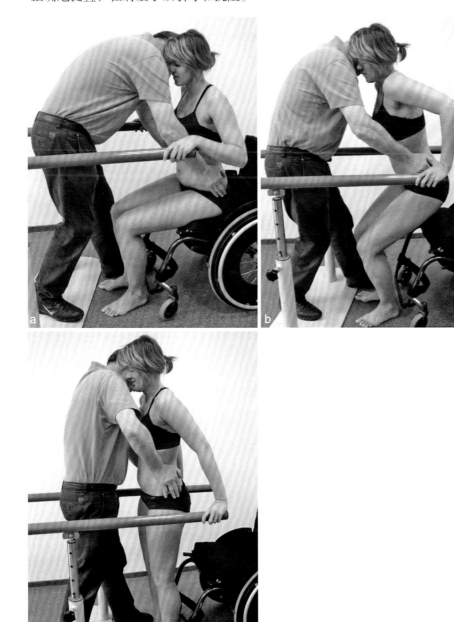

图 12.16　a ～ c. 在平行杠内站起来

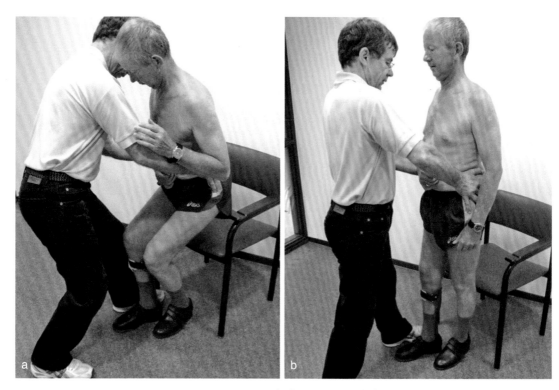

图 12.17　a，b. 站起来：右侧偏瘫患者

■ 坐下

－用双手帮助：使用与站起来同样的技术教患者放置手的位置。

－坐下：在骨盆或骨盆与肩上应用阻力进行离心控制。可能的话，使用等张组合让患者在坐下的途中停顿，然后再站起来。

12.6.3　站立（Standing）

成斜角地站在患者最初负重腿的前面。引导患者体重到这一侧，并在骨盆上用挤压和稳定性抗阻以促进该腿负重（图 12.16 c 和图 12.17 b）。如果要患者的两腿平均负重，就直接站在患者的前面。

■ 负重

－通过骨盆强侧在骨盆上挤压结合使用稳定性抗阻。

－通过骨盆弱侧（如果需要，锁住膝）在骨盆上挤压结合使用稳定性抗阻。

■ 稳定

－在骨盆上挤压结合使用稳定性反转，以稳定下部躯干和双腿（图 12.18 a）。

－在双肩上挤压结合使用稳定性反转，以稳定上和下部躯干（图 12.18 b）。

－使用等张组合和小的运动或稳定性反转，在所有方向上抗阻平衡。作用于头、双肩、骨盆和这些部位的组合（图 12.18 c，d）。

■ 单腿站立

应用该活动以促进支撑期负重并促进骨盆和髋在摆动期的运动。患者单腿站立而另一侧腿屈髋。如果可能，屈髋应超过90º，以促进另一腿伸髋。如果患者不能保持屈髋的腿抬起来，患者把帮助膝放在你的骨盆上，给予压力以保持在那个位置上（图 12.19 b）。经常变换负重腿以避免疲劳。计时单腿站立测定（timed one-leg-standing measurement）是评估患者功能性平衡进展的良好试验。

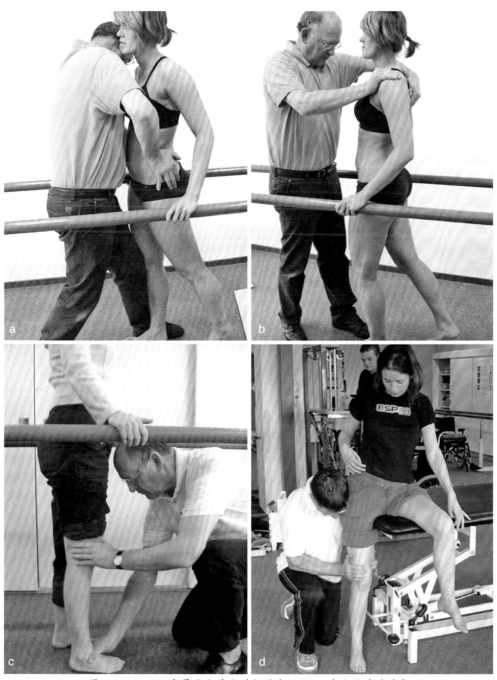

图 12.18　a，b. 在骨盆和肩上进行稳定；c，d. 直立位膝的稳定

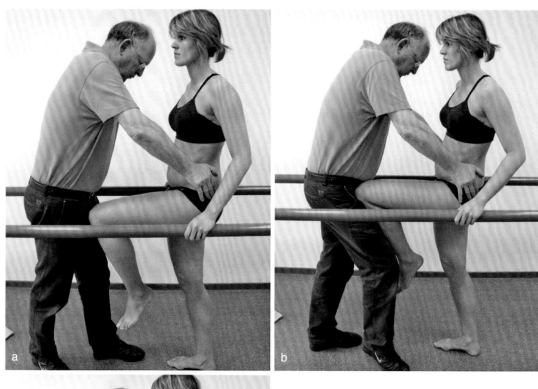

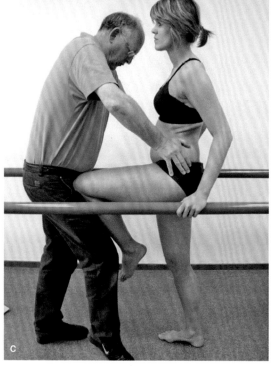

图 12.19　a ~ c. 单腿站立。a. 加强支撑腿；b，c. 加强摆动腿

■■ 加强支撑腿

－ 通过骨盆挤压以鼓励负重（图 12.19 a）。

－ 在骨盆上使用等张组合和小的运动或稳定性反转，在所有方向上抗阻平衡。

■■ 加强摆动腿

− 使用反复牵拉与阻力，以促进该侧骨盆向前上提（图 12.19 b，c）。

− 使用等张组合以促进屈髋。

■ 体重转移

应用该活动既可作为迈步的预备位又可锻炼下肢的特殊运动。夸大的向前或向侧面的体重转移锻炼髋过伸和侧向运动、膝稳定和踝运动。

通过稳定患者的一条腿开始体重转移活动。然后抗阻患者向另一条腿转移体重。使用挤压和阻力，稳定患者于新的体位。**你可选择两种方法中的一种完成该锻炼：**

− 当你能推患者慢慢回到另一条腿负重时，抗阻离心收缩。

− 当患者能主动转移体重到另一条腿上时，抗阻向心收缩。在这种情况下，你必须移动你的手以便给运动以阻力。

− 有一些转移体重的不同方式：

– 从一侧到另一侧

– 向前和向后

– 反复迈步

■ 体重从一侧转移到另一侧

− 双腿负重时给予稳定性抗阻

− 抗阻向侧面的体重转移

− 给予负重侧以挤压和阻力

− 抗阻离心性或向心性收缩的转换：

– 离心：保持你的手放在抗阻体重转移的初始位置

– 向心：把手移到骨盆的对侧；抗阻相反的体重转移

■ 体重向前和向后转移（跨步位）（图 12.20）

在做这种活动时，对患者来说重要的是移动整个骨盆和躯干向前和向后。不允许患者一侧向前。站在患者前面加强向前的体重转移，站在患者后面加强体重向后转移。始终要站在患者的运动线上。下面的例子是向前转移；反转方向就是向后转移。

■■ 体重向前和向后转移的例子

患者以右腿负重站立，左腿向前。你以斜角站在患者跨步站立的左腿前面。你的左脚在患者的后脚前面。你的体重在前面的腿上。

− 稳定：使用挤压和阻力以稳定患者的后腿（图 12.20 a）。

− 抗阻：在患者体重从后腿向前腿转移时给予对角的阻力。让患者的运动推你向后使体重移到后腿上（图 12.20 b）。

− 稳定：通过左（前）腿给予挤压，结合双侧阻力以稳定患者的前腿。用你的体重给予阻力。

− 抗阻：在使患者体重返回后腿的方向上给予对角阻力，以抗阻离心或向心收缩：

– 离心：保持你的双手位于髂前上棘上。

– 向心：把你的双手移到髂后上棘。

12

12

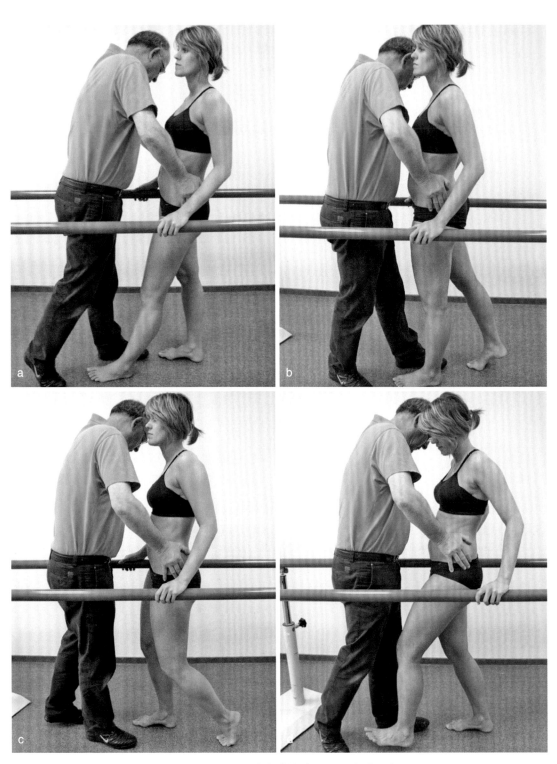

图 12.20　a，b.体重向前转移；c，d.向前迈步

■ 反复迈步（向前和向后）（图 12.20 c，d）

该活动伴随着体重转移。你可以让患者在迈步之前先转移体重三四次，或每转移一次体重迈一次步。在患者迈步时，你移动你的身体置于新支撑腿的运动线上。应用该活动以锻炼摆动期和支撑期的各个必要部分。你可以将该活动改为向侧面迈步的反复练习。

■■ 反复迈步的例子

− 用右腿反复向前和向后迈步。

− 稳定后（右）腿。

− 抗阻体重向前（左）腿转移。

− 稳定前腿。

− 牵拉和抗阻：当患者的体重在左腿上时，牵拉右侧骨盆向后向下。抗阻骨盆向上向前运动以促进右腿向前迈步。当患者用右腿迈步时，你的左腿向后迈步。

− 稳定前腿。

− 抗阻体重转移回左腿：

− 离心：保持同样的抓握推患者缓慢回到左腿负重。

− 向心：将手移到骨盆后嵴并抗阻患者向左腿转移体重。

− 抗阻右腿向后迈步：

− 离心：告诉患者缓慢向后迈步，同时你保持同样抓握并试着快速向后推骨盆和左腿。

− 向心：将手移到骨盆后嵴，然后牵拉和抗阻向上向后的骨盆运动以促进右腿向后迈步。

12.6.4　步行（Walking）

在体重转移和反复迈步练习之后，就让患者将各个步骤放到一起练习步行。当步行的目的是为了评估或功能运动时，给患者的支持以恰好能保证安全为度。当目的是加强力量和再学习步行时，可以使用挤压、牵拉和阻力，就像训练体重转移和反复迈步那样。

❯ 注意

抗阻步行能干扰患者的动能和协调并降低步行速度。

■ 向前步行

■■ 站在患者前面

镜像引导患者迈步。当患者用右腿向前迈步时，你用左腿向后迈步。应用与反复迈步时同样的程序和技术（图 12.21 a，b）。

■■ 站在患者后面（12.21 c ~ e）

你和患者都用同一侧腿迈步。站在后面时，你的手指放在髂嵴上。你的手和前臂形成一条线指向下，通过坐骨结节到患者足跟。你的前臂压在患者臀肌上（图 12.21 c）。

在下面的情况下站在患者后面有利：

− 患者比你高许多：你可以蹲或站低些，可以用你的体重向下向后拉骨盆，以便给予挤压、牵拉和阻力。

− 你要给患者一个不受阻挡的前视野。

− 患者使用助行架或其他助行器。

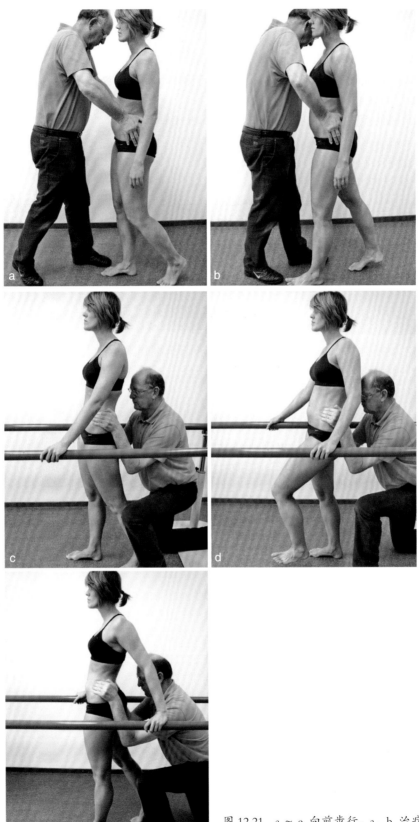

图 12.21　a～e. 向前步行。a，b. 治疗师站
在患者前面；c～e. 治疗师站在患者后面

■ 向后步行（图 12.22）

向后行走是功能性行走的一个必要部分。这需要躯干控制并锻炼髋在摆动期过伸。向后步行还可作为拮抗肌反转技术用以促进向前步行。

－ 站在患者的后面。把你的手掌根部置于髂后上棘并给予向下向前的压力。

－ 患者向后走时必须保持躯干直立。

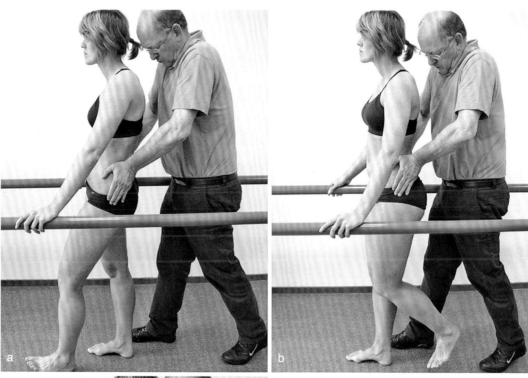

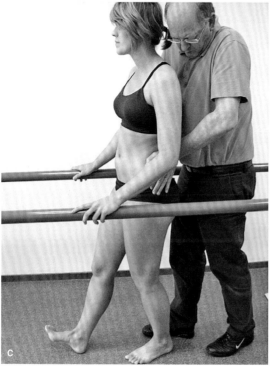

图 12.22　a ~ c. 向后步行

■ 向侧面行走（图 12.23 和图 12.24）

当在狭窄处移动时需要侧向步行的能力。侧向步行能锻炼躯干和腿的侧面肌肉；最好站在患者要走向你的一面。通过骨盆给予挤压、牵拉和阻力。如果上部躯干需要稳定，一只手放在肩的侧面。如果髋外展肌需要促进，一只手可以放在股骨上。

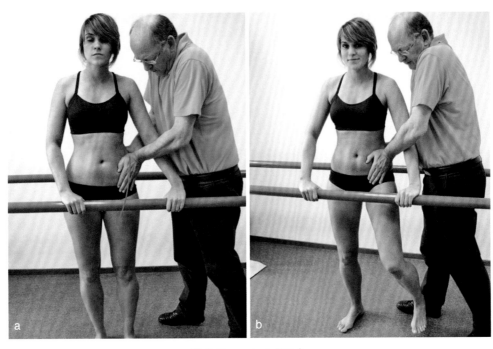

图 12.23　a，b. 向侧面走

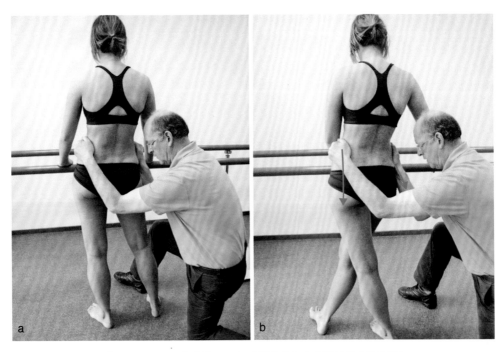

图 12.24　a ~ d. 交叉步。a，b. 右腿向前和向左侧迈步（接后页）

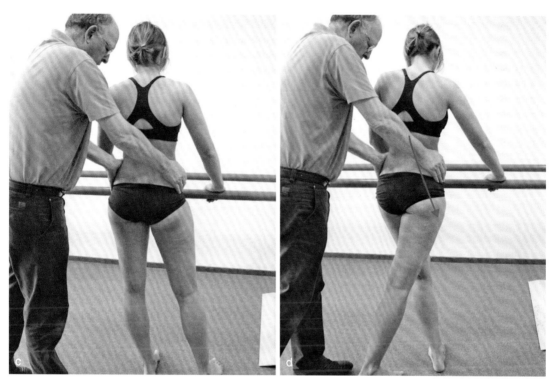

图 12.24（续） c，d. 右腿向后和向左侧迈步

12.6.5 其他活动

这里对一些我们认为患者应掌握的重要活动进行了图示。请使用适合每一种状况的 PNF 程序和技术（Horst 2005）。

- 在平行杠外步行（图 12.25）。
- 用肘杖步行（图 12.26）。
- 上、下楼梯（图 12.27）。
 上、下台阶（图 12.28）。该台阶是无扶手的一级台阶。
- 坐到地面上和从地面上站起来（该活动包含在第 11 章中，但我们认为它是步行的一个重要部分。）

12

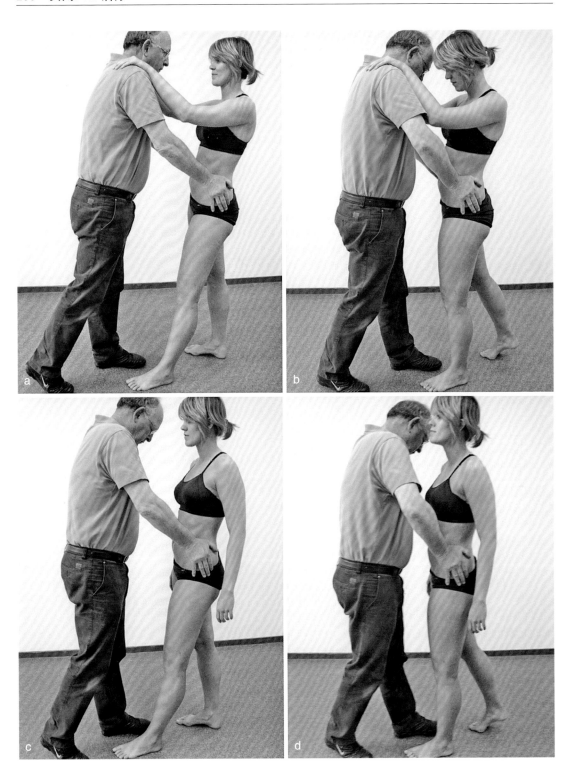

图 12.25　a ~ d. 在平行杠外步行

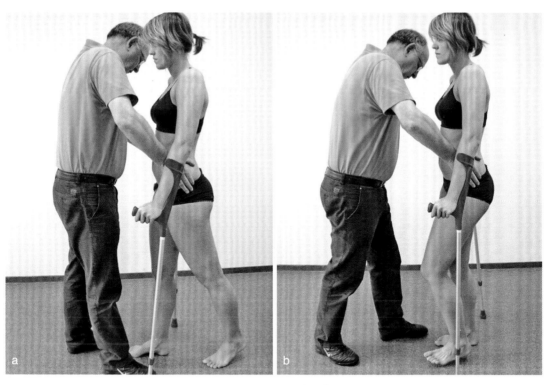

图 12.26　a，b. 用肘杖步行

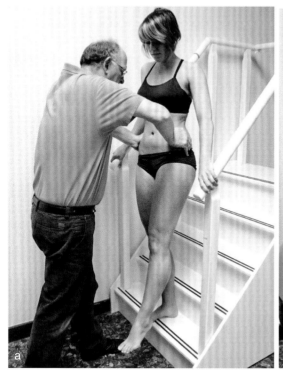
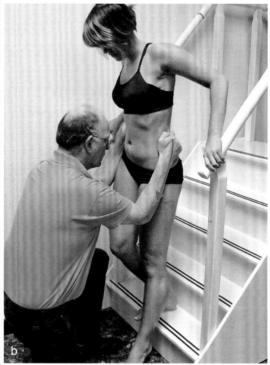

图 12.27　a ~ e. 楼梯。a，b. 下楼梯（接后页）

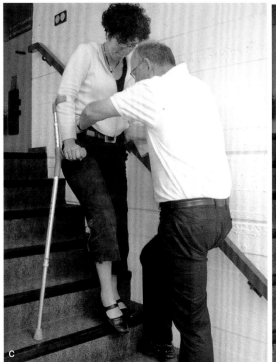

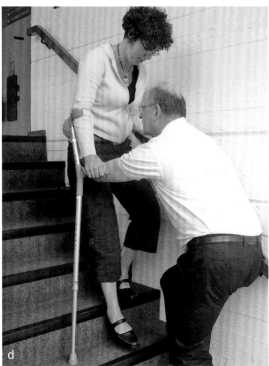

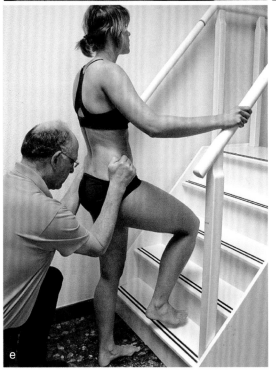

图 12.27（续） c，d. 不完全截瘫的患者；
e. 上楼梯

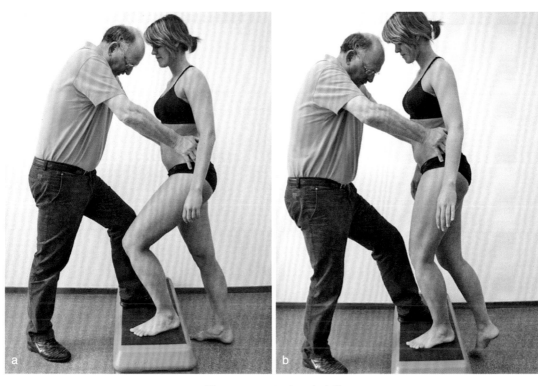

图 12.28　a，b. 上一个台阶

12.7　步态训练的患者实例（Patient Cases in Gait Training）

患者 1：右侧偏瘫患者（图 12.29 a ~ f）

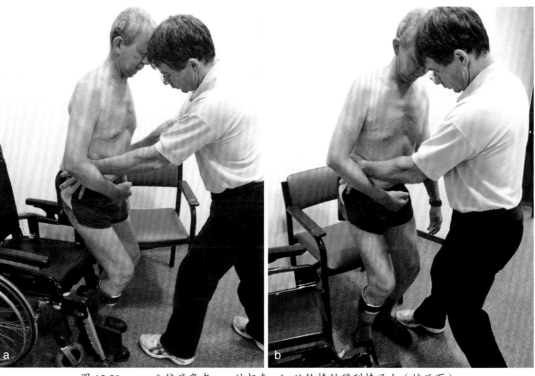

图 12.29　a ~ f. 偏瘫患者。a. 站起来；b. 从轮椅转移到椅子上（接后页）

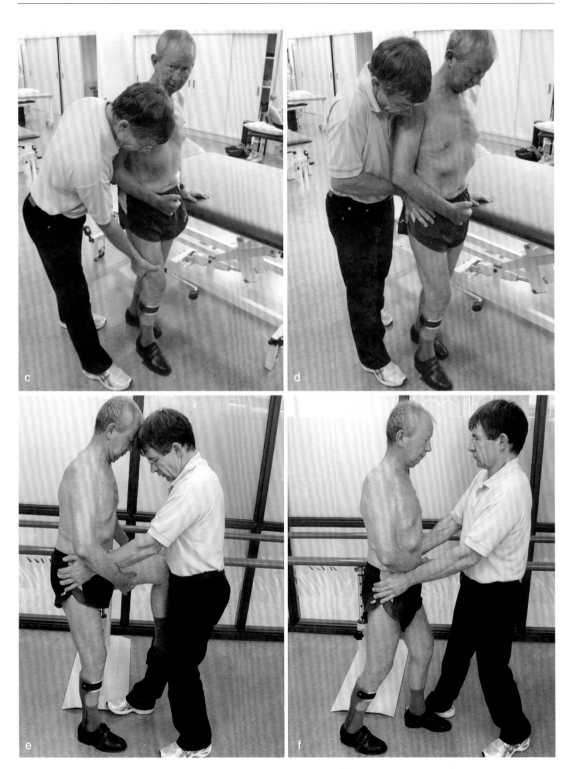

图 12.29（续） c，d.促进支撑期的偏瘫腿；e，f.患腿站立，加强髋和膝的控制

患者2:强直性脊椎炎患者（图12.30 a～c）

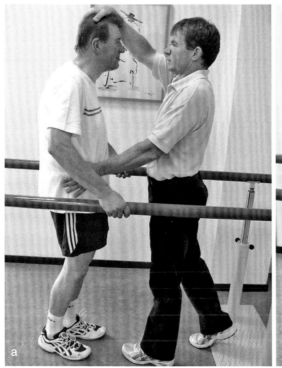
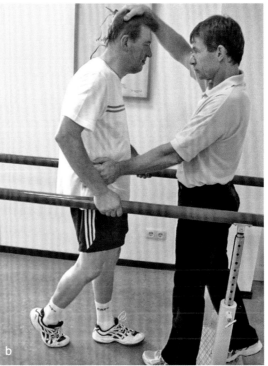
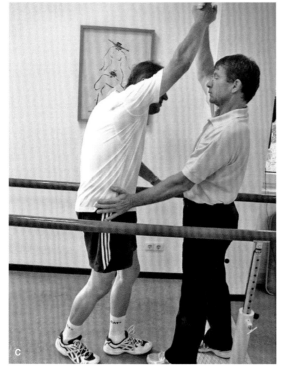

图 12.30 a～c. 加强颈、躯干和髋的全伸

患者 3：左股骨截肢患者（图 12.31 a ~ f）

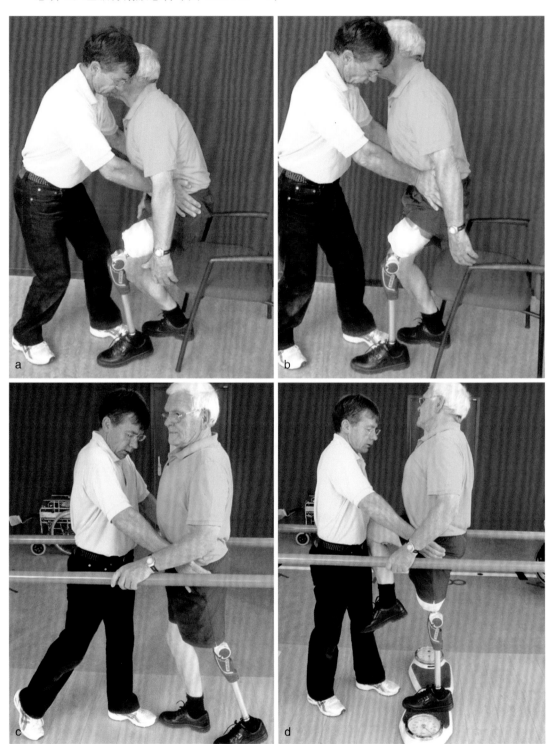

图 12.31　a ~ f。a，b. 站起；c. 加强伸髋；d. 支撑腿的膝控制（接后页）

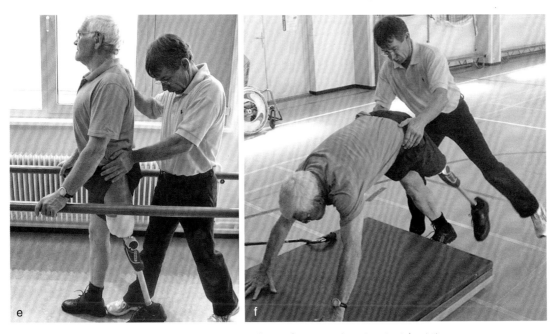

图 12.31（续） e. 向后迈步；f. 在地面上进行跌倒和站起训练

患者 4：不完全截瘫及左膝下截肢（图 12.32 a–e）

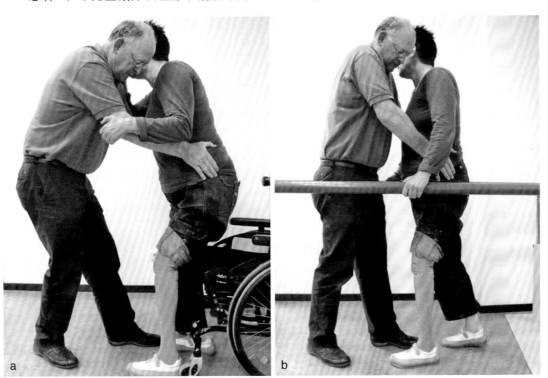

图 12.32 a ~ e。a. 站起来；b. 体重向假肢上转移，控制膝（接后页）

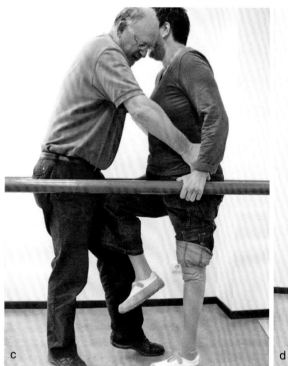

c

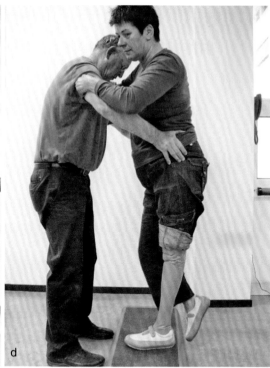

d

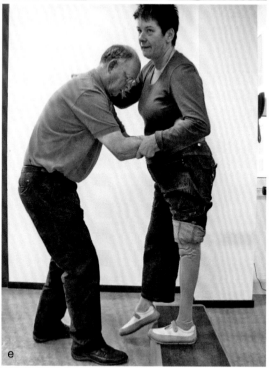

e

图 12.32（续）　c. 以假腿站立，在支撑期加强伸髋和膝；d. 上台阶，用假腿控制；e. 下台阶，用假腿控制

12.8 知识测试：问题

— 哪些肌肉在负重反应期进行离心收缩？

— 为什么我们在 PNF 步态训练中使用夸张的锻炼？

— 举出五个在步态训练或垫上活动中如何使用不同 PNF 技术的例子。

参考文献

Adler SS (1976) Influence of »Joint Approximation« on lower extremity extensor muscles: an EMG study (Unpublished thesis presented at APTA annual conference, New Orleans)

Eberhart HD, Inman VT, Bresler B (1954) The principal elements in human locomotion. In: Klopteg PE, Wilson PD (Hrsg) Human limbs and their substitutes. McGraw-Hill, New York

Götz-Neumann K (2003) Gehen verstehen – Ganganalyse in der Physiotherapie. Thieme, Stuttgart

Horak FB, Nashner LM (1986) Central programming of postural movements: adaptation to altered support-surface configurations. J Neurophysiol 55(6):1381

Horst R (2005) Motorisches Strategietraining und PNF. Thieme, Stuttgart

Inman VT, Ralston HJ, Todd F (1991) Human walking. Williams & Wilkins, Baltimore

Lerner-Frankiel MB, Vargas S, Brown M, Krusell L (1986) Functional community ambulation: What are your criteria? Clin Manag 6(2):12–15

Murray MP, Drought AB, Kory RC (1964) Walking patterns of normal men. J Bone Joint Surg A46:335–360

Nuzik S, Lamb R, VanSant A, Hirt S (1986) Sit-to stand movement pattern, a kinematic study. Phys Ther 66(11):1708–1713

Perry J (1967) The mechanics of walking, a clinical interpretation. In: Perry J, Hislop HJ (Hrsg) Principles of lower extremity bracing. American Physical Therapy Association, Washington, D.C.

Perry J (2010) Gait analysis, normal and pathological function. Slack, Thorofare

Podsiadlo D (1991) The timed "Up and go": a test of basic functional mobility for elderly persons. Am Geriatr Soc 39:142–148

深入阅读

Further Reading – PNF and Gait

Anjum H, Amjad I, Malik AN (2016) Effectiveness of PNF techniques as compared to traditional strength training in gait training among transtibial amputees. J Coll Physicians Surg Pakistan 26(6):503–506

Caplan N, Rogers R, Parr MK, Hayes PR (2009) The effect of PNF and static stretch training on running mechanics. J Strength Cond Res 23(4):1175–1180

Choi YK, Nam CW, Lee JH, Park YH (2015) The effects of taping prior to PNF treatment on lower extremity proprioception of hemiplegic patients. J Phys Ther Sci 25:1119–1122

De Almeida PM et al (2015) Hands-on physiotherapy interventions and stroke and ICF outcomes, a systematic review. Eur J Physiother 17:100–115

de Barros Ribeiro Cilento M, et al (2006) Evaluation of the efficacy of training protocols of sit-to-stand activity in elderly women. Fisioter Bras 6(6):412–418

Kumar S, Kumar A, Kaur J (2012) Effect of PNF technique on gait parameters and functional mobility in hemiparetic patients. J Exerc Sci Physiother 8(2):67–73

Lacquaniti F, Ivanenko YP, Zago M (2012) Patterned control of human locomotion. J Physiol 590(10):2189–2199

Mirek E et al (2015) The effects of physiotherapy with PNF concept on gait and balance of patients with Huntington's disease – pilot study. Neurol Neurochir Pol 49(6):354–357

Ribeiro T, Britto H, Oliveira D, Silva E, Galvio E, Lindquist A (2012) Effects of treadmill training with partial body weight support and the proprioceptive neuromuscular facilitation method on hemiparetic gait: a comparative study. Eur J Phys Rehabil Med 48:1–11

Ribeiro TS et al (2014) Effects of training program based on the PNF method on post stroke motor recovery – a preliminary study. J Bodyw Mov Ther 18:526–532

Sahay P et al (2013) Efficacy of proprioceptive neuromuscular facilitation techniques versus traditional prosthetic training for improving ambulatory function in transtibial amputees. Physiotherapy Journal, Hong Kong

Stephenson JB, Maitland ME, Beckstead JW, Anemeat WK (2014) Locomotor training on a treadmill compared with PNF in chronic stroke. Technol Innov 15:325–332

Sylos-Labini F, Lacquaniti F, Ivanenko YP (2014) Human locomotion under reduced gravity conditions: biomechanical and neurophysiological considerations. Biomed Res Int 2014 (Article ID 547242)
► https://doi.org/10.1155/2014/547242

12

Wong YH et al (2017) Effect of a 4-week Theraband exercise with PNF pattern on improving mobility, balance and fear of fall in community-dwelling elderly. J Korean Soc Phys Med 12(4):73–82

Yigiter K, Sener G, Erbahceci F, Bayar K, Ülger ÖG, Akodogan S (2002) A comparison of traditional prosthetic training versus PNF resistive gait training with trans-femoral amputees. Prosthet Orthot Int 26(3).213–217

Further Reading – Postural control and movement

Finley FR, Cody KA (1969) Locomotive characteristics of urban pedestrians. Arch Phys Med Rehab 51:423–426

Gahery Y, Massion J (1981) Co-ordination between posture and movement. Trends Neurosci 4:199–202

Murray MP, Kory RC, Sepic SB (1970) Walking patterns of normal women. Arch Phys Med Rehab 51(11):637–650

Nashner LM (1980) Balance adjustments of human movement perturbed while walking. J Neurophysiol 44(4):650–664

Nashner LM (1982) Adaptation of human movement to altered environments. Trends Neurosci 5:358–361

Nashner LM, Woollacott M (1979) The organization of rapid postural adjustments of standing humans: an experimental-conceptual model. In: Talbott RE, Humphrey DR (Hrsg) Posture and movement. Raven Press, New York

Woollacott MH, Shumway-Cook A (1990) Changes in posture control across the life span – a systems approach. Phys Ther 70(12):799–807

Further Reading – Gait training

Beckers D, Deckers J (1997) Ganganalyse und Gangschulung. Springer, Berlin, Heidelberg, New York

Inman VT, Ralston HJ, Todd F (1981) Human walking. Williams and Wilkins, Baltimore

Kettelkamp DB, Johnson RJ, Schmidt GL (1970) An electrogoniometric study of knee motion in normal gait. J Bone Jt Surg A52:775–790

Lehmann JF (1990a) Gait analysis, diagnosis and management. In: Krusens handbook of physical medicine and rehabilitation. Saunders, Philadelphia, S 108–125

Lehmann JF (1990b) Lower extremity orthotics. In: Krusens handbook of physical medicine and rehabilitation. Saunders, Philadelphia, S 602–646

Mann RA, Hagy JL, White V, Liddell D (1979) The initiation of gait. J Bone Jt Surg A61:232–239

McFadyen BJ, Winter DA (1988) An integrated biomechanical analysis of normal stair ascent and descent. J Biomech 21(9):733–744

Murray MP, Drought AB, Kory RC (1964b) Walking patterns of normal men. J Bone Jt Surg A46:335–360

Nashner LM (1976) Adapting reflexes controlling the human posture. Exp Brain Res 26:59–72

Pohl M, Mehrholz J, Ritschel C, Rückriem S (2002) Speed dependent treadmill training in ambulatory hemiparetic stroke patients: a RCT. Stroke 33(2):553–558

Smidt G (1990) Gait in rehabilitation. Churchill Livingstone, New York

Sutherland DH (1966) An electromyographic study of the plantar flexors of the ankle in normal walking on the level. J Bone Jt Surg A48:66–71

Sutherland DH, Cooper L, Daniel D (1980) The role of the ankle plantar flexors in normal walking. J Bone Jt Surg A62:354–363

Sutherland DH, Olshen R, Cooper L, Woo SLY (1980) The development of mature gait. J Bone Jt Surg A62:336–353

Wang RY (1994) The effect of proprioceptive neuromuscular facilitation in case of patients with hemiplegia of long and short duration. Phys Ther 74(12):25–32

Winter D (1989) The biomechanics and motor control of human gait. University of Waterloo Press, Waterloo

Wittle M (1991) Gait analysis: an introduction. Butterworth-Heinemann, Oxford

12

第十三章
生命功能

13.1　导论（Introduction）

　　生命功能的治疗包括面部、舌头、呼吸和吞咽的锻炼。在面部肌无力、吞咽和呼吸困难时，这些部位的治疗尤为重要。你可以在任何时间进行呼吸和面部锻炼。当患者因进行其他活动而疲劳时，以及患者因紧张或有疼痛而需要放松时，这时做呼吸锻炼特别适合用于主动的恢复（Horst 2005）。

13.2　刺激与促进（Stimulation and Facilitation）

　　在治疗呼吸、吞咽和面部运动方面的问题时，我们可以使用与治疗身体其他部位一样的PNF程序与技术。使用牵拉反射和阻力促进肌肉活动，增强肌力，并改善协调。正确的抓握与压力将引导和促进运动。然而，根据患者的诊断，我们可能有必要调整某些PNF原理和技术的应用。当存在肌张力过低或软瘫时，使用冰疗也能达到额外的促进效果。在肌肉表面的皮肤上、舌头或口腔内以冰块做两到三次快速、短促的刺激。如果患者在受累侧（也包括周围性损伤后）已经有高张力，则不应该用冰疗。

　　在锻炼面部时，要使用双侧运动（即两侧同时运动）。治疗的目的应该是使面部两侧更加对称。强肌或更灵活一侧的肌肉收缩将促进并加强受累肌的运动。加强时序，通过阻止强侧的全程运动，将进一步促进弱肌肉的活动。然而，许多患者在其非受累侧因代偿机理而出现过度活动。使用加强时序能增加两侧之间的不平衡。而节律性起始、复制、等张组合及放松技术则在治疗中十分有效。

　　在周围性面瘫患者身上，我们常常能看到一种病理性运动，面肌联合运动。这种联合运动在说话和进食时是非常恼人的，因此绝不应该被诱发出来。面肌联合运动是因为面瘫后神经错误的生长引起的。正确的抓握和压力将引导和促进运动。使用牵拉、阻力、和扩散能促进肌肉活动，并增加肌力，但也能增加面肌联合运动。如果患者已经有面肌联合运动时，治疗时要使用引导式阻力取代强阻力，并且不要使用牵拉技术。要始终避免整体运动，而要促进选择性运动。你还应该防止非受累侧的过度活动，因为这样能促使这一侧张力过高。在期望的运动方向上给予阻力，同时在联合运动相反的方向上给予阻力是一种很好的以问题为导向的治疗（见图13.16）。在每一次治疗活动后，患者应该在没有手接触的情况下重复该活动：离手治疗（Schmidt 和 Lee 1999；Shumway-Cook 和 Woollacott 2001）。治疗时根据患者的需要，利用镜子（Lee 和 Young 1985）给予他们运动的反馈，语言指令始终应该是功能性的：比如"做出味道很难闻的样子"

13.3　面部肌肉（Facial Muscles）

　　面部的肌肉有许多功能，包括面部表情、下颌运动、保护眼睛和辅助说话（图 13.1）。面部肌肉的特殊功能没有在这里做详细描述，因为它们在肌力检查的书中有很充分的描述。如果有可能的话，建议和言语治疗师共同治疗患者（Beurskens 2003；Beurskens 2005；Manni 等 2001）。

　　面部治疗的一般性原则包括：

- 用功能性活动锻炼面部运动："做出惊讶的表情，做出味道很难闻的样子"。对角运动不是首要目的。
- 粗大运动是口腔的整体张开和整体闭合。
- 有两个大的面部分区，即眼睛与前额，以及嘴与下颌。鼻子的活动与两大区都相关。
- 以对角模式锻炼面部肌肉。
- 面部治疗应该双侧进行：首先我们应该诱导双侧更加对称。在某些情况下，较强的一侧能加强较弱一侧的运动。
- 身体其他部位的强运动将增强面肌运动。只有在你做该活动时不增加面部的不对称，不增加非受累侧肌张力，或不增加联合运动时才使用它。这在日常生活中常有发生。例如，当你试图用力打开罐子时，你将无意识地收缩你的面部肌肉。
- 从功能上讲，面部肌肉也必须抗重力收缩；因此在选择治疗体位时，应将此考虑在内。
- 镜子可帮助患者控制其面部运动（图 13.2）。

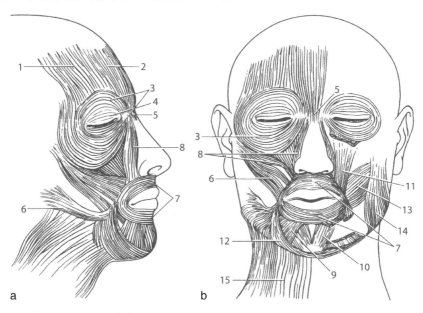

图 13.1　a，b. 面部肌肉。图中数字表示下面几页的相对应的肌肉。

　　1. 颅顶肌（额肌）；2. 皱眉肌；3. 眼轮匝肌；4. 上睑提肌；5. 降眉间肌；6. 笑肌；7. 口轮匝肌；8. 提上唇肌；9. 降下唇肌；10. 颏肌；11. 提口角肌；12. 降口角肌；13. 颊肌；14. 咬肌；15. 颈阔肌，舌骨下肌，舌骨上肌（来源于 Feneis 1967，由 Ben Eisermann 修改）

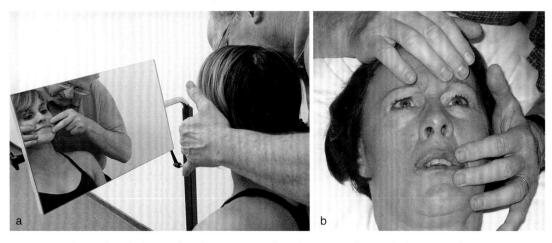

图 13.2　a. 镜子能帮助患者控制其面部运动。b. 双手促进：通过做亲吻动作（口轮匝肌），同时促进皱眉肌："做出惊讶的表情"，防止嘴的联合运动

■ 颅顶肌（额肌）（图 13.3，No.1）

■■ 指令

"上提眉毛，做出惊讶的样子，皱额头。"

在前额施加阻力，向下端和内侧方向推。

该运动与睁眼动作同时进行。伸颈加强该运动。

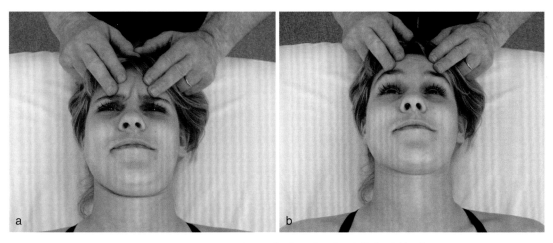

图 13.3 a，b　颅顶肌（额肌）的促进。"做出惊讶的样子"

■ 皱眉肌（图 13.4，No.2）

■■ 指令

"皱眉，做出生气或担心的样子，眉毛下拉。"

在眉毛的外上方对角地给予阻力，该活动与闭眼动作同时进行。

13

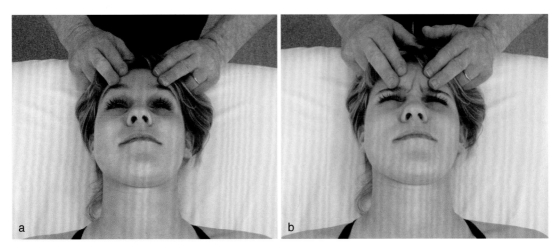

图 13.4   a，b. 皱眉肌的促进。"做出生气的样子"

■ 眼轮匝肌（图 13.5, No.3）

■■ 指令

"闭眼。"

上、下眼睑分开进行锻炼。对眼睑轻柔地施加对角的阻力。避免压眼球。

屈颈能促进前面两个动作。

■ 提上睑肌（图 13.6，No.4）

■■ 指令

"睁开双眼。向上看。"

对上眼睑施加阻力，抗阻眉毛上提可加强该动作。

■ 降眉间肌（图 13.7，No.5）

■■ 指令

"皱起鼻子，做出好像很难闻的样子。"

靠近鼻子对角地给予向下、向外的阻力，该肌肉与皱眉肌收缩和闭眼同时进行。

■ 笑肌和颧大肌（图 13.8，No.6）

■■ 指令

"微笑。"

在口角向内侧稍偏下方（尾侧）给予阻力。

■ 口轮匝肌（图 13.9，No.7）

■■ 指令

"撅嘴，吹口哨，发'prunes'音，做出亲吻的动作。"

向上唇的外上方施加阻力，向下唇的外下方施加阻力。

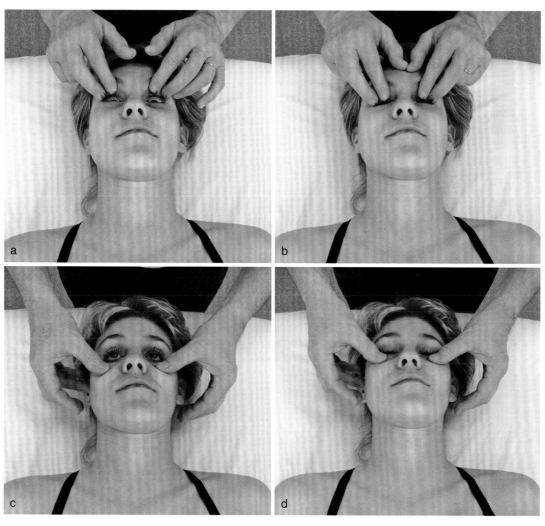

图 13.5　a ～ d. 眼轮匝肌的促进。"闭眼"

13

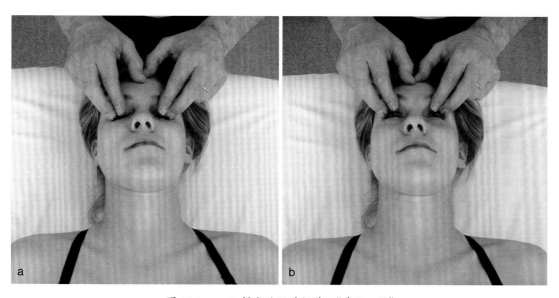

图 13.6　a，b. 提上睑肌的促进。"睁开双眼"

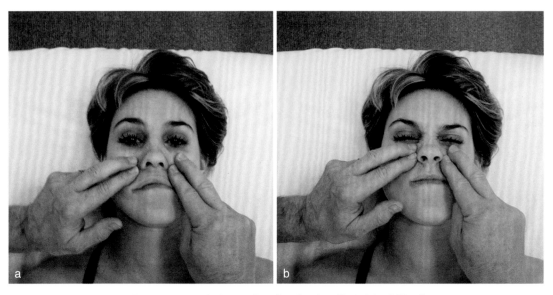

图 13.7　a，b. 降眉间肌的促进。"做出好像很难闻的样子"

13

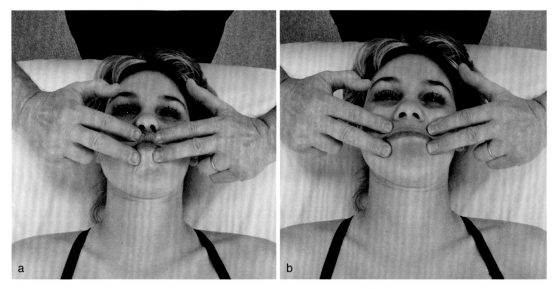

图 13.8　a，b. 对笑肌和颧大肌的促进。"请微笑"

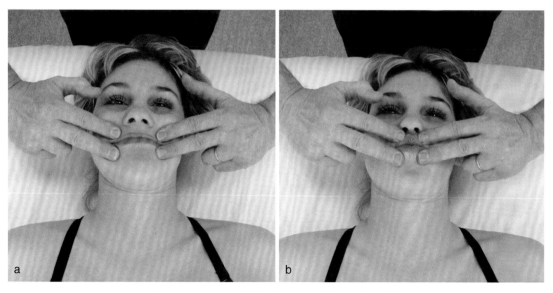

图 13.9　a，b. 口轮匝肌的促进。"做亲吻的动作"

■ 提上唇肌（图 13.10，No.8）

■■ 指令

"露出上排牙齿。"

在上唇上施加阻力，向下、向内侧。

13

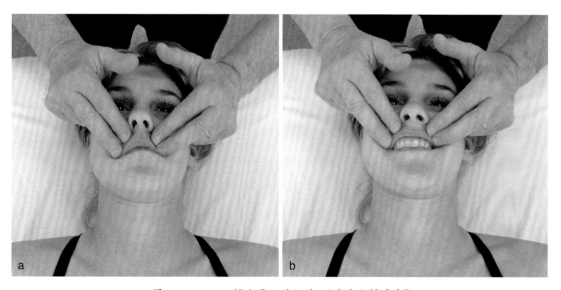

图 13.10　a，b. 提上唇肌的促进。"露出上排牙齿"

■ 降下唇肌（No.9）

■■ 指令

"露出下排牙齿。"

对下唇施加向内、向上的阻力。

该肌与颈阔肌一起收缩。

■ 颏肌（图 13.11，No.10）

■■ 指令

"撅下巴。"

在下颏施加向下、向外的阻力。

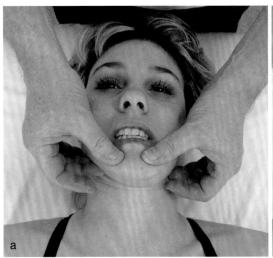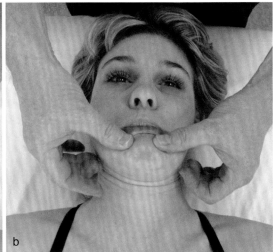

图 13.11　a，b. 颏肌的促进。"撅下巴。"

■ 提口角肌（图 13.12，No.11）

■■ 指令

"使嘴角上翘，微笑。"

将嘴角向下、向内推。

■ 降口角肌（图 13.13，No.12）

■■ 指令

"嘴角向下，做出悲伤的样子。"

向上、向内对嘴角施加阻力。

■ 颊肌（图 13.14，No.13）

■■ 指令

"吸吮使面颊内陷，以抵抗压舌板。"

以带指套的手指或压舌板在两颊内表面施加阻力。该阻力可以对角线的方向向上或向下施予，也可以直接向外。

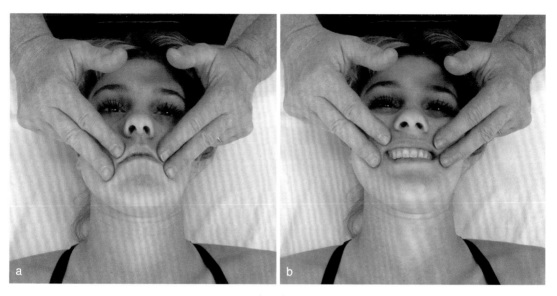

图 13.12　a，b.降口角肌的促进。"微笑"

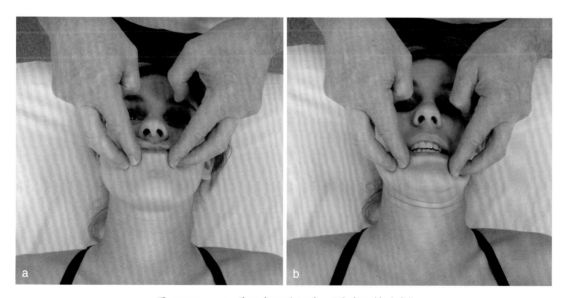

图 13.13　a，b.降口角肌的促进。"露出下排牙齿"

13

■ 咬肌和颞肌（图 13.15，No.14）

■■ 指令

"闭上嘴，咬。"

对角向下、向右和向左对下颌施加阻力。如果对角阻力妨碍颞颌关节，则从下方施加阻力。抗阻颈伸肌可增强主动的闭下颌运动。

如果在使用对角阻力时颞颌关节的力量太大，你就只抗阻下端。

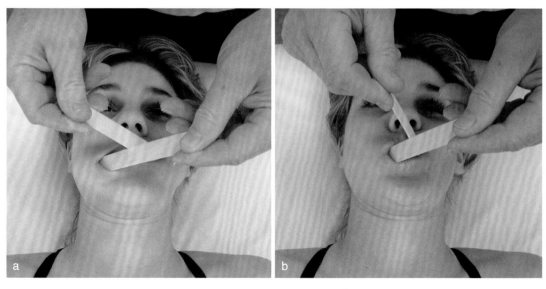

图 13.14   a，b.颊肌的促进

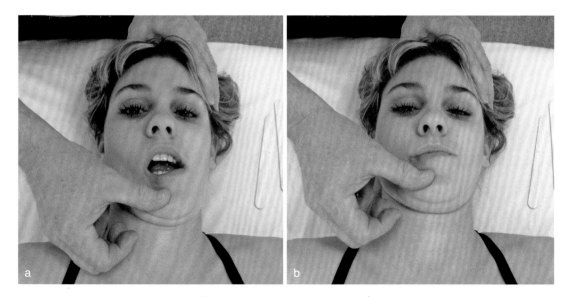

图 13.15   a，b.咬肌和颞肌的促进

■ 舌骨下肌和舌骨上肌（图 13.16，No.15）

■■ 指令

"张开嘴。"

以对角或垂直方向在下颏下面施加阻力（见第 9 章）。抗阻颈屈肌将加强主动的下颌张开。

❯ 当锻炼嘴的开合时，颅骨保持静止，下颌骨相对于颅骨运动。

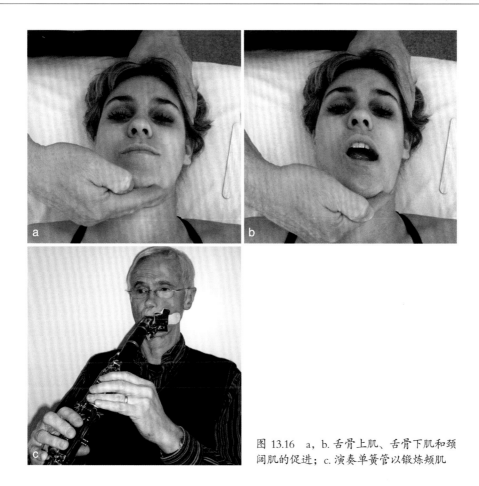

图 13.16　a，b. 舌骨上肌、舌骨下肌和颈阔肌的促进；c. 演奏单簧管以锻炼颊肌

■ 颈阔肌（图 13.17，No.15）

■■ 指令

"下巴向下运动。"

在下颌下方施加阻力以阻止嘴巴张开。

阻力可以是对角的或垂直的给予，如图 13.17。

抗阻颈屈可加强该肌肉。

■ 眼固有肌

通过抗阻头和躯干在需要方向上的运动可加强眼的运动。

要增强眼睛向下、向右的运动，可抗阻颈向右屈的运动并让患者朝此方向看。要增强眼睛的横向运动，可对头部向这一侧的旋转全程加阻力并让患者朝这一侧看。告诉患者看一个明确的目标。

例如："低头（向右），看你的右膝。"

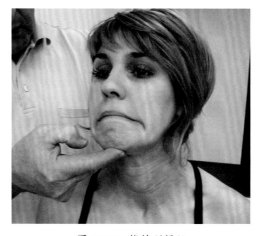

图 13.17　锻炼颈阔肌

13.4　舌的运动（Tongue Movements）

使用压舌板或带指套的手指来刺激或抗阻舌的运动。将压舌板弄湿以减轻其对舌组织的刺激。用冰放在舌头上以增强刺激。吸吮冰块使患者能自己刺激舌头和嘴的功能。

我们图示了下列舌头的锻炼：

− 向前伸舌（图 13.18 a）

− 向左和向右伸舌（图 13.18 b）

− 向鼻子伸舌（图 13.18 c）

− 向下颏伸舌（图 13.18 d）

− 卷舌（该活动受遗传控制，不是所有的人都能做）（图 13.18 e）

其他应该锻炼的舌头运动包括：

− 拱起舌头（需要舌头在口腔内向后推食物以准备吞咽）

− 在口腔内舌头侧向运动

− 以舌尖抵门牙后的软腭

13.5　吞咽（Swallowing）

吞咽是一种复杂的活动，部分由随意运动控制，部分为反射性活动所控制（Kendall 和 McCreary 2005）。锻炼既可以改善参与吞咽反射部分的肌肉运动，也可改善随意运动部分的肌肉运动。坐位是功能性进食的体位，是对有关肌肉进行锻炼的实用体位。另一个良好的体位是肘支撑俯卧位。

咀嚼是将食物与唾液进行混合并使之成为便于吞咽的形状所必不可少的运动。舌头将食物在口腔内来回翻动，并以隆起运动将咀嚼过的食物向后推至咽部。为了将食物保持在口腔内，患者必须能保持他们的嘴唇闭合。这些面部及舌头运动的锻炼包括在本章面部肌肉和舌的运动部分中。

咽反射亢进将阻碍吞咽，要缓和这一条件反射，可较长时间轻柔地在舌头上施加压力，最好使用一个冰凉的物体加压。首先在舌前部加压，慢慢移至舌根部。若同时进行有控制的呼吸锻炼，将会使此治疗更为有效。

当食物抵达口腔后部并接触咽壁时，将触发反射活动以控制下一个吞咽动作。在这一阶段开始时，软腭必须上抬以关闭鼻咽部。以湿棉签刺激软腭或悬雍垂可促进该运动。你可以刺激双侧或仅刺激无力的一侧。

随着吞咽的继续，舌骨和喉向上运动。为了刺激上提喉部的肌肉，可使用冰块、冰棒快速刺激和牵拉反射。对角向下、向右，然后向左给予牵拉反射。治疗这些肌肉的过度活动，可使用长时冰疗和放松技术及受控制的呼吸锻炼。

13.6　言语障碍（Speech Disorders）

要具备令人满意的言语功能，一个人既要有适当的面部、口腔和舌的运动，也要有变换音调和控制呼吸的能力。对于仅能以高音调发声的患者，用呼吸锻炼来放松及在喉部用冰疗会有帮助。对于仅能以低音调发音的患者，可以得益于用快速冰疗对喉部肌肉进行刺激，随后进行牵拉和抗阻喉上提运动。

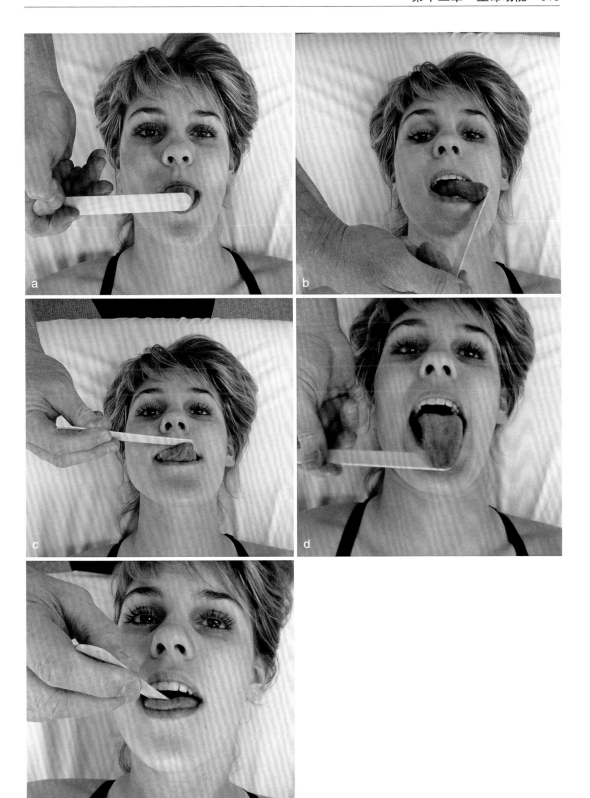

图 13.18 a ～ e. 舌头的锻炼

❯ 为了防止对喉或气管的压迫，每次仅在咽喉的一侧施加压力（图 13.19 ）。

使用抗阻呼吸锻炼可以促进在说话过程中受控制的呼气（见 13.7，呼吸）。使用等张组合，开始抗阻吸气（向心性收缩），随后抗阻缓慢地呼气（抗阻扩大胸腔肌肉的离心性收缩）。在呼气过程中，患者尽可能大声地朗读单词或数数。以同样的方式训练患者对说话音量的控制能力。

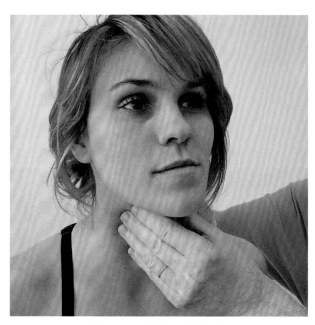

图 13.19　喉的刺激或放松

13.7　呼吸（Breathing）

呼吸锻炼的**直接指征**就是呼吸本身的问题。呼吸问题累及吸入（吸气）和呼出（呼气）两方面。对胸骨、肋骨和膈肌进行治疗以改善吸气。锻炼腹肌可以增强呼气的力量（Nitz 和 Burke 2002）。

间接指征是为了胸部、躯干的松动和肩的活动性，锻炼后的主动恢复、缓解疼痛、放松和降低痉挛。

所有的 PNF 程序与技术均可用于这方面的治疗。治疗师手的位置对于正确引导胸廓正常的运动力线尤为重要。使用**牵拉**以促进吸气的开始。继续使用全范围的反复牵拉（反复收缩）以促进吸气量的增加。适当的阻力可增强肌力并引导胸廓运动。阻止强侧或更具活动性一侧的运动（加强时序）将促进受限侧或弱侧的活动。在进行呼吸控制训练时，等张组合是十分有用的技术。患者可以在各种体位下做呼吸锻炼。加强治疗需在功能性体位下进行。

■ 仰卧位（图 13.20 ）

— 双手置于胸骨上，向斜下方加压（后下方，朝向骶骨）（图 13.20 a ）。

— 在胸廓下部加压，用双手对角地向下和内侧方向加压。手斜放，使手指沿肋骨的方向放置（图 13.20 b ）。用同样的方式锻炼上部胸廓，把你的双手置于胸大肌上。

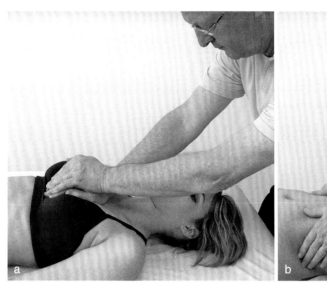
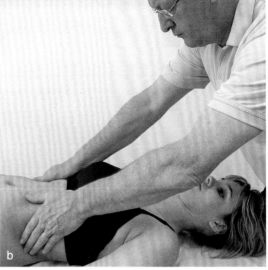

图 13.20　a，b.仰卧位的呼吸。a.在胸骨部加压；b.在胸廓下部加压

■ 侧卧位（图 13.21）

— 将一只手置于患者胸骨上，另一只手置于背部进行固定并给予对应的压力。

— 肋骨：将双手置于患者胸部需要加强的部位。沿肋骨走向对角地向内侧和下方施加压力。手指应朝向相同的方向。在侧卧位支撑面将阻止胸另一侧的运动。

■ 俯卧位（图 13.22）

— 沿肋骨线向身体的尾端施加压力。将你的两只手分别置于胸廓两侧要加强治疗的部位上。手指沿肋骨的走向放置。

13

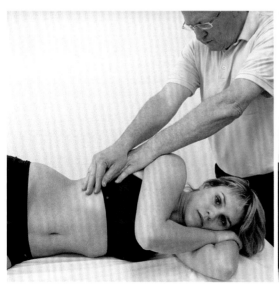
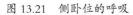

图 13.21　侧卧位的呼吸

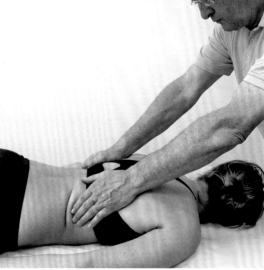

图 13.22　俯卧位的呼吸

■ 肘支撑俯卧位（图 13.23）

— 将一只手放在胸骨上，向背侧和尾侧方向施加压力。另一手置于脊柱上的相同平面给予稳定的压力。

— 使用与俯卧位相同的手位置和压力。

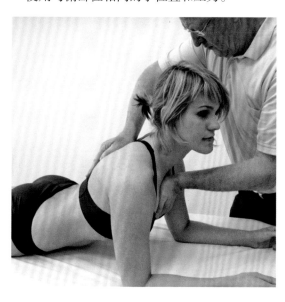

图 13.23　以前臂支撑的俯卧位的呼吸

■ 膈肌的促进（图 13.24）

你可以在胸廓下面用拇指或手指向上、向外侧推，直接促进膈肌（图 13.24 a，b）。使用牵拉与抗阻膈肌收缩的向下运动。患者的腹肌必须放松，以便你能抵抗到膈肌。如果患者放松腹肌困难，可以让其屈髋，可使腹肌和屈髋肌更加放松。为间接促进膈肌运动，可将双手置于腹部并让患者吸气，同时以轻柔的压力向上推（图 13.24 c）。治疗师还可以把双手放在患者小腹部按压以抗阻膈肌。患者呼吸时治疗师保持压力（图 13.24 c）。教会患者自己做这种促进锻炼（图 13.25）。

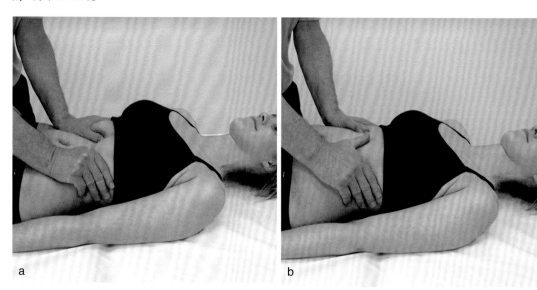

图 13.24　a ~ c.膈肌的促进。a.在呼气末牵拉膈肌；b.吸气（接后页）

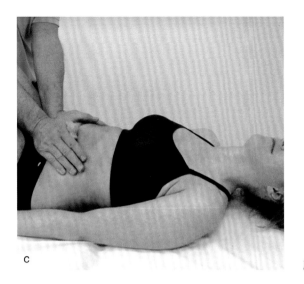

c

图 13.24（续）　c. 交替的间接促进

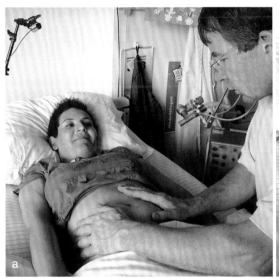

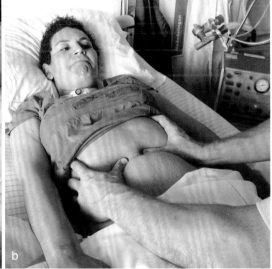

a

b

13

图 13.25　a，b.膈肌的刺激。患者完全性四肢瘫并且气管造口

13.8　知识测试：问题

— 手法促进（徒手接触）治疗患者面瘫的优点是什么？

— 呼吸锻炼与 PNF：对呼吸的促进可以用刺激、抑制，或放松、直接治疗或间接治疗。为每种应用举出一个例子。

参考文献

Beurskens CHG (2003) Mime therapy: rehabilitation of facial expression. Proefschrift. Medische Wetenschappen, University of Nijmegen

Beurskens CHG, v Gelder RS, Heymans PG et al (2005) The facial Palsies. Lemma, Utrecht

Feneis H (1967) Anatomisches Bildwörterbuch. Thieme, Stuttgart

Horst R (2005) Motorisches Strategietraining und PNF. Thieme, Stuttgart

Kendall FP, McCreary EK (2005) Muscles, testing and function. Williams and Wilkins, Baltimore

Lee DN, Young DS (1985) Visual timing in interceptive actions. In: Ingle DJ et al (eds) Brain mechanisms and spatial vision. Martinus Nijhoff, Dordrecht

Manni BCH, v Velde C, Stokroos RJ (2001) Reanimation of the paralyzed reconstruction face by indirect hypoglossal-facial nerve anastomosis. Am J Surg 182:268–273

Nitz J, Burke B (2002a) A study of the facilitation of respiration in myotonic dystrophy. Physiother Res Int 7(4):228–238

Schmidt R, Lee T (1999) Motor control and learning, 3rd edn. Human Kinetics, Champaign

Shumway-Cook AW, Woollacott M (2001) Motor control: theory and practical applications. Williams and Wilkins, Baltimore

深入阅读

Aranha VP, Samuel AJ, Narkeesh K (2017) Correct the smile of a child by neuromuscular facilitation technique: an interesting case report. Int J Health Sci 11(2):83–84

Areas GPT, Silva AB, Lobato AN, Silva AA, Friere RC, Areas FZS (2013) Effect of upper extremity proprioceptive neuromuscular facilitation combined with elastic resistance bands on respiratory muscle strength: a randomized control trial. Braz J Phys Ther 17(6):541–546

Barbara M, Antonini G, Vestri A, Volpini L, Monini S (2010) Role of Kabat physical rehabilitation in Bell's palsy: a randomized trial. Acta Otolaryngol 130:167–172

Cornelius WL, Jensen RL, Odell ME (1995) Effects of PNF stretching phasis on acute arterial blood pressure. Can Jo Appl Physiol 20(2):222–229

Hwang WT, Chung SH, Chung MS, Lee KH, Kim T Effect of proprioceptive neuromuscular facilitation D3 flexion and reathing exercises on lympheda without a short stretch compression bandage. Jphys Ther Sci 27(10):3341–3343

Kumar C, Kaur Bagga T (2015) Comparison between proprioceptive neuromuscular facilitation and neuromuscular re-education for reducing facial disability and synkinesis in patients with Bell's palsy: a randomized clinical trial. Int J Phys Med Rehabil 3:4

Kumar S, Tiwari SP (2014) Effect of neuromuscular reeducation in bilateral facial palsy on patient with GBS. Int J Physiother Res 2(2):449–452

Lee BK Effects of the combined PNF and deep breathinh exercises on the ROM and the VAS score of a frozen shoulder patient: single case study. J Exerc Rehabil 11(5):276–281

Monini S, Iacolucci CM, Di Traglia M, Lazzarino AJ, Barbara M (2016) Role of Kabat rehabilitation in facial nerve palsy: a randomised study on severe cases of Bell's palsy. Acta Otorhinolaryngol Ital 36:282–288

Namura M, Motoyoshi M, Namura Y, Shimizu N (2008) The effect of PNF training on the facial profile. J Oral Sci 50(1):45–51

Nitz J, Burke B (2002b) A study of the facilitation of respiration in myotonic dystrophy. Physiother Res Int 220(4):228–238

Olivo SA, Magee DJ (2006) Electromyographic assessment of the activity of the masticatory using the agonist contract – antagonist relax technique (AC) and contract – relax technique (CR). Man Ther 11(2):136–145

Olivo SA, Magee DJ (2007) Electromyogrphic activity of the masticatory and cervical muscles during resisted jaw opening movement. J Oral Rehabil 34(2):184–194

Sardaru D, Pendefunda L (2003) Neuro muscular facilitation in the re-education of functional problems in facialis paralysis. A practical approach. Rev Med Chir Soc Med Nat 117(1):1–6

13

第十四章

日常生活活动

14.1 导论（Introduction）

我们的最终治疗目标是要让患者在日常生活活动（Activities of Daily Living, ADL）中能达到最高的功能水平和最大程度的独立，以提高每一位患者的生活质量。在参与水平方面（国际功能、残疾和健康分类，ICF：见第 1 章），患者应能重新参加正常的社会活动。治疗师始终要在患者的 PNF 治疗中，把运动学习与运动控制的原理进行整合，以便达到最高的功能水平。

在第一章（概论）和第十一章（垫上活动）中，我们已经描述了运动控制的各阶段—活动、稳定，在最高稳定性水平（受控制的活动）的基础上的活动，以及技能。治疗师应该始终重视这些阶段在所有日常生活活动中的运用，比如进食、穿衣、驱动轮椅、行走或上下楼梯等。可以通过帮助、引导或阻力促进日常生活活动能力的提高。

给予患者与期望的活动有关的前馈以及反馈，并允许他们出错，这样他们就能从不断的尝试中学习（Horst 2005）。PNF 观念为我们提供了许多工具—比如语言和视觉输入、触觉信息，以及像节律性起始、等张组合及复制这类技术，能给患者提供关于这些活动的信息。

患者为完成一个任务选择策略的方式取决于活动的目标、环境和患者自身（Horst 2005）。在（身体）结构水平，我们可以让患者在治疗台上以仰卧位进行治疗。但是在活动水平，我们必须把患者带到最适合进行这种活动的环境中。只有在有意义的背景中练习该活动，或者还有反馈、重复，及在练习中的各种变化，患者才可能在完成这种活动时有最佳的表现。例如，为使患者的手在空中有最佳的位置，治疗师会以不同的抓握、不同的高度，及不同的物品在合乎情理的背景中变化该活动。

在学习的认知阶段（见第一章）治疗师可以给予广泛的本体感觉的和体外感觉的输入。在学习的联想阶段，治疗师给予患者少量的信息输入，改变环境并允许出现一些错误。最重要的是在自动阶段，患者不再需要信息输入并且能同时完成双重任务。

问题不在于是"上手"治疗还是"离手"治疗，而在于你的患者何时需要"上手"治疗，何时需要"离手"治疗？两者都需要并且都有可能，但治疗师必须决定患者何时需要及需要多少外部信息。只要 PNF 理念了然于心中，治疗师总能提供最好的促进。然而，最终患者必须能在不用帮助的情况下独立完成所有的活动。

掌握日常生活活动（ADL）技能是患者走向独立的一个重要步骤。前面各章已介绍了达到这一目标的各种活动：垫上活动（翻身、桥式运动、爬行、跪、坐）、站立、行走、头和颈部的锻炼、面部的锻炼、呼吸及吞咽训练。在第一章和第四章，我们已经强调了ICF模式。

在患者成功掌握了进行ADL所需的基本技能后，应将时间花在练习更高级的或更复杂的活动上。患者自理所需的全部技能均可以用PNF的治疗方法进行教授。通过抓握和阻力所进行的引导训练，可以帮助患者建立有效的方法以完成这些活动（Klein和Stone 2002）。

在这里展示的一系列图片是一些练习活动的例子，这些活动对于训练我们的患者是十分实用和必要的。如前面章节展示的一样，PNF模式是我们观念中最重要的原理之一。**在训练日常生活活动中，模式锻炼放在第二位，主要目标是教授和训练那些用于患者独立的活动**和满足其社会需求的活动。这些以目标为导向的活动促进患者的运动学习。

即使**没有模式锻炼**，我们仍然可以用PNF的大部分基本原理和技术进行促进。比如语言指令、视觉刺激、阻力、手法接触、节律性起始、等张组合、稳定性反转或复制。

14.2　转移（Transfers）

一些实用的活动是：

- 从轮椅转移至床上（图14.1），治疗师在患者撑起（及活动）阶段在其骨盆上给予向心性阻力（图14.1 a，c，e）。
- 在坐下阶段，患者做离心运动，治疗师促进患者控制其坐下的动作（图14.1 b，d，f）。
- 在从轮椅转移到浴盆时（患者截瘫），治疗师首先抗阻骨盆运动并稳定患者坐在浴盆边缘（图14.2 a）。然后，患者用手把她的腿放到浴盆内，治疗师用一只手保证安全并稳定患者在此的坐位，用另　只手抗阻或引导患者腿的运动（图14.2 b）。
- 在轮椅与马桶，以及与床之间的转移中，还可以用向心性和离心性阻力促进截瘫患者（图14.2 c；图14.1 和图14.2 d）。当患者在转移过程中仍然无力抗阻时，治疗师可以引导患者的骨盆以支持转移活动。

14.3　穿衣和脱衣（Dressing and Undressing）

当患者尝试穿上和脱下运动衫时，治疗师可以支持、帮助手臂的运动，或抗阻手臂的运动（图14.3 a ~ f）。治疗师根据患者的能力调整其阻力大小，并可以使用不同的基本原理以改善患者的穿衣技能。

当患者尝试穿上裤子时，治疗师可以帮助或抗阻躯干，以便稳定患者，也可以帮助或抗阻患者提裤子的手（图14.3 g，h）。

当患者在仰卧位用桥式动作提上裤子时，治疗师可以帮助或抗阻桥式运动，也可以抗阻手臂的运动（图14.3 i）。

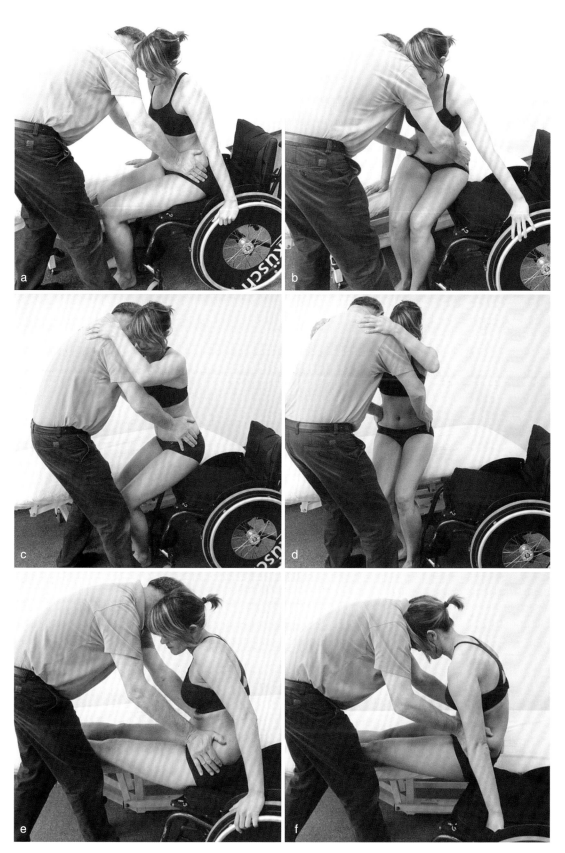

图 14.1　a ~ f. 轮椅与床之间的转移：在骨盆上引导或施加阻力

14

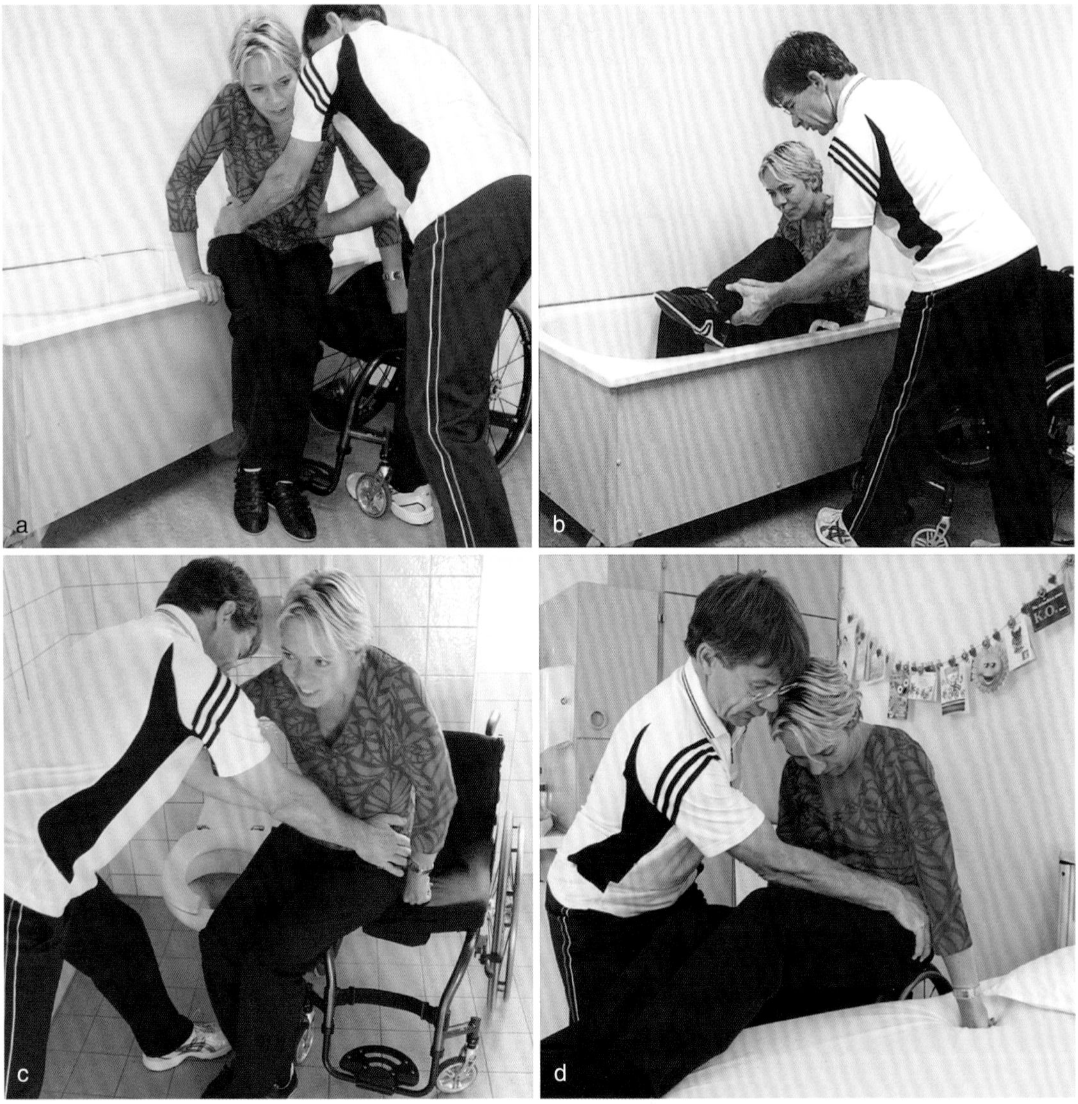

图 14.2　a ~ d. 从轮椅上转移。a, b. 转移到浴盆；c. 转移到马桶上；d. 转移到床上

14

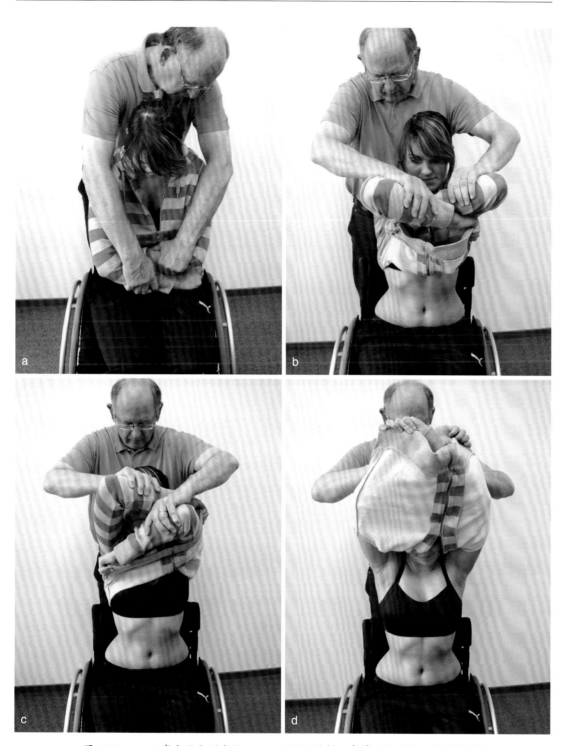

图 14.3 a ~ l. 穿衣服和脱衣服。a ~ d. 脱运动衫,在臂上给予阻力(接后页)

14

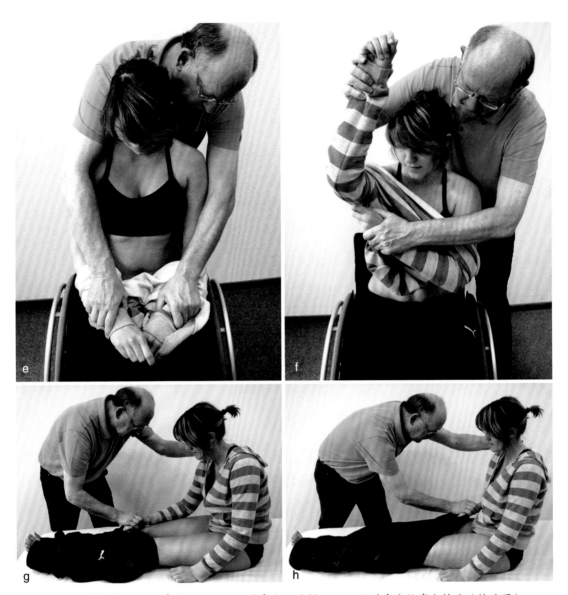

14

图 14.3（续） e ~ h. 穿衣服。e, f. 促进穿上运动衫；g, h. 促进在坐位穿上裤子（接后页）

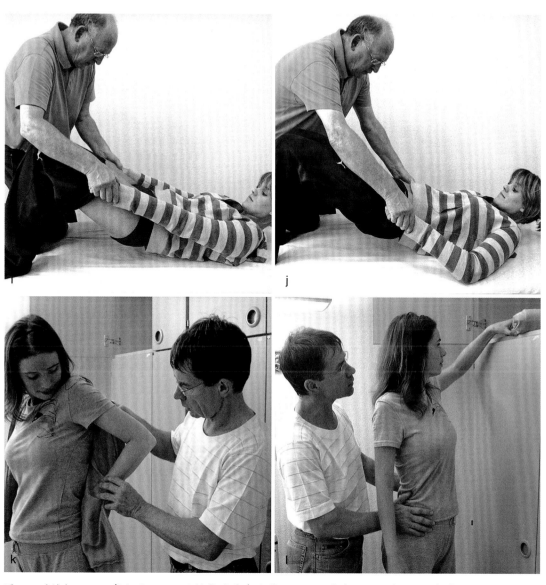

图 14.3（续）i ~ l. 穿衣服。i, j. 用桥式动作穿上裤子；k. 指导在站立位穿衣；l. 在骨盆上稳定，患者把东西放到柜子里

14

14.4　知识测试：问题

— 使用 PNF 观念学习、教授或改善患者的日常生活活动（ADL）的优点是什么？

参考文献

Horst R (2005) Motorisches Strategietraining und PNF. Thieme, Stuttgart

Klein DA, Stone WJ (2002) PNF training and physical function in assisted living older adults. J Aging Phys Act 10:476–488

深入阅读

De Almeida PM et al (2015) Hands-on physiotherapy interventions and stroke and ICF outcomes, a systematic review. Eur J Physiother 17:100–115

Cauraugh JH, Kim SB (2003) Stroke motor recovery: active neuromuscular stimulation and repetitive practice schedules. J Neurol Neurosurg Psychiatry 74:1562–1566

Latash ML, Levin MF, Scholz JP, Schöner G (2010) Motor control theories and their applications. Medicina (Kaunas) 46(6):382–392

Smedes F (2002) Functioneel oefenen, de betekenis van het functioneel oefenen binnen het PNF concept. FysioPraxis 11(11):9–11

Smedes F, Giacometti da Silva L (2018) Motor learning with the PNF-concept, an alternative to CIMT in a patient after stroke; a case report. JBMT. ► https://doi.org/10.1016/j.jbmt.2018.05.003

van Vliet PM, Wulf G (2006) Extrinsic feedback for motor learning after stroke what is the evidence. Disabil Rehabil 28:831–840

第十五章

知识测试：问题和答案

■ 第1章

❓ 问题：PNF理念对你的治疗有重要的影响。PNF理念的五个重要原理是什么？

✔️ 答案：

- 正面的方法（无痛，可完成的任务，确保成功，从强壮处开始）
- 最高的功能水平（功能性的方法，ICF：治疗在身体结构水平和活动水平）
- 通过强化训练（主动参与，运动学习，自我训练）调动潜能
- 考虑整体的人（整个人与环境以及个人的、身体的和心理的因素）
- 使用运动控制和运动学习的原理（无重复的重复；注重运动控制的阶段，练习的多样化）

■ 第2章

❓ 问题：使用以目标为导向的PNF程序和原理能使治疗师调动患者的运动储备能力并用运动学习给予帮助。说出至少十个不同的基本原理或基本程序以及它们的主要目标或目的。

✔️ 答案：PNF程序和原理是：

1. 最佳阻力
2. 扩散
3. 触觉或手法刺激
4. 体位和身体力学
5. 语言刺激
6. 视觉刺激
7. 挤压或牵引
8. 牵拉
9. 时序
10. PNF模式

❓ 问题：为什么使用基本程序的组合那么重要？

✔️ 答案：有选择地把基本程序组合起来使用能引导出空间和时间总和，这样可促进更加有效的肌肉活动，从而能进行更加有效的功能性技能活动以便达到一个既定目标。

■ 第 3 章

❓ 问题：列出节律性稳定和稳定性反转技术之间的四个不同之处。

✅ 答案：

－ 稳定性反转是一种等张技术；节律性稳定是一种等长技术。稳定性反转用的是动态指令；节律性稳定需要的是一个静态的或等长的指令。

－ 用稳定性反转，主动肌收缩后拮抗肌随之收缩；用节律性稳定我们要让主动肌和拮抗肌产生共同收缩。

－ 稳定性反转伴有抓握的改变；用节律性稳定，抓握同时控制两个方向。

－ 用稳定性反转，治疗师的抓握可以从患者身体的一部分变换到另一部分。用节律性稳定不能变换抓握。

❓ 问题：哪些技术对于提高患者的参与水平十分重要？

✅ 答案：等张组合

－ 动态反转

－ 稳定性反转

－ 复制

■ 第 4 章

❓ 问题：评估已经成为治疗的一部分。治疗师应该在哪三个水平上计划、评估、落实及调整患者的治疗（见 ICF 模式部分）？

✅ 答案：在以下三个水平完成评估和治疗非常重要：

－ 身体功能和结构水平：例如，关节活动范围或肌力

－ 活动水平：例如，步行或穿衣

－ 参与水平：例如，爱好或体育运动

❓ 问题：假设评价一位全髋置换的患者。哪些测试和再测试能用于此患者的三个 ICF 水平？

✅ 答案：身体功能和结构水平：测试，例如，髋关节活动范围

－ 活动水平：上楼梯和下楼梯的能力或能系鞋带

－ 参与水平：患者还有能力骑自行车吗？他是否希望能在花园里干活？

15

■ 第 5 章

❓ 问题：使用 PNF 模式最大的优点是什么？

✅ 答案：使用 PNF 模式最大的优点是能使那些直接与正常运动有关的协同肌肉收缩。这使治疗具有更多的变化，这对达到既定的治疗目标十分重要。

－ 通过使用较强的身体成分以促进较弱的身体成分，可以更有效地使用 PNF 模式。在 PNF 模式中，以最佳地操作完成所有这些技术将会得到更加有效的效果。尤其是在使用牵拉或放松技术时。

❓ 问题：在步态训练或垫上训练中，什么更重要：是运动模式还是功能活动？在垫上训练或步态训练中，使用运动模式的优点是什么？

✅ 答案：在步态训练或垫上训练中重点是功能性活动。

优点是它们能使较弱的身体部分以及受损的功能活动得到训练。

❓ 问题：下面哪些陈述是错误的？

　a. PNF 观念只允许在治疗中使用 PNF 模式

　b. 正常运动总是与 PNF 模式相同

　c. 正常日常生活活动都是三维的

　d. 步态的每一期都与 PNF 模式相关

　e. 使用 PNF 模式，你总是在每个关节使用全范围的关节活动

✅ 答案：a，b, d, e 的陈述是错误的

❓ 问题：说出使用 PNF 模式治疗患者的三个优点。

✅ 答案：

　1. 在使用 PNF 模式时，肌肉反应更大，运动更符合人体工程学。

　2. 以 PNF 模式运动能引导出扩散效应。

　3. 以 PNF 模式夸张地运动，能引导出更好更快的结果，因为改善了肌肉活动。

■ 第 6 章

❓ 问题：使用肩胛和骨盆模式的治疗目标是什么？

✅ 答案：通过促进相关肌肉改善肩胛和骨盆的运动。

　－ 通过肩胛和骨盆的帮助，促进和改善躯干。

　－ 改善功能活动，比如翻身、步态或运动的转换。

❓ 问题：哪种肩胛和骨盆模式的同侧组合你可见于下列步态周期和翻身中？

　－ 1. 摆动初期

　－ 2. 触地初期

　－ 3. 支撑末期

　－ 4. 从仰卧到侧卧的整体翻身

✅ 答案：

　1. 骨盆向前上提伴肩胛向后下压

　2. 骨盆向前下压伴肩胛向后上提

　3. 骨盆向后下压伴肩胛向前上提

　4. 骨盆和肩胛都向前上提

15

■ 第7章

❓ 问题：治疗师可以选择时序以便加强手臂模式中个别薄弱部分。解释这种情况。

✅ 答案：

— 通过使用加强时序（TFE），治疗师能"保持（hold）"强协同肌并锻炼该臂的各个部分（见第2章）。

❓ 问题：治疗师如何用PNF模式改善肩—肱律？

✅ 答案：

— 还是用加强时序（TFE）的基本原理，通过保持一部分（肩胛）并锻炼另一部分（臂）—或相反。

■ 第8章

❓ 问题：何时用直腿模式有用？尽管它们不像屈或伸模式那样具有功能性。

✅ 答案：当腿不能屈时。

为加强伸髋和外展，例如，为了加强支撑中期。

❓ 问题：在治疗师促进伸髋伴伸膝时，治疗师需要特别注意什么？

✅ 答案：

— 产生该运动的正确时序，在该运动首先在远端成分出现，所以他能抗阻伸膝（在足上朝向坐骨结节施加阻力）并促进髋的旋转成分。

■ 第9章

❓ 问题：你如何用颈模式促进躯干？

✅ 答案：阻力施加在颈模式上，以同样的方向和同样的对角线促进躯干。

❓ 问题：眼睛运动引导颈部运动。治疗师如何把它整合到治疗中？

✅ 答案：让患者朝期望的颈运动或模式的方向上看。

■ 第10章

15

❓ 问题：用PNF促进躯干有许多方法，请说出七个。

✅ 答案：

1. 躯干模式
2. 肩胛和骨盆模式
3. 双臂和双腿模式
4. 颈模式
5. 垫上训练
6. 步态训练
7. 呼吸锻炼

■ 第 11 章

❓ 问题：下面哪些陈述是正确的？

    a. 垫上活动总是应该遵循正常的运动发育顺序。

    b. 以全屈翻身总是很重要。

    c. 当骨盆运动成向后下压及肩胛运动成向前上提时，不允许翻身。

    d. 控制活动的四个阶段只用于垫上活动。

✅ 答案：这些回答都不正确

■ 第 12 章

❓ 问题：哪些肌肉在负重反应期进行离心收缩？

✅ 答案：踝背屈肌和股四头肌。

❓ 问题：为什么我们在 PNF 步态训练中使用夸张的锻炼？

✅ 答案：因为它刺激运动学习并取得更好和更快的结果。

❓ 问题：举出五个如何在步态训练或垫上活动中使用不同 PNF 技术的例子。

✅ 答案：

    – 通过站起的主动肌反转（等张组合）

    – 半跪位的稳定性反转

    – 躯干于长坐位的动态反转

    – 跪坐位的节律性稳定

    – 跨步站立髋屈肌的保持放松

■ 第 13 章

❓ 问题：手法促进（徒手接触）治疗患者面瘫的优点是什么？

✅ 答案：手法促进治疗面瘫有以下优点：

    1. 通过正确的手法接触，你能更有效地刺激或抑制面部肌肉。

    2. 刺激双侧面部肌肉促进对称，用强侧促进弱侧。

    3. 在健侧能容易地用双手做加强时序。

❓ 问题：呼吸锻炼与 PNF：对呼吸的促进可以用刺激、抑制、或放松，直接治疗或间接治疗。为每种应用举出个例子。

✅ 答案：

    1. 可以用反复牵拉刺激或促进呼吸。

    2. 当结合使用放松技术时，呼吸具有抑制作用，例如，痉挛的患者。

    3. 呼吸技术可以间接用于有疼痛的患者或患有肩部问题的患者，或者对于有驼背的人能改善躯干的伸。

15

■ 第 14 章

❓ 问题：使用 PNF 观念学习、教授或改善患者的日常生活活动（ADL）的优点是什么？

✅ 答案：在日常生活活动中使用 PNF 观念的优点是，通过使用合适的阻力或通过手法接触的促进来改善运动。大量的垫上活动提供了许多机会。而且，强制的使用以及夸张的训练将得到更好和更快的效果。

附录

词汇表

后效应（afterdisharge）

刺激所产生的效应，例如肌肉收缩，在该刺激停止后仍持续存在。刺激越强，后效应持续的时间越长。

挤压（approximation）

沿纵轴的方向加压某一节段或肢体使其互相接近，其作用是改善稳定性和姿势控制肌肉的张力。

基本程序（或原理）[Basic procedures (or principles)]

不同技术的组合以促进和增加治疗的效果。

双侧的（Bilateral）

在身体两侧的。双臂或双腿的。

双侧不对称（Bilateral asymmertrical）

双臂或双腿，以相反的对角线运动，但方向相同。

例：右侧肢体，屈—外展；左侧肢体，屈—内收。

双侧对称（Bilateral symmetrical）

双臂或双腿以相同的对角线和相同的方向运动。

例：右侧肢体，屈—外展；左侧肢体，屈—外展。

双侧对称性交互运动（Bilateral symmetrical reciprocal）

双臂或双腿以相同的对角线运动，但方向相反。

例：右侧肢体，屈—外展；左侧肢体，伸—内收。

双侧不对称性交互运动（Bilateral asymmetrical reciprocal）

双臂或双腿以相反的对角线和方向运动。

例右侧肢体，屈曲–内收；左侧肢体，伸展—内收。

斜砍（Chopping）

双侧非对称性的上肢伸，伴颈屈向同侧，以锻炼躯干的屈肌。

临床推理（Clinical Reasoning）

是为了达到最佳治疗效果，综合治疗知识和证据、技能和同情心的临床过程。

临床测定（Clinimetry）

是选择性使用测量，以便客观地反映治疗结果。

拉长的状态（Elongated state）

模式中的位置，在此位置，所有的肌肉都处于拉长的紧张状态。通常是模式的起始位置。

兴奋（excitation）

对肌肉收缩的激活或刺激。促进或激励肌肉活动。

轨迹／对角线（Groove/diagonal）

某一个模式产生的运动路线。阻力施加在这一运动线上。治疗师的双臂和身体与这一轨迹或对角线方向排列在一条线上。在大多数情况下，这条线从一侧肩到对侧髋部或平行于这条线。

保持（Hold）

一种等长肌肉收缩。患者和治疗师都试图产生动作。

整体治疗（Holistic treatment）

是为了"整个人"的完全治愈，同时专注于身心，包括所有的个人因素。

ICF

国际功能和活动及参与分类。

抑制（Inhibition）

对肌肉收缩或神经冲动的压制或阻止。

IPNFA

国际 PNF 协会。网址 www.IPNFA.org

扩散（Irradiation）

当刺激的强度或频率增加时，所产生的反应强度增加或传播。这是神经肌肉系统一种固有的能力。

上抬（Lifting）

双侧非对称性的上肢屈，伴颈伸向同侧，以锻炼躯干伸。

蚓状肌抓握（Lumbrical grip）

以蚓状肌为原动力进行的抓握。掌—指（MCP）关节屈，近端指间关节（PIP）和远端指间关节（DIP）保持相对地伸直。用这种抓握能有效地应用牵引和旋转阻力。

肌肉收缩（Muscle contractions）

– 等张收缩（动态的）：患者的意向是要产生动作。

– 向心性（concentric）收缩：主动肌缩短产生的动作。

– 离心性（eccentric）收缩：一种外力，即重力或阻力，产生的动作，该动作受到主动肌有控制地延长的制约。

– 稳定性等张收缩（stabilizing isotonic）：患者的意向是产生动作，但该动作被外力所阻止（通常是阻力）。

– 等长的（静态的）收缩：患者和治疗师的意向均为不发生动作。

溢出（Overflow）

一个反应的扩散。治疗时，我们使用从模式的较强部分扩散到较弱部分或从运动的强模式扩散到弱模式。

运动轴（Pivot of action）

运动发生处的关节或身体节段。

强化（Reinforcement）

专门挑选一个强节段，用来增强一个弱节段的力量。可在某一个模式中进行，加强也可以来自身体的其他部分。

反复收缩（Repeated contractions）

在已收缩的肌肉或肌群反复诱发牵张反射以产生更强的肌肉收缩。

复制（replication）

学习一种运动或体位的 PNF 技术。

反转（Reversal）

主动肌运动后，紧随着拮抗肌运动。这是一个以交互神经支配和继发诱导为基础的有效的促进形式。

交互神经支配（Reciprocal innervation）

主动肌兴奋的同时拮抗肌抑制。这为协调运动提供了基础。

牵拉（Stretch）

肌肉组织的拉长。

– 牵拉刺激（Stretch stimulus）：肌肉处于拉长状态下增加的兴奋性。

– 快速牵拉（Quick stretch）：短促牵拉或拍打处于紧张状态下的肌肉。用快速牵拉以获得一个牵拉反射（Stretch reflex）。

– 再牵拉（Restrech）：对处于收缩张力状态下的肌肉的另一个快速牵拉。

继发诱导（Successive induction）

拮抗肌收缩后紧随着主动肌的兴奋性增强。此为反转技术的基础。

总和（Summation）

多次的阈下刺激作用的累积而引起的兴奋或更强的收缩。

– 空间总和（Spatial summation）：来自身体不同部位的刺激同时作用的叠加引起更强的肌肉收缩。

– 时间总和（Temporal summation）：在短时间内发生的多个刺激作用的叠加引起更强的肌肉收缩或激活更多的运动单元。

技术（Technique）

抗阻肌肉收缩同时结合适当的促进程序以达到特定目标。组合使用这些技术以达到所需要的结果。

时序（Timing）

运动的顺序。

– 正常时序（Normal timing）：产生协调运动的运动过程或顺序。

– 加强时序（Timing for emphasis）：改变运动的正常顺序，以便加强该运动的某些成分。在对较强的运动成分施加最佳阻力时尤其有效。

单侧（Unilateral）

在身体的一侧。一条腿或手臂。

图书在版编目（CIP）数据

实用 PNF 治疗：本体感觉神经肌肉促进技术图解指南:第五版 /（比）多米尼克·贝克斯（Dominiek Beckers），（荷）马斯·巴克（Math Buck）著；刘钦刚译. -- 北京: 华夏出版社有限公司，2023.1

书名原文: PNF in Practice: An Illustrated Guide Fifth Edition

ISBN 978-7-5222-0385-0

Ⅰ. ①实… Ⅱ. ①多… ②马… ③刘… Ⅲ. ①人体－神经肌肉－兴奋(生理)－图解 Ⅳ. ①R337.4-64

中国版本图书馆 CIP 数据核字(2022)第 136711 号

First published in English under the title
PNF in Practice: An Illustrated Guide (5th Ed.)
by Dominiek Beckers and Math Buck
Copyright © Dominiek Beckers and Math Buck, 1993, 2000, 2008, 2014, 2021
This edition has been translated and published under licence from
Springer-Verlag GmbH, part of Springer Nature.

实用 PNF 治疗：本体感觉神经肌肉促进技术图解指南：第五版

作　　者	［比］多米尼克·贝克斯　　［荷］马斯·巴克
译　　者	刘钦刚
责任编辑	梁学超　韦　科
出版发行	华夏出版社有限公司
经　　销	新华书店
印　　刷	河北宝昌佳彩印刷有限公司
装　　订	河北宝昌佳彩印刷有限公司
版　　次	2023 年 1 月北京第 1 版　　2023 年 1 月北京第 1 次印刷
开　　本	787×1092　1/16 开
印　　张	22.25
字　　数	569 千字
定　　价	298.00 元

华夏出版社有限公司　　　地址：北京市东直门外香河园北里 4 号　　邮编：100028
网址：www.hxph.com.cn　　电话：（010）64663331（转）
若发现本版图书有印装质量问题，请与我社营销中心联系调换。